Friedrich Sabarth

Das Chloroform

Erfahrungen und Beobachtungen in physiologischer und medizinischer

Beziehung

Verlag
der
Wissenschaften

Friedrich Sabarth

Das Chloroform

Erfahrungen und Beobachtungen in physiologischer und medizinischer Beziehung

ISBN/EAN: 9783957008572

Auflage: 1

Erscheinungsjahr: 2016

Erscheinungsort: Norderstedt, Deutschland

Hergestellt in Europa, USA, Kanada, Australien, Japan
Verlag der Wissenschaften in Hansebooks GmbH, Norderstedt

DAS

CHLOROFORM.

EINE ZUSAMMENSTELLUNG

der

bisher über dasselbe gemachten

WICHTIGSTEN ERFAHRUNGEN

und

BEOBACHTUNGEN,

vorzüglich in

PHYSIOLOGISCHER UND MEDIZINISCHER BEZIEHUNG

DR. FRIEDRICH SABARTH.

Mit Vorbehalt des Uebersetzungsrechtes.

WÜRZBURG.

Druck und Verlag der Stahel'schen Buch- und Kunsthandlung.

1866.

Einleitung.

Wer heute noch, sagt *Berend*, frägt, ob eine vorsichtige Anwendung des Chloroforms vor dem Forum des ärztlichen Gewissens gerechtfertigt sei, dem kann und darf die bisherige Erfahrung die beste Antwort geben. Sie wird ihm sagen können, dass hier ein Fall vorliegt, wo die Praxis gewissermassen einen kühnen Griff gethan und der Wissenschaft mit freilich nicht seltenem aber reich belohntem Muthe zuvorgekommen ist. In statistischer Hinsicht nämlich muss unbedingt zugestanden werden, dass die schlimmen Folgen des wunderbaren Mittels, mochten sie transitorischer Art oder tödtlich sein, im Vergleiche zu der unzähligen Masse von glücklichen Erfolgen, wie sie fast alle Länder der civilisirten Welt aufzuweisen haben, minituös erscheinen und bei der Entscheidung der Frage kaum als ein gewichtiges Moment in die Wagschale fallen.

Fast kein Mittel hat in so kurzer Zeit eine so enorme Ausbreitung und Anwendung gefunden als das Chloroform, und seine Anwendung, seine schmerzstillende Wirkung ist selbst bis in die entlegenen Thäler unserer Gebirge gedrungen. Wenn von unsern Gebirgsbewohnern ärztliche Hilfe wegen Operation nachgesucht wird. wird fast stets zugleich der Wunsch ausgesprochen: „etwas zu riechen zu bekommen, um den Schmerz nicht zu fühlen." — Es wird wohl aber auch jetzt keine grössere Operation oder solche, die mit heftigen Schmerzen verbunden, ohne Chloroform-Inhalation gemacht. In der neuesten Zeit nun hat aber das Chloroform nicht allein seine vortrefflichen Eigenschaften in der Chirurgie bewährt, es ist auch vielfach theils durch Einathmen, theils in Substanz mit vorzüglichen Erfolgen in der innern Medizin angewendet worden, und so wenig dasselbe jetzt wohl noch ernstliche Gegner hat, so wird es doch noch heut zu Tage viel zu wenig im allgemeinen gewürdigt und angewendet; vor allem in der Geburtshilfe. Hier ist es oft von wunderbarem Erfolge, wie wir dies später sehen werden.

Die Ansicht, dass das Chloroform ein Gift sei, da es zuweilen wie Blausäure augenblicklich getödtet hat, ist längst aufgegeben, da andere unserer medizinischen Mittel viel intensiver und heftiger als Chloroform wirken, von welchem öfters ganz bedeutende Quantitäten genossen worden sind, ohne jede schlimme Nebenwirkung. Wenn man die so unendlich grosse Zahl der glücklich beendeten Inhalationen betrachtet, so verschwinden die wenigen bis jetzt bekannt gewordenen Todesfälle durch Chloroform fast ganz, und bei den Fällen, in welchen der Tod unter Anwendung desselben eintrat, bedürfen wir einer strengen Kritik, da nicht immer das „post hoc, ergo propter hoc" anwendbar ist und gar viele Todesfälle andern Ursachen als dem Chloroform zugeschrieben werden müssen. Vor mehreren Jahren entband ich eine Frau auf dem Lande durch eine leichte Zangenoperation von einem lebenden Knaben und ging von ihr zu anderen Patienten; nach kaum einer Viertelstunde wurde ich zu ihr zurückgeholt, da sie in Folge eines Nervenschlages ganz plötzlich verschieden war. Hätte ich diese Kranke chloroformirt und wäre sie dann gestorben, so würde ihr Tod sehr wahrscheinlich — wenn er eben unter Anwendung des Chloroforms auch eingetreten wäre — diesem Mittel Schuld gegeben worden sein.

Wegen der im Verhältniss geringen Zahl von Todesfällen bei Anwendung des Chloroforms soll sich nur ja kein Arzt von dem Gebrauch dieses herrlichen Mittels abhalten lassen. Bei der nöthigen Vorsicht und bei der richtigen Auswahl der Fälle, bei denen Chloroform indicirt ist, werden die Todesfälle auch noch immer seltener werden und hoffentlich kommt einst die Zeit, wo Chloroform ohne Gefahr, sein Leben zu riskiren, in Anwendung kommen wird.

Ein Mittel aber wie das Chloroform, das in der Zeit von wenigen Jahren seinen Lauf durch die gesammte civilisirte Welt gemacht und Hunderttausenden von Kranken Hilfe und Linderung von Angst und Schmerzen gebracht hat, ist so wichtig, dass eine Zusammenstellung der einzelnen an vielen Orten zerstreuten Aufsätze wohl gerechtfertigt ist. Ich bin zu dieser Arbeit durch eine meiner Physikatsarbeiten veranlasst worden. Zu derselben hatte ich viel Material gesammelt und, durch das grosse Interesse des Gegenstandes angeregt, seit dem Jahre 1860 alles auf das Chloroform Bezügliche gesammelt und in systematische Ordnung gebracht.

Die grösseren Arbeiten von *C. O. Weber, Berend, Jüngken, Scanzoni, Yvonneau* und Andern habe ich, da es mir mehr auf eine möglichst vollständige Sammlung des über das Chloroform Geschriebenen, als auf eine eigene Arbeit ankam, zum Theil wörtlich benützt und aufgenommen und daran die an andern Orten zerstreuten zugehörigen Notizen angefügt, so dass ich hoffe, eine möglichst vollständige und umfassende Arbeit über dieses herrliche Mittel geliefert zu haben, dessen Anwendung namentlich in der Privatpraxis noch immer viel zu wenig umfassend ist.

Reichenbach i. Schl., im Juli 1865.

Der Verfasser.

Inhalts-Verzeichniss.

Seite

Einleitung.

Entdeckung des Chloroforms 1

Darstellung 2

Zeichen der Reinheit 4

Nachweis im Blut 8

Gesetzliche Bestimmungen 12

Chemische und technische Eigenschaften 13

Die verschiedenen anaesthesirenden Substanzen 16

Versuche an Thieren über die physiologische Wirkung der Anaesthetica . . 39

Reihenfolge der Erscheinungen an chloroformirten Menschen 60

Chloroform-Kasuistik 62

Tabellarische Uebersicht der durch Chloroform allein hervorgerufenen Todesfälle 95

Theorien, aufgestellt über den durch die Anaesthetica herbeigeführten plötzlichen Tod 104

Erscheinungen, die für Zeichen eines Chloroformtodes gehalten werden . . 123

Gefährlichkeit des Chloroforms bei den verschiedenen Operationen 133

Ueber den Einfluss der Sensibilität auf die Cirkulation während der chirurgischen Anaesthesie 139

Protrahirter Chloroformtod 141

Aeussere Bedingungen des Chloroformtodes 145

Das Chloroformiren der Kranken 149

Aether oder Chloroform 154

Mittel zur Beseitigung eingetretener Lebensgefahr 157

Fälle von Rettung aus Lebensgefahr durch Chloroform 172

Inhalts-Verzeichniss.

	Seite
Anwenduug des Chloroforms in der innern Medizin	177
Anwendung des Chloroforms in der Chirurgie	199
Aeusscrliche Anwendung des Chloroforms	205
Anwenduug des Chloroforms in der Augenheilkunde	213
Anwendung des Chloroforms in der Geburtshilfe	237
Das Chloroform in der gerichtlichen Medizin	270

Chloroform,

Carboneum chloratum, Superchloridum formylicum, Chloroform (Ether bichlorique), Myrmylchlor, Formylsuperchlorid.

Im Jahre 1831 entdeckte *Soubeiran* diesen Körper und übergab ihn als eine interessante organische Verbindung der wissenschaftlichen Welt. Nach ihm bearbeitete *Dumas* und noch viele andere Chemiker denselben Artikel, sie stellten seine Zusammensetzung, seine physikalischen Eigenschaften u. s w. fest, die physiologischen aber wurden lange nicht beachtet. Es war *Dr. Simpson* in Edinburg vorbehalten, die für die leidende Menschheit so wichtige Beobachtung zu machen, dass lebende Menschen durch Einathmung der Chloroformdämpfe in einen völlig bewusstlosen, gegen Schmerzen unempfindlichen Zustand versetzt werden können, ohne durch die Anwendung des Betäubungsmittels für gewöhnlich Schaden an der Gesundheit zu nehmen.

Durch diese Entdeckung ist die Bereitung des Chloroforms aus den wissenschaftlichen Laboratorien in technische Werkstätten übergegangen und wird jetzt in ebenso grossem Maassstabe wie irgend chemisch-pharmaceutische Präparate dargestellt.

Der Chloroform wird durch Einwirkung von Chlor oder unterchlorigsaurem Kalk auf viele organische Substanzen, als Alkohol, Holzgeist, Aceton, essigsaure Salze, flüchtige Oele, gebildet. Die einzige Methode, welche im Grossen ausgeführt wird und welche die besten

Resultate liefert, besteht in der Destillation des Alkohols mit Chlorkalk. Ein sehr bedeutender Chloroformfabrikant theilte *Muspratt*[1]) folgende Vorschrift mit.

130 Pfd. Chlorkalk und 7 Pfd. gebrannter Kalk werden mit Wasser zu einem dünnen Breie angerührt, in eine geräumige Retorte von Steingut gebracht und dann 25 Pfd. rektificirter Weingeist hinzugefügt. Nachdem alles durch Umrühren gut vermischt ist, wird der Helm aufgesetzt und lutirt und die Flüssigkeit durch einen nicht zu starken Dampfstrom gelinde erwärmt.

In einer Fabrik in Deutschland werden die Verhältnisse etwas abgeändert, man wendet dort 100 Pfd. 28 procentigen Chlorkalk an, rührt diesen mit 400 Pfd. Wasser an und fügt dann 12$\frac{1}{2}$ Pfd. 90 procentigen Spiritus hinzu und bringt das Gemisch in den Kessel A des folgenden Destillationsapparates.

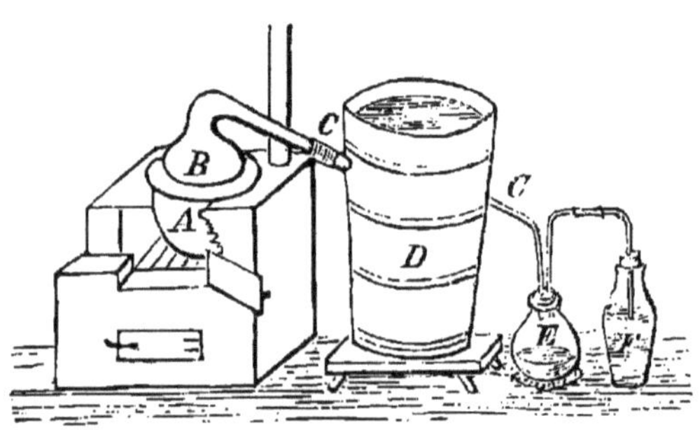

Der Kessel ist so geräumig, dass er nur zur Hälfte gefüllt wird. Der Helm B wird dann aufgesetzt und mit dem Kühlrohre C und dem Kessel A durch ein Lutum luftdicht verbunden, worauf man den Apparat 12 Stunden lang der Ruhe überlässt. Am folgenden Morgen wird der Ballon E und die mit diesem durch die Knieröhre verbundene Flasche F luftdicht an das niedere Ende des Kühlrohrs gefügt und oben in dem Ofen ein gelindes Feuer angelegt. Sehr bald sieht man an der stürmischen Austreibung der Luft durch die gebogene Röhre, dass im Innern des Apparats eine heftige Einwirkung stattfindet, dann entfernt man das Feuer sogleich, weil die Reaction sonst so heftig werden würde, dass der Inhalt der Blase über-

---

[1]) Encyklopädie der technischen Chemie von Dr. *Sheridan Muspratt* I., p. 1071, frei bearbeitet von *A. Stohmann* und Dr. *Th. Gerding*. Braunschweig 1856.

steigen würde. Die Destillation geht aber fast bis zum Ende ohne Feuer vor sich, nur zuletzt bringt man die Flüssigkeit noch einmal zum Sieden. Die ganze Operation ist in circa 5 Stunden vollendet und liefert circa 7 Pfd. rohes Chloroform. Dieses ist zum grössten Theil in dem Ballon E enthalten, eine kleine Menge, welche hier nicht verdichtet wurde, findet sich auf dem Boden der mit kaltem Wasser gefüllten Flasche F. Ausser dem Chloroform geht noch etwas unzersetzter Alkohol und Wasser über, die sich in E ansammeln, diese wässerige Lösung wird von dem schweren Chloroform abgegossen und am folgenden Tage wieder in die Blase zurückgegeben.

Das rohe Chloroform wird mehrere Male mit Wasser, welches etwas kohlensaures Natron gelöst enthält, geschüttelt, um Alkohol und Spuren von Chlorwasserstoffsäure aufzunehmen, dann von diesem durch einen Heber getrennt und zweimal im Wasserbade über koncentrirter Schwefelsäure destillirt.

Das Chloroform bildet dann eine völlig klare wasserhelle Flüssigkeit von spec. Gew. 1,495—1,500 bei 15°, es hat einen sehr angenehmen, süsslichen Geruch und Geschmack, ist in Wasser nur sehr wenig löslich, mit Alkohol und Aether aber in jedem Verhältnisse mischbar. Es siedet nach *Liebig* in Berührung mit Platindraht bei 27" 7"' Luftdruck in einem trocknen Gefäss bei 60,8°, bei Gegenwart von Wasser aber schon bei 57,3°. Die Dampfdichte ist nach *Dumas* gleich 4,199, nach *Regnault* 4,230. — Es löst Phosphor und Schwefel in geringerem Grade, leicht Jod, Brom, Campher, Caoutschouc, Guttapercha, Wachs, Bernstein, Copal und die meisten Harze. Mit Guttapercha bildet es eine klare Flüssigkeit, die beim Verdunsten eine farblose Membran zurücklässt, die stark auf der Haut haftet; man hat diese Flüssigkeit als ein Substitut für das Collodium vorgeschlagen, sie scheint aber in der Praxis bis jetzt keine bedeutende Anwendung gefunden zu haben. Das Chloroform lässt sich nicht durch eine genäherte Flamme entzünden, es brennt aber mit grüner Flamme, wenn man es auf glühende Kohlen giesst. Das Chloroform wurde von *Soubeiran*, *Dumas*, *Liebig* u. A. analysirt, sie fanden, dass seine Zusammensetzung mit der Formel $C_2 H Cl_3$ übereinstimmt.

			Procentige Zusammensetzung.	
2 Aequival.	Kohlenstoff	. .	12	10,04
1	„ Wasserstoff	. .	1	0,84
3	„ Chlor	. . .	106,5	89,12
1	„ Chloroform		119,5	100,00.

Es lässt sich daher als ein Formylsuperchlorid betrachten, d. h. als wasserfreie Ameisensäure, in der 3 Aequiv. Sauerstoff durch 2 Aequiv. Chlor vertreten sind.

Das reine Chloroform wird von concentrirter Schwefelsäure in der Kälte nicht zersetzt, es darf daher von dieser nicht geschwärzt werden. Durch trockenes Chlorgas wird es in Chlorwasserstoffsäure und den Chlorkohlenstoff C_2, Cl_4 verwandelt. Von Salpetersäure wird es nur langsam unter Entwicklung von wenig rothen Dämpfen angegriffen. Die Dämpfe des Chloroforms, über rothglühendes Kupfer oder Eisen geleitet, liefern eine metallische Chlorverbindung unter Abscheidung von Kohlenstoff und Entwicklung von Chlorwasserstoffsäure. Es lässt sich unverändert über Kalium und Natrium destilliren, wenn diese Metalle aber in seinem Dampfe erhitzt werden, so findet eine Explosion unter Bildung von Chlorkalium oder Chlornatrium und Abscheidung von Kohle statt. Von einer wässerigen Lösung von Kali oder Natron wird es nur langsam zersetzt, wenn man es aber mit einer alkoholischen Lösung dieser Basen kocht, so bildet es sehr rasch ameisensaures Salz und Chlorkalium oder Chlornatrium.

Ein Hauptbedingniss für die sichere und unschädliche Wirkung des Chloroforms ist eine unbedingte Reinheit desselben und hierauf hat daher der Fabrikant, sowie der Consument vorzüglich zu achten. Die Prüfung des Chloroforms ist sehr einfach. Das Hauptkriterion für seine Reinheit ist sein spec. Gewicht; sobald dieses niedriger, als 1,490—1,500 ist, ist man sicher, dass dem Präparat Alkohol oder andere Substanzen beigemischt sind, und sollte es dann sogleich verwerfen. Ein anderer Prüfstein ist der Geruch, einige Tropfen, auf die Hand gegossen, müssen rasch verdampfen und dabei den bekannten, angenehmen, an Reinettenäpfel erinnernden Geruch verbreiten, ist dieser dagegen kratzend oder sauer, so ist eine Zersetzung eingetreten, die das Chloroform ebenfalls unbrauchbar macht und bei der Anwendung desselben die übelsten Folgen hervorrufen würde. Der Geschmack muss ätherisch-münzenartig-zuckrig sein. Es darf weder Wasser milchig trüben, noch Chlorsilber mit salpetersaurem Silber bilden, noch Eiweiss koaguliren, beim Reiben auf der Haut darf es diese nicht röthen, noch Blasen auf ihr hervorbringen.

Die Anwesenheit selbst geringer Quantitäten von Alkohol lässt sich leicht durch die reducirende Wirkung auf Chromsäure entdecken. Man bringt zu diesem Zweck einige Milligramm zweifach chromsaures Kali in eine Proberöhre, fügt 4—5 Tropfen concentrirte Schwefelsäure hinzu, erwärmt sehr gelinde, bis die gelbrothe Farbe des Salzes in ein schönes Rubinroth übergeht, und löst dann die freigewordene Chromsäure in etwas Wasser auf, hierauf giesst man so viel Chloroform in die Röhre, dass dieses eine Schicht von $1\frac{1}{2}$ — 2 Zoll Höhe bildet, schüttelt einige Zeit lang, um die beiden Flüssigkeiten zu vermischen, und überlässt dann das Ganze der Ruhe. Wenn das Chloroform 5 Procent Alkohol enthält, so nimmt die wässerige Schicht sehr bald die schöne dunkelgrüne Farbe der Chromoxydsalze an, während das Chloroform nur wenig gefärbt erscheint. Ein vollkommen reines Chloroform wird kaum graulich gefärbt, während die Lösung der Chromsäure ihre rothe Farbe behält. Aether verhält sich in dieser Hinsicht ebenso wie Alkohol. Das Chloroform kann auch eine gewisse Menge Wasser enthalten und seine Dichtigkeit dadurch bis zu 40° Baumé herabsinken. Kalium entzündet sich dann darin rasch, aber die Flüssigkeit wird durch das erzeugte Kali weit weniger gefärbt, als wenn Alkohol zugegen ist.[1]) Chloroform muss stets neutral reagiren.

Geringere Mengen von Alkohol, wie 1—5 Procent, machen das Chloroform trübe, dieses erscheint namentlich, wenn man es bis nahe zum Gefrieren des Wassers abkühlt; 5 — 10 Procent Alkohol machen es wieder klar, verringern aber das spec. Gewicht schon so bedeutend, dass man die Gegenwart desselben dadurch leicht erkennen kann. *Bremon*[2]) hat mittelst des Aräometers eine Tafel konstruirt, welche nach dem spec. Gewicht anzeigt, wie viel Alkohol im Chloroform enthalten ist.

Gewichtsmenge des zugemischten Alkohols in 100.	Volumen des zugemischten Alkohols in 100.	Spec. Gewicht.	Grade nach *Baumé*.
0,00	0	1,4945	49,6°
0,50	1	1,4908	47,3°
1,00	2	1,4874	47,1°
1,50	3	1,4845	46,9°
2,50	5	1,4772	46,4°
5,00	10	1,4602	45,4°
10,00	20	1,4272	43,0°
12,50	25	1,4090	41,8°

[1]) *Bremon* a. a. O.

[2]) Notizen aus dem Gebiete der practischen Pharmacie von *A. Hoffmann*, Bd. XIX. Dez. 1855.

Um zu verhüten, dass das Chloroform mit der Zeit eine saure Reaktion von Salzsäure annimmt, wodurch seine Anwendung zu Inhalationen sehr unangenehm oder sogar schädlich ist, empfiehlt sich nach dem politechnischen Notizblatt, in das Aufbewahrungsgefäss des Chloroforms ein paar Stücke Aetznatron zu legen. Ebenso wird auch ein bereits theilweis zersetztes und stark nach Chlor riechendes Chloroform durch blosses Schütteln mit einigen Stücken Aetznatron oder Aetzkali fast augenblicklich wieder in seinen normalen, d. h. neutralen Zustand übergeführt. (Corresp.-Blatt nass. Aerzte 1864, 8.) Auch *E. Hardy* wendet das Natrium zur Erhaltung der Reinheit des Chloroforms an. Enthält das Chloroform Alkohol oder ähnliche Produkte, so zersetzt es sich unter Gasentwickelung und Bildung fester Substanzen. Die Wirkung dauert so lange fort, bis die fremden Substanzen vollkommen zerstört sind; die gebildeten Gase bestehen aus Wasserstoff, Sumpfgas und Kohlenoxydgas; ist Holzgeist vorhanden, bloss aus Wasserstoff und Kohlenoxyd, die festeren Substanzen je nach den Verhältnissen aus methulminsaurem, äthulminsaurem, amyluminsaurem Natron und aus einem Bodensatz von Kochsalz (sollte das *Hardy* Alles wirklich so genau untersucht haben, so wäre eine detaillirtere Schilderung sehr zu wünschen). Behufs der Prüfung giesst man in eine an einem Ende geschlossene Glasröhre einige Gramme Chloroform und bringt ein Stück vorher getrocknetes Natrium hinein, $^1/_{1000}$ Theil fremder Substanzen der gedachten Art genügt, um ohne vorherige Erwärmung, fast sofort ein Aufsteigen von Gasblasen zu veranlassen, welches 2–3 Minuten lang fortdauert. Gefahr einer Entzündung oder Detonation ist nicht vorhanden, ein Stück Natrium im Preise von 5—6 Centimes genügt und kann die Probe unter allen Verhältnissen mit Leichtigkeit angestellt werden (Schmidt's Jahrbücher 117, Nr. 2, 1863).

Wöhler hat auf eine Beimischung von Elaylchlorur C_4, H_3, Cl, H Cl. aufmerksam gemacht. Diese dürfte aber wohl nicht als eine Verfälschung zu betrachten sein, sondern als ein secundäres Produkt der Einwirkung des Chlorkalks auf den Alkohol, da eine solche Verfälschung schon durch pekuniäre Hinsichten widerlegt ist. Man entdeckt dieses, indem man das Chloroform mit einer weingeistigen Kalilösung gelinde erwärmt; ist die fragliche Verbindung zugegen, so wird ein Gas entwickelt, welches sich über Wasser auffangen lässt, mit grüner Flamme verbrennt und die von *Regnault* entdeckte Verbindung ist, die man als Acetylchlorur C_4 H_3 Cl. betrachten kann.

Es ist übrigens nach *Wöhler's* Meinung nicht wahrscheinlich, dass diese Beimischung auf die praktische Anwendung des Chloroforms von Einfluss sein werde, da diese in Eigenschaften und Zusammensetzung so ähnlichen Körper auch von gleicher Wirkung sein werden. —

Bremon [1]) (Marine-Apotheker in Cherbourg) hat die pharmakologischen Eigenschaften des Chloroforms untersucht und nach ihm ist vollkommen reines Chloroform sehr dünnflüssig, sehr beweglich, stark lichtbrechend, sehr flüchtig, von specifischem Geruch der sogenannten holländischen Flüssigkeit und angenehm zuckerigem Geschmack ohne scharfen und kratzenden Nebengeschmack. Obgleich sehr flüchtig, erregt es doch, auf die Hand gegossen, kein sehr starkes Gefühl von Kälte, wie es bekanntlich dem Schwefeläther eigen ist. Es siedet bei + 45⁰ C., in einer Glasretorte beginnt, wegen schlechter Wärmeleitung des Glases, das Sieden erst, wenn das Wasserbad die Temperatur von 60⁰ erreicht hat.

Obgleich alle Autoren die Rektifikation des Chloroforms über Chlorcalcium empfehlen, so erinnert *Bremon* dagegen, dass es alsdann noch eine kleine Menge wasserfreien Alkohols enthält, der mit übergeht und besonders in den letzten Produkten der Destillation vorherrscht. Er zieht daher die Anwendung der concentrirten Schwefelsäure zu etwa 1/10 vom Gewichte des Chloroforms vor, zwar scheint diese Säure zersetzend auf dasselbe einzuwirken, denn es färbt sich dadurch braun, allein das Destillat zeigt durch kein sinnliches Merkmal irgend eine Abweichung von reinem Chloroform. Es muss also im rohen Chloroform ein fremdartiger Körper enthalten sein, der durch Schwefelsäure geschwärzt wird. Es versteht sich, dass die Rektifikation des Chloroforms über Schwefelsäure ebenso wie die über Chlorcalcium im Wasserbade geschieht.

Nach dieser Rektifikation zeigt das Chloroform ein spec. Gewicht von 1,4495 und 80⁰ nach *Baumé*. *Bremon* glaubt, dass es als nicht rein und frei von Alkohol oder Wasser betrachtet werden kann, wenn es nicht wenigstens 47,5⁰ bei 15⁰ C. zeigt. Durch Annäherung einer Lichtflamme lässt es sich nicht entzünden, aber auf glühende Kohlen gegossen, fängt es gleich Feuer, brennt mit schöner, grüner Flamme und starkem Rauche. — Erst wenn das Chloroform etwa 30 Procent Alkohol enthält, kann es an einer Flamme entzündet wer-

---

[1]) *Bremon* a. a. O.

den und brennt dann ungehindert fort. *John Abraham* gibt an, dass man das Chloroform am reinsten erhält, wenn es mit Schwefelsäure, kohlensaurem Barryt und Kalkmilch geschüttelt und dann destillirt wird.

Zur Prüfung auf die Reinheit des Chloroforms empfiehlt er, dasselbe auf Papier tröpfeln zu lassen, worauf es weder Flecken noch Geruch hinterlassen darf.

Von Kalium wird es nicht zersetzt; dieses Metall bedeckt sich darin nur mit einigen Blasen, warscheinlich Wasserstoffgas, während, wenn das Chloroform eine merkliche Menge Alkohol enthält, das Kalium verbrennt, dem Chloroform eine braune Farbe ertheilt und daraus einen sauren, scharfen Dampf entbindet.

Roussin[1]) hat zur Erkennung von Weingeist, Holzgeit und Aether im Chloroform eine ganz neue Verbindung: Eisen-Binitrosulfurat dargestellt (Fe S + $\overset{..}{N}$) + (Fe S³ + $\overset{..}{N}$) + HS. Dieses löst sich nämlich in 2 Theilen siedenden Wassers, schwer in kaltem Wasser, leicht in Aethylalkohol, Methylalkohol, Amylalkohol und in Schwefeläther, aber gar nicht in Schwefelkohlenstoff und in Chloroform.

Das reine Chloroform färbt sich also durchaus nicht, wenn man es mit nur wenig von dem Binitrosulfurat behandelt, aber dagegen dunkel bis fast schwarz, wenn es Aethylalkohol oder Aether enthält, indem diese je nach ihrer vorhandenen Quantität mehr oder weniger von dem Binitrosulfurat mit schwarzer Farbe auflösen.

Sehr wichtig namentlich für die gerichtliche Chemie wäre es, wenn wir ein sicheres Verfahren hätten, Chloroform im Blute etc. nachweisen zu können, ein Verfahren dies zu bewerkstelligen. In *Caspers* Wochenschrift, 1850, p. 626, ist ein Verfahren *Snow's*, und eine Kritik desselben durch *Schacht* angeführt, die ich hier folgen lasse:

Dr. *Snow* zeigte in einer Sitzung der Westminster Medic. Gesellschaft kürzlich einen Apparat vor, welchen er zur Entdeckung des Chloroforms bei Todten anwendet. Er gab an, dass sein Verfahren eine Modifikation eines schon im März 1845 im Journal de chimie-médicale bekannt gemachten sei. Das Blut oder das zu untersuchende Organ wird in eine Flasche gethan, auf welche eine Röhre aufgesteckt ist, die an einer Stelle ihres Verlaufes bis zum Rothglühen erhitzt wird. Eine andere Glasröhre, welche an dem anderen Ende der Röhre befestigt ist, wird innen mit einer Auflösung salpetersauren Silbers befeuchtet und endet in eine zweite Flasche, die gleich-

---

[1]) Journal de Ch. et de Pharmac. XXXIII. 241.

falls mit jener Solution befeuchtet ist. Indem nun die erste Flasche im Chlorcalciumbade erhitzt wird, hat das sich verflüchtigende Gas den rothglühenden Tubus zu passiren, das etwa vorhandene Chloroform wird zersetzt, Chlor und hydrochlorsaures Gas werden frei, im nächsten Tubus angehalten, wo sich ein weisser Niederschlag von Chlorsilber bildet, der sehr bald durch Einwirkung des Lichtes schwarz wird. Die Natur des Präcipitates kann sehr leicht ferner ermittelt werden, indem man den Tubus mittelst einer Feile zerschneidet, und in das eine Ende 1—2 Tropfen Salpetersäure, in die andere Hälfte Ammoniaklösung einführt. Auf diese Weise entdeckte *Snow* mit Sicherheit Chloroform bei 2 Katzen, die durch Chloroform - Inhalation getödtet waren, und zwar fand er dasselbe an 6 auf einander folgenden Tagen nach dem Tode der Thiere, obgleich keine Massregeln, die Körper vor Luftzutritt zu schützen, getroffen waren, und die gewonnene Quantität nur gering gewesen war. Die untersuchten Theile bestanden in Bauch- und Brusteingeweiden, Gehirn und Muskeln von Extremitäten. Alle diese Theile zeugten deutliche Spuren von Chloroformgehalt. Ebenso erhielt Ref. einen Niederschlag von Chlorsilber, als er einige Muskelparthien eines im St. Georges - Hospital amputirten Kindes in jenen Apparat brachte. Das Verfahren ist so genau, dass $^1/_{100}$ Gran Chloroform in 1000 Gran Wasser gelöst noch deutlich zu erkennen ist.

Herr Apotheker *Schacht* äussert sich nun über dieses Verfahren wie folgt:

> „So angenehm es dem gerichtlichen Chemiker sein würde, ein sicheres Verfahren zur Auffindung des Chloroforms im Blute u. s. w. kennen zu lernen, so glaube ich doch nicht, dass das von Dr. *Snow* angegebene den zu machenden Anforderungen entspricht. Richtig ist es, dass kein Chloroform in der untersuchten Substanz vorhanden gewesen sein kann, wenn durch das beschriebene Verfahren kein Chlorsilber gebildet wird; zu einem negativen Beweise ist daher die Methode des Dr. *Snow* brauchbar. Keineswegs jedoch möchte ich den Ausspruch auf meinen Amtseid nehmen, dass Chloroform vorhanden sei, wenn nach dem angegebenen Verfahren sich Chlorsilber erzeugt hat. Es gibt noch andere flüchtige Chlorverbindungen, die in der Rothglühhitze Chlorwasserstoff als Zersetzungsprodukt liefern, z. B. Chlorkohlenstoff, Aethylchlorür, Chloral, Elaylchlorür, Methylchlorür etc.

Von diesen ist das erste kürzlich Arzneimittel geworden, die zweite und dritte sind in dem officinellen Spic. Aetherei chlorati enthalten. Wir wissen nicht, auf welche Weise der Chlorkohlenstoff im Magen zersetzt wird, ob nicht nach seiner Anwendung Chlorverbindungen in das Blut übergehen, die sich bei ihrer Zersetzung in der Rothglühhitze wie Chloroform verhalten, wie dies bei dem versüssten Salzgeist an und für sich stattfindet. Andere flüchtige Chlorverbindungen ähnlicher Zusammensetzung sind zwar bis jetzt noch nicht officinell, es genügt jedoch nach meiner Ansicht, das Verfahren von *Snow* zweifelhaft zu machen, wenn es überhaupt dem Chloroform ähnliche Substanzen gibt, die medicinische Anwendung gefunden haben und die sich bei der vorgeschlagenen Untersuchungsmethode gleich oder ähnlich verhalten.“ —

Bei dem später zu erwähnenden Tode der Md. S i m o n wurde die chemische Analyse des Blutes vorgenommen und folgende Resultate erzielt: das aus den grossen Gefässen in dem Herzen gewonnene Blut, eines Theils der Lungen, der Leber und der Milz ergab die Gegenwart von Chloroform in diesen Theilen. Die Untersuchung wurde nach der *Snow*'schen Methode angestellt. Unter Einwirkung der Hitze zersetzte sich das in jenen Theilen enthaltene Chloroform und die Gegenwart von Hydrochlorsäure und freiem Chlor gab sich durch einen Niederschlag in der Höllensteinlösung kund. Um sich von der Zuverlässigkeit dieser chemischen Analyse zu vergewissern, stellten die drei untersuchenden Professoren Versuche mit Blut und Körpertheilen, die kein Chloroform enthielten, auf dieselbe Weise an und es bildete sich bei diesen kein Niederschlag. Sie halten darum das Verfahren für einen entscheidenden Beweis der Anwesenheit des Chloroforms. Ebenso wurde die Untersuchung des Blutes der in Ulm verstorbenen M. W. vorgenommen und folgendes Resultat erzielt: Die chemische Untersuchung wurde 28 Stunden nach dem Tode vorgenommen und wiederum nach *Snow's* Methode mit Silbersalpeter ausgeführt von dem Apotheker *Friedlein*, und die 2 Unzen Blut der Hohlvene und ein Theil der blutreichsten Lungenparthien (12 Unzen) verwendet. Sobald die zweimündige Flasche, in der sich das Blut nebst Lunge befanden, gehörig erwärmt, die zur Zersetzung des sich aus dieser Flasche entwickelnden Chlorgases bestimmte Glasröhre rothglühend geworden war, setzten sich in der zweiten mit dieser verbundenen Glasröhre milchweisse Pünktchen an,

die allmählig zahlreicher, zusammenhängend wurden und einen deutlichen Anflug von Chlorsilber darstellten. Um jedoch vor jeder
Täuschung bewahrt zu bleiben, wurde der Gegenversuch gemacht
und nach beendigtem Chlorsilberanflug der mit Blut von Lungen angefüllten Flasche 12 Tropfen Chloroform beigemischt. Die Feuerung
wurde in der vorigen Weise erneuert und der ganz gleiche Chlorsilberanflug wie bei dem ersten Vorschlag erschien.

Da das Chloroform in der Glühhitze in Kohle, welche sich ab-
scheidet, Chlorwasserstoff und Chlor zersetzt wird, so hat *Ragsky* [1])
auf diese Eigenschaft seine Methode der Auffindung desselben im Blute
gegründet. Man muss von dem zu untersuchenden Blute wenigstens
eine Unze haben, dasselbe soll möglichst schnell, nachdem es aus
dem Organismus abgeschieden ist, untersucht oder doch in ein wohl-
verschlossenes Gefäss gebracht werden, um das Verdunsten zu verhindern. Zur Untersuchung selbst bringt man es in eine Flasche,
die mit einem Korkstöpsel verschlossen wird, in welche ein knieförmig
gebogenes Glasrohr eingekittet wird. Dieses Rohr wird an seinem
horizontalen Arme an irgend einer Stelle etwas dünner ausgezogen
und daselbst während der Operation mittelst einer Weingeistlampe stets
rothglühend erhalten. In das Ende des Rohres bringt man einen
mit Amylum-Kleister, dem etwas Jodkalium zugesetzt worden, bestrichenen Papierstreifen. Die Flasche wird in ein Wasserbad gesetzt
und das Wasser zum Sieden gebracht. Dabei verdampft das Chloroform, muss durch die glühende Stelle der Glasröhre streichen und
wird hier in der angegebenen Weise zersetzt. Das am Ausgange der
Röhre befindliche Jodkalium wird durch das Chlor und die Chlorwasserstoffsäure zerlegt und Jod freigemacht, welches das Amylum des Pa-
pierstreifens sogleich blau färbt. Durch mehrfache Versuche wurde
nachgewiesen, dass auf diese Weise $\frac{1}{100000}$ Chloroform im Blute noch
deutlich zu erkennen ist.

Duroy [2]) bringt Blut oder die auf Chloroform zu prüfende Flüssigkeit in eine tubulirte Retorte. Mittelst eines Knierohrs führt er durch
die Flüssigkeit einen Luftstrom und leitet diesen durch ein der Länge
nach glühendes Rohr, die Zersetzungsprodukte von Chloroform werden
in eine Flasche, die salpetersaures Silber in Wasser gelöst enthält,
geleitet, und es erscheint dann hierin, wenn Chloroform vorhanden

---

[1]) Notizen aus dem Gebiete der practischen Pharmacie, XIII, p. 179.
[2]) dito XV. Band, p. 197.

war, Chlorsilber. Eine andere Methode von *Duroy* ist die, dass man
Blut oder die zu untersuchende Flüssigkeit erst mit Aether schüttelt,
dann das Gemisch destillirt. Der Aether geht mit dem Chloroform
über. Man bringt die ätherische Flüssigkeit in eine Flasche und treibt
den Aether gasförmig daraus durch eine feine Spitze eines Glasrohrs,
zündet ihn an und verbrennt ihn in der Tiefe eines hohen Glasgefässes,
auf dessen Boden die Lösung von salpetersaurem Silber liegt.

Durch eine Reihe von Versuchen hat *Duroy* gefunden, dass bei
Thieren, die einige Sekunden Chloroform geathmet haben und noch
nicht bis zum Maximum der Anästhesie chloroformirt waren, man im
Blut schon zweifellos das Chloroform nachweisen kann.

Zwanzig bis dreissig Minuten nach der Anwendung des Chloroforms, wenn Thiere alle Lebensfähigkeit wieder erhalten haben, findet
man keine Spur Chloroform mehr in ihrem Blute. Ist ein Thier durch
Chloroformeinathmung getödtet, so findet man vor der Erkaltung des
Kadavers sehr bedeutende Mengen Chloroform.

Wenn Thiere längere Zeit nach dem Tode geöffnet werden,
selbst wenn sie schon faul sind, findet man nach mehreren Monaten
noch Chloroform in deren Flüssigkeiten, wenn sie nicht der Luft und
der Wärme ausgesetzt waren.

Ein Cirkular-Rescript[1]) der Ministerien für geistliche, Unterrichts-
und Medizinal-Angelegenheiten vom 31. August 1850 bestimmt über
die Anwendung des Chloroforms Folgendes:

Zur Verhütung von Unglücksfällen, welche aus der Anwendung
des Chloroforms entstehen können, und in Betracht, dass dasselbe, wie
es im Handel vorkommt, meistens nicht die zu seinem Gebrauche
nothwendige Reinheit besitzt, bestimme ich, nach dem mir von der
technischen Kommission für pharmazeutische Angelegenheiten auf Erfordern erstatteten Gutachten Nachstehendes:

1) Es darf das Chloroform nur dispensirt werden, wenn es
folgende Eigenschaften besitzt: Es muss klar, farblos, völlig
flüchtig und frei von Chlorwasserstoffsäure sein; in reine concentrirte Schwefelsäure getröpfelt, darf es dieselbe nicht färben.
Spec. Gewicht = 1,495 — 1,500 (bei $17\frac{1}{2}^0$ C.). Bis dahin,
dass die chemischen Fabriken ein solches Chloroform liefern,
hat der Apotheker das gegenwärtig käufliche Chloroform durch

----

[1]) *Simon* und *Rönne*, Preuss. Mediz.-Wesen, I. Supplement, p. 49.

Schütteln mit Wasser, Abscheiden und Rektifiziren über Chlorcalcium zu reinigen, worauf bei den Revisionen der Apotheken zu achten ist. Der Taxpreis für das reine Chloroform wird vom 1. Oktoker d. Js. ab bis auf Weiteres auf 1 Sgr. 6 Pf. für die Drachme festgesetzt.

2) Das Chloroform ist in den Apotheken unter denselben Kautelen aufzubewahren, welche für die Aufbewahrung der s. g. drastischen Arzneimittel (Tab. C. Pharm. Bor. ed. VI) angeordnet sind.

3) Die Verabreichung von Chloroform an das Publikum zu arzneilichen Zwecken ist nur den **Apothekern**, und auch diesen nur auf **schriftliche Verordnung** einer **approbirten Medizinalperson** gestattet.

Die 7. Ausgabe der Pharmacopoea boruss. bestimmt über Chloroform, Formylum chloratum:

„Sit lympidum, coloris expers, ponderis specifici = 1,492 usque ad 1,496. Conquassatum cum partibus aequalibus acidi sulphurici hocce non tingat. Sit ab acido hydrochlorato liberum et plane avolans.

In vasis bene clausis *caute* servetur.“

Die Wirkung des Chloroforms in kleinen Dosen ist eine stimulirende, belebende, die Kräfte und den Muth der Kranken hebende. In grossen Dosen wirkt es als Sedativum, Hypnotium, Antispasmodicum, Narcoticum, wendet man es mittels Inhalation an, so ist es ein Betäubungsmittel.

Die Blutkörperchen werden durch Chloroform entfärbt, die meisten Blut- oder Lymphkörperchen dagegen werden durch dasselbe nicht verändert.

Ueber die Wirkung des Chloroforms auf das Blut schreibt Prof. *Arthur Böttcher* in Dorpat in dem Archiv für patholog. Anatomie und Physiologie und für klinische Medicin von *R. Virchow*. 1865. Januar.

Vor einigen Jahren machte ich in einer Abhandlung „über Blutkrystalle. Dorpat 1862“, die Mittheilung, dass das Chloroform in hohem Grade die Eigenschaft besitze, rothe Blutkörperchen zu zerstören und Haematoglobulin in die krystallinische Form überzuführen. Ich empfahl die Anwendung desselben zur Darstellung von Blutkrystallen im Grossen, weil keine der üblichen Methoden es gestattete, die Blutkrystalle so einfach und sicher in ungewöhnlicher Menge und Reinheit zu gewinnen. Seitdem sind mehrere Arbeiten über Blutkrystallisation veröffentlicht worden, ohne dass das Chloroform Berücksichtigung gefunden hätte. Ich nehme daher Veranlassung, nochmals auf diese Angelegenheit zurückzukommen, da es kein Mittel giebt, welches so energisch in frischem sowohl, als auch in bereits sich zersetzendem Blute die Krystallbildung herbeiführt, wie das Chloroform. Die folgenden Angaben werden dieses schlagend darthun, doch soll hier vorläufig nur vom Hundsblute die Rede sein, da sich die Beobachtungen in meiner oben angeführten Abhandlung fast ausschliesslich auf Hundsblut beziehen.

Schon vor längerer Zeit hatte ich mit letzterem folgende Erfahrung gemacht. Ich brachte frisches defibrinirtes Blut in eine flache Schale, so dass es in dünner Schichte den Boden desselben bedeckte, und setzte diese dann in ein Glasgefäss mit weiter Oeffnung, in welches ich etwas Chloroform gegossen hatte. Schloss ich nun das letztere mit dem ungeschliffenen Stöpsel luftdicht, wobei das Blut den Chloroformdämpfen ausgesetzt blieb, so sah ich, dass in einigen Fällen dasselbe sehr bald sich aufzuhellen begann und zu einem dicken Krystallbrei erstarrte, in anderen Fällen aber erfolgte diese Umwandlung nicht. Da alle Ursache vorhanden war, die Chloroformdämpfe in den Experimenten, welche ein positives Resultat geliefert hatten, als das Wirksame anzusehen, so gab das Ausbleiben der Wirkung bei einer so einfach herzustellenden Bedingung die Anregung zur Ermittelung der darauf bezüglichen Gründe. Diese ist mir nun auch durch nachstehende Modifikation des Versuches gelungen.

Es schien rathsam, mit sehr geringen Mengen Blut zu experimentiren, zu welchem Zweck ich mir einen besonderen Apparat herstellte. Ich liess mir von Längencylindern und dickwandigen Reagensgläschen 5—6 Mm. hohe Ringe absprengen, welche oben und unten gut geschliffen wurden. Diese kittete ich mit Leim oder Wasserglas auf Objektträger und wählte zum Verschluss der oberen Oeffnung ein starkes Deckelglas. Man wird bei Beschreibung dieses Apparates den Einfluss der von *Recklinghausen-Kühne*'schen „feuchten Kammer" nicht verkennen, doch bedürfte es der angegebenen Aenderungen, da namentlich der Umfang derselben für die anzuführenden Versuche von Wichtigkeit ist; es darf daher auch nicht als geringfügig erscheinen, dass ich hierüber genauere Angaben vorausschicke. Obige Vorrichtung nun setzte mich in den Stand, die Wirkung der Chloroformdämpfe an einem Tropfen Blut übersehen und unter dem Mikroskop beobachten zu können.

Bringt man in die beschriebene Glaskammer einige Tropfen Chloroform, an die untere Fläche des Deckglases aber einen in dünner Schicht ausgebreiteten Blutstropfen und schliesst nur die kleine Chloroformkammer, so beginnt unmittelbar darauf eine Aufhellung des Blutes vom Rande her. Sie schreitet allmälich, jedoch deutlich sichtbar bis zum Centrum fort, wenn man den Apparat unberührt lässt; sobald man aber das Deckglas hebt, nachdem die Chloroformdämpfe einige Sekunden auf das Blut eingewirkt haben, so erfolgt momentan von der Peripherie bis zum Mittelpunkt fortschreitend die Aufhellung des ganzen Tropfens. War indessen derselbe grösser und dicker, so bedarf es wohl auch einer nochmaligen und längeren Chloroformwirkung, um den noch übrigen undurchsichtigen Theil des Blutes zu klären. Wesentliche Bedingung dabei ist, dass das Blut nicht allein den Chloroformdämpfen ausgesetzt sei, sondern gleichzeitig der atmosphärischen Luft der Zutritt gestattet werde. Diese findet, wenn das Deckglas dem Apparat einfach aufliegt, genügend Eingang, um die Aufhellung allmählig zu Stande kommen zu lassen, die Wirkung ist aber eine ungleich energischere, wenn man den Blutstropfen während der Chloroformwirkung lüftet.

Wird nach geschehener Aufhellung der Apparat unter das Mikroskop gebracht, so findet man in dem vollkommen durchsichtigen Tropfen keine Spur von rothen Blutkörperchen, man sieht aber nun vom Rande her eine Menge Krystalle anschiessen, die sich bald auch frei in der Flüssigkeit ausscheiden, in der Zahl und Grösse so zunehmen, dass letzterer in eine dicht verfilzte Krystallmasse verwandelt wird. Der ganze Vorgang ist, wenn das Blut in dünner Schicht ausgebreitet war, in wenigen Minuten beendet.

Will man sich die Anfertigung eines eigenen Apparates ersparen, so kann man den Versuch auch so anstellen, dass man einen Objektträger mit einem Tropfen Blut auf die Oeffnung einer Chloroform enthaltenden Flasche stellt, so dass die entweichenden Dünste gegen das Blut aufsteigen. Auch dann wird man jedesmal die erwähnten Erscheinungen eintreten sehen.

Ich habe oben gesagt, dass nicht die Chloroformdämpfe es sind, welche die Blutkörperchen lösen, sondern dass, damit dieses geschehe, der Zutritt der atmosphärischen Luft nothwendig erscheint. Dieses wird, abgesehen von der augenblicklichen Wirkung, welche das Lüften des Deckglases hat, folgendermassen erwiesen. Kittet man das Deckglas mit dem Blutstropfen luftdicht auf dem Rand einer möglichst kleinen Chloroformkammer (hier wird man sich am zweckmässigsten der Ringe von Reagensgläschen bedienen), so erfolgt nur eine langsame und unvollständige Aufhellung des Blutes, welche der Quantität der in der Kammer enthaltenen atmosphärischen Luft entspricht, ja es kann, wenn man durch Zufüllen von Chloroform die letztere auf ein Minimum beschränkt, die Aufhellung ganz verhindert werden. Daraus geht hervor, dass sowohl zur Lösung der Blutkörperchen als auch zur Krystallbildung die atmosphärische Luft durchaus erforderlich ist.

Nachdem dieses festgestellt war, lag es sehr nahe, die Umwandlung der Blutkörperchen auf eine energische Oxydation durch erregten Sauerstoff zu beziehen. Das Chloroform musste also ein Sauerstofferreger sein. Diese Voraussetzung findet sich durch das Verhalten desselben gegen Jodkaliumstärckekleister bestätigt. Ich bereitete mir einen solchen aus 1 Theil Amylum, 50 Th. Wasser und 2 Th. Jodkalium, welches der Vorsicht wegen geglüht worden war. Benetzt man mit diesem Kleister einen Streifen weissen Papiers und hängt dann diesen in eine zum Theil gefüllte, offene Chloroformflasche, so dass die Dämpfe ihn bestreichen, so färbt er sich alsbald röthlich, dann violett und endlich blau. Diese Reaktion ist schon nach $\frac{1}{4}$ Stunde deutlich, lässt man aber das Chloroform länger einwirken, so wird die Färbung mit der Zeit viel intensiver. Besonders schön tritt sie hervor, wenn man den Papierstreifen wiederholt mit destillirtem Wasser abspült und sich geleimten glatten Papiers bedient, denn das ungeleimte, sogenannte Filtrirpapier zeigte sich zu dem Versuche weniger tauglich.

Dieselbe Reaktion erhält man auf folgende Weise: Man versetze 1 Ccm. obigen Jodkaliumstärckekleisters mit ohngefähr 3 Tropfen Chloroform und schüttele dann heftig in einem Reagensglase. Das Chloroform wird dabei feiner zertheilt und senkt sich bei der Dickflüssigkeit des Kleisters nur schwer zu Boden, wodurch der Verflüchtigung desselben Vorschub geleistet wird. Benetzt man nun mit dem Gemenge von Kleister und Chloroform einen Streifen Papier und hängt ihn über den Rand des Gläschens auf, so färbt er sich sehr bald violett und endlich blau. Allein es ist nicht einmal nothwendig, dass das angefeuchtete Papier den Chloroformdämpfen ausgesetzt bleibe. Man sieht eine Bläuung, wenn auch in geringerem Grade, doch auch eintreten, wenn man den Papierstreifen einfach in der Luft trocknen lässt. Es genügt also in diesem Falle das mechanisch an dem Papier haften bleibende Chloroform, die Zersetzung des Jodkaliums herbeizuführen. Diese geschieht aber in allen Fällen erst durch Erregung des atmosphärischen Sauerstoffs, wie sich aus Nachstehendem ergiebt. Erstens nämlich färbt sich das in dem Reagensgläschen befindliche Gemenge von Jodkaliumstärkekleister und Chloroform nicht blau, sondern bleibt mehrere Tage hindurch, so lange ich es beobachtete, vollkommen farblos, wodurch ich dem etwaigen Einwurf begegnen möchte, dass das Chloroform, mit welchem ich arbeitete, unrein gewesen sei.

Zweitens aber ist folgender Versuch massgebend dafür, dass die Zersetzung des Jodkaliums durch Ozon und nicht durch das Chloroform geschehe. Befeuchtet man einen Streifen Papier mit Jodkaliumstärkekleister und hängt denselben in eine zum Theil mit Chloroform gefüllte Flasche, indem man ihn mit dem Kork festklemmt und von der Luft abschliesst, so bildet sich nur in der Umgebung des Korks ein blauer Streifen, während der übrige Theil des Papiers ungefärbt bleibt. Daraus geht unleugbar hervor, dass Chloroformdämpfe an sich das Jodkalium nicht zersetzen und dass die Bildung der Jodstärke nur da eintritt, wo sie auf den atmosphärischen Sauerstoff einwirken können.

Beurtheilt man nach diesen Erfahrungen die Chloroformwirkung auf das Blut, so lässt sich sowohl die Aufhellung des Blutes, als auch die Krystallbildung auf eine Oxydation der Blutkörperchen zurückführen. Beide Vorgänge folgen unmittelbar auf einander, doch aber lassen sie sich von einander trennen. Nach geschehener Aufhellung ist das Blut noch nicht so weit verändert, dass es nothwendig krystallisiren muss. Wartet man nemlich an einem Tropfen Blut, den man der Chloroformwirkung aussetzt, nur eben den Moment der Aufhellung ab und lässt denselben dann verdunsten, so tritt keine, oder höchstens nur sehr spärliche Krystallbildung ein. Das Blut trocknet zu einer durchsichtigen, homogenen Masse ein. Lässt man dagegen nach eingetretener Aufhellung das Blut noch einige Augenblicke länger der Wirkung der Chloroformdämpfe ausgesetzt, so beginnt sofort die Krystallisation. Daraus lässt sich schliessen, dass, wenn der ganze Process auf eine Oxydation dieser Blutkörperchen zu beziehen ist, dem Hellwerden des Blutes eine niedrigere, der Krystallisation eine höhere Oxydationsstufe zu Grunde liegt. Hiermit hängt die Thatsache zusammen, dass das Blut verschiedener Thiere mehr oder weniger leicht

zur Krystallbildung geneigt ist. Pferdeblut z. B. wird durch Chloroformdämpfe sehr bald aufgehellt, aber es bedarf einer längeren Einwirkung des erregten Sauerstoffes, damit es krystallinisch werde.

Hinsichtlich der Versuche mit der Chloroformkammer hätte ich
noch folgenden Umstand zu erwähnen. Es lässt sich bei derselben nicht vermeiden, dass der Blutstropfen am Rande, auch wenn
man möglichst rasch operirt, einer theilweisen Eintrocknung unterliegt.
Man wird daher auch nach eingetretener Krystallisation rund um denselben eine Zone unzerstörter Blutkörperchen antreffen, die hart anein-
ander gelagert die mannigfaltigsten, durch gegenseitigen Druck bedingten Formen zeigen und zum Theil zusammengeflossen sind. Dieser
durch Eintrocknung bedingte Uebelstand lässt sich auch beseitigen.
Man erzielt das dadurch, dass man sich einer grösseren Kammer bedient, die durch eine Scheidewand in der Mitte getheilt ist. In die
eine Hälfte derselben wird etwas Wasser gebracht, so viel, dass es
den Boden bedeckt, in die andere giesst man einige Tropfen Chloroform. Dadurch wird eine Chloroformkammer mit einer feuchten vereinigt. Jetzt findet, wenn man das Deckglas mit dem Blutstropfen
luftdicht ankittet, keine Eintrocknung statt, so dass am Rande in gleicher Weise wie im Centrum Krystalle anschiessen, vorausgesetzt, dass
die Kammer bei genügendem Umfang die zur Krystallisation erforderliche Quantität atmosphärischer Luft beherberge. Ist dieses nicht der
Fall, so bleibt die Krystallisation aus oder erfolgt nur unvollständig.
Sie bleibt aber auch aus, wenn die Kammer mit Wasserdämpfen gesättigt ist, weil dann die Krystallsubstanz in Lösung erhalten wird.
Die Herstellung einer getheilten Kammer hat indessen ihre Schwierigkeiten, weil die beiden Hälften derselben mit einem verschiedenen
Kitt versehen sein müssen, wenn man nicht in der Lage ist, sich
einen ganz aus Glas bestehenden Apparat zu verschaffen. Ich habe
mir daher auch dadurch geholfen, dass ich bei Benützung einer grösseren, ungetheilten Kammer das Wasser am Boden längst dem Rande
hinleitete, so dass der Kitt (es empfiehlt sich als solcher Asphaltlack)
durch dasselbe vor dem Chloroform geschützt war, während ich etwas Chloroform auf die Mitte des Kammerbodens brachte. Auf diese
Weise erzielt man auch die Umwandlung aller Blutkörperchen, da
die Eintrocknung wegfällt.

Das Biliphaeïn, welches allein in der gesunden Galle vorzukommen scheint, erhält man durch Schütteln der getrockneten Galle mit
Chloroform. Die Lösung wird abdestillirt und der Rückstand mit

Weingeist und Aether behandelt. Es ist krystallisirbar und in seinen Eigenschaften dem modificirten Blutfarbstoff (Haematoidin) ähnlich (*Budge*).

Johannes Müller schlug zum Behuf der Prüfung des Mehles auf mineralische Substanzen vor, eine kleine Messerspitze des verdächtigen Mehles in einer 3—4" langen Glasröhre mit etwa 2 Quentchen Chloroform durch einige Zeit tüchtig zu schütteln und alsdann der Ruhe zu überlassen, die mineralischen Substanzen scheiden sich auf dem Boden des Glases ab, das Mehl hingegen sammelt sich auf der Oberfläche des Chloroforms an. Man ist auf diese Weise im Stande, auch die kleinste Menge mineralischer Verunreinigung des Mehles zu entdecken.

Ferner muss hier noch eine Eigenschaft des Chloroforms erwähnt werden; das Chloroform nämlich hebt nach *Grave*, wenn es mit Asa foetida (*Latour*), Tinct. Aloes, Gentiana und dem Chininum sulfuricum und ähnlichen bitteren Stoffen in Verbindung gebracht wird, den Geruch und bitteren Geschmack dieser Substanzen vollkommen auf. (Oesterr. Zeitschr. f. prakt. Medizin, 1865, Nr. 50).

Woods fand, dass die Wirkung des Leberthrans durch einen Zusatz von Jodeisen gegen Scrophulosis sehr verstärkt wird. Wünscht man diese Verbindung, so muss man erst das Jodeisen in Chloroform lösen lassen, und dann diese Auflösung dem Leberthran beimischen (Journal f. Kinderkrankheiten 1860, 3. 4).

Bei der sogenannten blauen Eiterung, die von Vibrionen herrührt, gelang es zuerst *Fordos*, den Farbstoff darzustellen. Sein Verfahren beruht im Wesentlichen auf der Löslichkeit des reinen und der Unlöslichkeit des an eine Säure gebundenen Pyocyanin's im Chloroform. Es leidet aber an dem Mangel, dass der Farbstoff zu oft gelöst wird; denn wenn sich auch das trockene Pigment, wie auch *Grohé* (Virchow's Archiv XVII, 436) beobachtete, sehr lange aufbewahren lässt, so zersetzt sich das gelöste doch ausserordentlich rasch. Dr. *A. Lücke* fand folgendes Verfahren für zweckmässiger: Das gefärbte Verbandzeug wird 24 Stunden mit dünnem Weingeist stehen gelassen, dann von dem meist grünen, bisweilen blauen, nicht immer klaren Filtrat der grösste Theil des Alkohols abdestillirt, der Rückstand heiss filtrirt und die grüne unklare Flüssigkeit mit wenig Chloroform geschüttelt. Die Verbandstücke selbst mit Chloroform auszuziehen, ist nicht räthlich, da das Chloroform zuviel fremde Substanz aufnimmt, welche die Zersetzung des Pyocyanin's begünstigt.

Das Chloroform versetzt man tropfenweise unter Umrühren mit sehr verdünnter Schwefelsäure, bis es völlig roth erscheint, hebt nach einigen Stunden die wässerige, rothe Lösung ab, erwärmt vorsichtig im Wasserbad, setzt vorsichtig Barythydrat zu, bis sich die Flüssigkeit blau färbt, und filtrirt rasch. Das dunkelblaue Filtrat zieht man mit Chloroform aus und lässt die Lösung verdunsten.

Das Pyocyanin krystallisirt in blauen und grünen Prismen aus Chloroform gewöhnlich in Nadeln, manchmal in Blättern. Die Krystalle sind luftbeständig, schmelzen in Glasröhrchen erst bei höherer Temperatur und sublimiren nicht; sie lösen sich leicht in Chloroform, Wasser und Alkohol, weniger leicht in Aether. Säuren färben das Pyocyanin roth, Alkalien wieder blau. Unreine Lösungen im Chloroform entfärben sich an der Luft allmählig, ohne dass die Farbe wieder hergestellt werden kann; alkalische unreine Lösungen entfärben sich unter Wasserabschluss gleichfalls, nehmen aber bei Luftzutritt wieder ihre Färbung an, die dann ganz verschwindet. Das feste, sowie das gelöste Pyocyanin erscheint bald grau, bald blau, Chloroformlösungen meist blau. (Schmidt's Jahrbücher 117, Nr. 2, 1863.)

Ehe wir nun zur Besprechung des Chloroforms in Bezug auf den Menschen übergehen, will ich nur noch zwei kurze Bemerkungen über dasselbe beifügen, einmal seine Anwendung in der Technik. — *Charles Besley* in Paris hat den Chloroformdampf als bewegende Kraft, statt Wasserdampf, mit Glück angewendet. *Lafont* hat bei der Chloroform-Dampfmaschine des Herrn *Besley* sehr gelungene Versuche angestellt. Die zweicylindrige Maschine war zu 20 Pferdekraft gebaut; es wurde nachgewiesen, dass, während die Maschine mit Wasserdampf in dem einen Cylinder mit 9,45 Pferdekraft wirkte, die in dem andern mit Chloroformdampf mit 14,8 Pferdekraft arbeitete.

Man hat in Frankreich Versuche gemacht, Schiffe mit Dämpfen von Aether und Chloroform, statt mit Wasserdampf zu treiben. Das durch Aether bewegte Schiff „Du Tremblay“ hat nach *Foussagrive's* Mittheilungen durch Undichten, welche Aetherdämpfe ausströmen liessen, seine Maschinisten lebensgefährlich betäubt. Ueber den durch Chloroform bewegten „Galileï“ theilt derselbe Autor keine üblen Erfahrungen mit. Dieselben dürften, wenn nicht ganz besondere Vorsichtsmassregeln getroffen werden, nicht lange ausbleiben.

Sodann erwähnen wir kurz die Wirkung des Chloroforms auf Pflanzen. Die Mimosa pudica verliert nach Dr. *Bretonneau* und *Tours* nach Einwirkung der Chloroformdämpfe das Vermögen, ihre Blättchen bei Berührung mit der Hand zusammenzulegen. Ebenso verlieren die Staubfäden der Sparrmannia ihre Beweglichkeit in weniger als einer Minute. Nachdem sich die anästhesirenden Dämpfe in der Luft verflüchtigt hatten, erhielt die Blume ihre Erregbarkeit wieder. (Dr. *Baillon.*) Es scheint somit, als ob die Pflanzen ebenfalls mit einem Empfindungsvermögen begabt wären. (Revue contemp.) —

Endlich erwähne ich noch, dass im Berliner zoologischen Garten ein Bär ein krankes Auge hatte, welches mit Hülfe von $1\frac{1}{2}$ Unze Chloroform besichtigt werden konnte, wobei sich das Vorhandensein eines grauen Staares ergab. Da das andere Auge vollkommen gesund befunden wurde, so hat man eine Operation nicht vorgenommen. Die Untersuchung sowohl wie die Chloroformirung wurde durch den Dr. *Krüger* bewirkt. Auch eine Hyäne und ein Kakadu wurden auf ähnliche Weise besichtigt und am grauen Staar leidend befunden.

Die Kornwürmer des Getreides sollen nach den Angaben *Doyère* durch Chloroform vollkommen getödtet werden, dasselbe soll auch die Larven innerhalb der Getreidekörner tödten. —

———

Die verschiedenen anästhesirenden Substanzen.

Den Schmerz bei Operationen zu verhüten, war wohl von den ältesten Zeiten an ein grosser Wunsch der Aerzte und eine Wohlthat für den Operateur sowohl wie für den zu Operirenden. Letzterer geht bei dem Bewusstsein, von einer bevorstehenden Operation nichts zu fühlen, derselben viel getroster entgegen und der Arzt kann ruhiger, ungestörter sein Werk vollenden, wenn er nicht an die dem Kranken entstehenden Schmerzen denken muss. Also beiden Theilen wird geholfen.

Nach *Dioskorides* [1]) wurde der Saft aus der frischen Alraunwurzelrinde ausgepresst und an der Sonne getrocknet, oder die Rinde ward zum Trocknen auf Fäden gereihet aufgehängt. Zuweilen wurde sie mit Wein gekocht und bei anhaltender Schlaflosigkeit und bei grossen Schmerzen, sowie „vor dem Einschneiden und Brennen, damit diese nicht gefühlt würden“, davon eine kleine Dosis gegeben; eine grössere

---

[1]) *Hartmann, Hugo,* Dr., Das Chloroform. Weimar 1854, p. 115 und folg.

Quantität ward Denen gereicht, welche geschnitten und gebrannt werden sollten: denn „im tiefen Schlafe empfinden sie die Schmerzen nicht." — Nach *Dioskorides* machte eine an schattigen Plätzen wachsende Pflanze dieser Art den Menschen, der sie geniesse, schlafen und beraube ihn seiner Sinne auf mehrere Stunden Auch diese Pflanze wendeten die Aerzte an, wenn sie schneiden oder brennen wollten. An einer andern Stelle der Materia medica von *Dioskorides* wird wiederholt, „dass Mandragora mit Wein mässig angewendet, das Gefühl des Schmerzes nähme." — Ferner heisst es, der Gebrauch der Mandragora zur Einschläferung sei im Alterthum so verbreitet gewesen, dass man den Ausdruck „unter der Mandragora liegen" sprichwörtlich zur Bezeichnung einer „Schlafmütze" angewendet habe. Auch *Celsus* sagt bei der Erwähnung der durch Herbeiführung von Schlaf schmerzlindernd wirkenden Mittel, „dasjenige, welches Mandragora enthalte, wirke kräftiger." Auch der nicht je identifizirende „Memphis-Stein" sollte nach *Dioskorides* gerieben und auf die zu schneidenden oder zu brennenden Theile aufgelegt ohne Gefahr das Gefühl des Schmerzes nehmen. (*Marx* „über Begriff und Bedeutung der schmerzlindernden Mittel". Göttingen 1851. S. 27. ff.)

In einem merkwürdigen und interessanten Vortrage in einer der Londoner medizinischen Gesellschaften hat *Snow* die Resultate seiner Untersuchung über die von den Alten als schmerzstillendes Mittel angewendete Mandragora (Alaunwurzel) dargelegt.

Es geht aus demselben hervor, dass schon in den frühesten Zeiten verschiedene Droguen, namentlich aber die Mandragora bei den Individuen angewendet wurden, welche in Folge chirurgischer Operationen oder irgend einer anderen Veranlassung grosse Schmerzen zu ertragen hatten. Dadurch wurde 1) ein traumähnlicher Zustand, tiefer Schlaf, vollständige Insensibilität hervorgebracht, gerade wie heut zu Tage durch Aether und Chloroform; 2) werden schweisstreibende Essenzen und zwar durch Aspiration auf ganz gleiche Weise, wie sie jetzt gebräuchlich ist, angewendet.

Unter den manchen merkwürdigen Stellen aus andern Werken, die *Snow* anführt, fiel dem Verfasser besonders das Kapitel: „Medicamenta somnifera" aus dem Werke von *Johannes Baptiste Porta* über die „natürliche Magie" auf. — Die Ingredienzien und die Bereitungsweise einer „hypnotischen Essenz" oder „Tinctur" werden daselbst beschrieben. Wenn nun die genannten Substanzen in Essenz verwandelt sind, muss diese letztere in Bleigefässe hermetisch verschlossen werden, damit sich die subtilen Theile nicht verflüchtigen; denn ohne diese Vorsichtsmassregeln verliert das Mittel seine Kraft bald. Will man es anwenden, so nimmt man den Deckel des Gefässes ab und hält das Letztere unmittelbar unter die Nase des Menschen, welcher eingeschläfert werden soll; er athmet die subtilsten Theile der Essenz ein und durch dieses Mittel werden die Sinne wie in einen Kerker eingeschlossen, so dass man ihn in den tiefsten Schlaf versenken kann, aus welchem er sich nur mit der grössten Anstrengung emporreissen kann; nach diesem Schlaf empfindet er keinen Schmerz oder Schwere im Kopfe und weiss von dem, was mit ihm vorgegangen ist, Nichts." —

Uebrigens lassen alle Umstände glauben, dass schon zu dieser Zeit der Alkohol und der Aether in den Händen mancher Eingeweihten waren und auf mehr oder weniger rationelle Weise zur Extraktion und Lösung der wirksamen Bestandtheile von Kräutern, Wurzeln etc. angewendet wurden. Man findet übrigens bei *Albertus Magnus (de Mirabile Mundi* S. 216) die Formel zur Bereitung einer „Aqua ardens", deren hauptsächlichste aktive oder wirksame Bestandtheile dunkelgefärbte Weine, gebrannter Kalk und Kochsalz sind; dies Gemenge musste in einem Helm mit Kolben destillirt und in einem Glasgefässe aufbewahrt werden.

In einem nicht weniger merkwürdigen Berichte, welchen der bekannte Reisende *Stanislas Julien* der Pariser Akademie der Wissenschaft übergab, finden wir interessante Details über die Chirurgie der Chinesen, zumal über eine im Anfange des 3. Jahrhunderts unserer Zeitrechnung zu momentaner Paralysirung der Sensibilität angewendete anästhesirende Substanz. Der Gedanke lag nicht sehr fern, dass die Chinesen, bei denen die praktische Medizin mehrere tausend Jahre alt ist und die durch eine Erfahrung langer Jahrhunderte erprobten therapeutischen Vorschriften und Kurmethoden mit der grössten Sorgfalt schriftlich aufbewahrt worden sind, auch wohl im Alterthum oder in neueren Zeiten irgend ein narkotisches oder anästhesirendes Präparat zur Unterdrückung der Sensibilität bei der Ausführung chirurgischer Operationen angewendet haben können.

Merkwürdige Nachrichten fand *Stanislas Julien* in einer, einem grossen im Anfange des XVI. Jahrhunderts erschienenen chirurgischen, „Kon-Kin-i-Tong" betitelten Werk entnommenen biographischen Notiz über Moa-Tho. „Um Oeffnungen, Einschnitte oder Amputationen am Körper eines Patienten zu machen, wurde demselben ein Präparat von

Hanf (ma-yo) gegeben, und nach wenigen Augenblicken wurde er so
gefühllos, wie wenn er betrunken oder des Lebens beraubt wäre."
Dann näherte man die getrennten Gewebe einander mit Nadelstichen
und legte Salben darauf. Nach Verlauf einer bestimmten Zeit war
der Patient hergestellt, ohne während der Operation den geringsten
Schmerz empfunden zu haben.

Ch. T. Jackson in Boston, [1]) Geognost und Chemiker, machte zuerst
im Jahre 1846 auf die ganz eigenthümliche Wirkung des Aethers, wenn
man ihn einathmet, aufmerksam und that zuerst den therapeutischen
Nutzen der methodischen Aetherinhalation (Aetherisation, Aetherismus)
dar. *Richard Pearson* hat bereits im Jahr 1795 Erfahrungen über
Aether-Inhalation gegen schmerzhafte Zufälle in gewissen Krankheiten bekannt gemacht. Er sowohl, wie *Pinel*, haben bereits Einathmungen des Aethers bei Croup und scrophulöser Lungensucht versucht. Dasselbe weiss man beim Asthma von *Currie, Alibert, Jahn,
Jurine, Brodie, G. A. Richter.* Nichts desto weniger ist es *Jackson*,
dem das Verdienst zuerkannt wird, Schwefelätherdämpfe als schmerz-
tödtendes Mittel in die chirurgische Praxis eingeführt zu haben. Nun
wetteiferten die Aerzte aller gebildeten Nationen in der Prüfung und
Anwendung dieser neuen Methode, viele den Nutzen überschätzend,
einzelne davor auch warnend. — Man nahm dabei folgende Erscheinungen wahr. 1) Subjektive: Gefühl von Wärme und Brennen in
Schlund und Luftröhre, Hustenreiz, Athemnoth, Brustbeklemmung, daher Widerstand gegen die Aetherisation, bisweilen fehlen diese Symptome ganz oder es tritt statt ihrer Benommenheit des Kopfes, Augen-
flimmern oder bei Andern Brechreizung, Speichelfluss, bei Frauenzim-
mern selbst ein Krampfanfall ein. Nachdem dies alles bald verschwunden: allgemeine Wärme, Gefühl von Wohlbehagen und Leichtigkeit im Körper, allmählige Abstumpfung des Hautgefühls, die von
den Fusssohlen und Fingerspitzen beginnend sich durch den ganzen
Körper verbreitet und wobei die Theile wie eingeschlafen erscheinen.
Die Sinne gehen in folgender Reihe verloren: zuerst hört der Geruch
auf, dann der Geschmack, das Gehör nimmt ab; Gesichtstäuschungen,
Schwindel, vollständige Anästhesie gegen verletzende Eingriffe und
Empfindungslosigkeit des Hautnervensystems beim Stechen und Schneiden, sowie gegen alle äusseren Eindrücke treten ein; Tastsinn, Ge-
hör- und Sehvermögen gehen endlich auch verloren und der Aetherisirte

____

[1]) *M. B. Lessing.* Handbuch d. prakt. Arzneimittellehre. Berlin 1851. S. 211.

lebt zuletzt, wie der Schlafende, in einer reinen Traumwelt, die aber meistens von heitern Bildern erfüllt ist. Nur in äusserst seltenen Fällen ist die Schmerzempfänglichkeit nicht erloschen. 2) Objektive Erscheinungen: beschleunigter Herz- und Pulsschlag, schnelleres Athmen, gesteigerte Wärme und Transspiration, Röthung des Gesichtes, meistens verengerte Pupille, heiterer Ausdruck des Gesichtes; dann oft stärkere oder schwächere Aufregung mit gestörter Hirnfunktion: Unruhe, auch wohl Tobsucht und Delirium. Plötzlich oder doch bald hört aber die Aufregung auf, die Körperhaltung ist eingesunken, die Extremitäten hängen schlaff herab: Sprache lallend; Rede unzusammenhängend. Augenlider halb geschlossen; Augen nach oben und innen gerollt, Pupille jetzt erweitert, Respiration tief, schnarchend (ein Hauptzeichen der bald folgenden Anästhesie), Puls klein, langsam, bis auf 40 — 50 Schläge herabgesunken, dünn, oft unregelmässig, Haut kühl, oft mit kaltem Schweiss bedeckt. Gesicht jetzt blass, starr, ausdruckslos; Empfindung erloschen, allgemeiner Stupor. Aufgehobene Bewegung und Reflexthätigkeit des Rückenmarks. Dieser Zustand (Aetherrausch, Aetherschlaf, Phrenopathia aetherea) hört bald auf, wenn die Einathmung des Aethers unterbleibt. Der Aetherisirte erwacht wie aus einem Traum, weiss nicht, was mit ihm vorgegangen, selbst wenn inzwischen eine chirurgische Operation an ihm vorgenommen, und ist sehr aufgeregt und sensibel. Puls und Respiration werden wieder normal und die Sinne kehren in folgender Ordnung wieder zurück: Gehör, Geruch, Gesicht, Geschmack und Gefühl.

Auch bei Anwendung von Aether erfolgt der Tod der Anästhesirten und da in neuester Zeit wieder von mehreren Seiten dem Aether vor dem Chloroform der Vorzug gegeben werden soll, theile ich hier einen Todesfall unter Anwendung von Aether nach der Cincinnati Lancet and Observer Januar 1861 mit. *M. Mussey* ätherisirte einen 55jährigen Mann, der einen heftigen Sturz erlitten hatte. Da er Potator war, nahm *Mussey* Aether statt Chloroform. Das Herz war gesund, Puls 65 mässig starke Schläge. Bei dem Einathmen wurde der Puls etwas voller, rascher, sonst war er normal. Nach 10 Minuten war der Patient betäubt und erbrach zuerst 10 Unzen Flüssigkeit, nach 5—6 Minuten zweites Erbrechen. Nach einer Pause athmet er nochmals 10 Minuten lang Aether ein. Plötzlich wurde die Respiration schnell und kurz, man setzte die Inhalation aus, Patient schrie sehr und schien bewusst zu sein, die Lippen wurden violett, blau; Respiration aussetzend, fast fehlend. Alle Belebungsmittel, 25 Minuten fortgesetzte künstliche Respiration etc., alles war vergebens. Pat. hatte 4 Unzen Aether mit der genügenden athmosphärischen Luft eingeathmet.

Sektion 14 Stunden nach dem Tode. Im Herzen keine Abnormität, auf seiner äusseren Fläche viel Fett, besonders im Niveau der Herzohren. Der Ventrikel leer. Das rechte Herzohr war mit Blut gefüllt. Die Lunge lufthaltig, mit Blut gefüllt. Der Gestorbene war stets sehr nervös. In einer Mittheilung an ein in Boston zu dem Zweck eingesetztes Komite, zu untersuchen, ob wirklich konstatirte Todesfälle durch Aether aufzufinden seien, erwähnte *Kidd* 36 durch Aether allein herbeigeführte Todesfälle.

Die Nachwirkungen des Aetherrausches sind meist unerheblich, oft grosse Heiterkeit, aber auch Kopfschmerz, Schwindel, Delirium, Erbrechen, Blutspeien. — Die Dosis ist beim Aether eine viel grössere als beim Chloroform. *Dupuy*, *Pirogoff*, *K. E. Hasse* erzielten auch befriedigende Erfolge durch Aetherklystiere. —

In einem Artikel des Monthly Journal of Medicine[1] vom April 1848 gab Prof. *Simpson* zu Edinbourgh einige nicht uninteressante Details über das Resultat seiner mit Inhalationen der Dämpfe verschiedenartiger Substanzen, durch welche er Insensibilität hervorbrachte, angestellten Versuche.

1) Das Kohlenwasserstoffchlorid (éther chlorbydrique monochloré, liquor danicus) oder Chloräther $C_4 H_4 Cl_2$ eine Verbindung von gleichen Volumen ölbildenden Gases (Aetheringases) und Chlor ist eine ölartige, farblose Flüssigkeit von süsslichem Geschmack und ätherartigem Geruch. Das Einathmen der Dämpfe dieses Körpers bringt eine so heftige Reizung der Schlundschleimhaut hervor, dass grosser Muth dazu gehört, die Inhalation bis zur Anästhesie fortzusetzen; die Insensibilität selbst aber ist weder von irgend einem Symptom von Excitation, noch von Kopfschmerz begleitet.

2) Das salpetersaure Aethyloxyd $C_4 H_5 O NO_5$ ist eine durchsichtige, farblose, süssschmeckende und angenehm weinartige Flüssigkeit, deren Inhalation frei von jeder Unannehmlichkeit ist. Die dadurch erzeugte Insensibilität tritt rasch ein und ist vollständig; man gebraucht nur 50—60 Tropfen, um nach einigen Inhalationen Insensibilität hervorzubringen. Allein in der kurzen Zeit, welche dem Eintritt der letzten unmittelbar vorhergeht, empfindet der Inhalirende eine solche Völle und ein solches Geräusch im Kopfe und auf die

---

[1] Dr. *H. Hartmann*, a. a. O. S. 119 und folgende.

Anästhesie folgt ein so starker Kopfschmerz, solcher Schwindel, eine solche Benebelung, dass die Anwendung dieses Körpers unangenehm und unpassend ist.

3) Das Benzin oder Benzol, zuerst von *Faraday*, dann von *Mitscherlich* durch Destillation von Benzoësäure mit überschüssigem Aetzkalk dargestellt, $C_{12} H_6$, bildet eine farblose, durchsichtige Flüssigkeit von einem eigenthümlichen ätherartigen Geruche. Gleich dem vorigen vermag es Insensibilität hervorzubringen, allein es erzeugt vor und nach der Inhalation ein unerträgliches Gefühl von Sausen und Brausen im Kopfe. *Snow*, welcher diesen Körper gleichfalls vorzugsweise angewendet hat, sah in Folge der Inhalation dasselbe konvulsivisches Zittern entstehen. —

4) Das Aldehyd oder Acetyloxydhydrat $C_4 H_3 + HO$, zuerst von *Döbereiner* durch Destillation von Alkohol mit Schwefelsäure und Braunstein dargestellt, scheint nach *Simpsons* Versuchen nicht so stark anästhesirende Eigenschaften zu besitzen, wie dies *Poggiale* behauptete. Es erregt ungemein heftige Dyspnoë, Brustbeklemmung und heftiges Husten, und es wird gewiss wenig Personen geben, die es einathmen können.

5) Der Schwefelkohlenstoff (Kohlensulfid, Schwefelalkohol) CS_2, von *Lampadius* und später von *Clément* und *Désormes* entdeckt, bildet eine wasserhelle, farblose, sehr flüchtige Flüssigkeit von scharfem, kühlendem, aromatischem Geschmack und einem eigenthümlichen, widrigen, an Schwefelwasserstoff erinnernden Geruch und ist schon 1848 zu Christiana als anästhesirendes Mittel angewendet worden. Dieser Körper ruft Visionen sehr unangenehmer Art, sehr heftigen Kopfschmerz und Taumeligkeit hervor, die bei einer von *Simpson* und *Miller* operirten und mit demselben betäubten Frau 50—60 Stunden anhielt. Die Anästhesie ist von kurzer Dauer. Schon der höchst widerwärtige Geruch wird die meisten Menschen abhalten, diesen Stoff einzuathmen.

6) *Ed. Robin* empfahl den Bromwasserstoffäther und Chlorwasserstoffäther; die merkwürdige anästhesirende Eigenschaft des letzteren wurde von *Floureus* entdeckt.

7) Das Elaylchlorur Liquor Hollandicus $C_4 H_3 Cl. Hcl.$ ist eine farblose, ölige, schwach süssschmeckende, ätherisch riechende, bei $+ 84^0{}_5$, siedende, in Wasser unlösliche in Alkohol und Aether lösliche Flüssigkeit, der Preis ist aber zu hoch, die Unze kostet 25 Ngr.

8) *Aran* hat gesucht, diesen theuren Körper durch einen analog zusammengesetzten Aether, welcher durch die Einwirkung von Chlor auf Chlorwasserstoffäther entsteht, zu ersetzen. Diese Verbindung ist farblos, sehr flüssig, besitzt einen aromatisch-ätherartigen Geruch und einen gleichzeitig zuckerartigen und pfefferähnlichen Geschmack; reagirt neutral, ist in Wasser nur sehr wenig, mehr in Alkohol, Schwefeläther und den meisten fetten und ätherischen Oelen löslich, entzündlich; der Siedepunkt variirt zwischen 110—130°. —

Alle diese Mittel aber stehen weit hinter dem Chloroform zurück und kein einziges, selbst der Schwefeläther nicht, erreichen in ihrer Wirkung das Chloroform, dessen Darstellungsweise, Eigenschaften etc. wir schon früher besprochen haben. Nach der Entdeckung der herrlichen Eigenschaften des Chloroform, hat man, da, wie wir später sehen werden, doch schon eine Reihe von Todesfällen durch den Gebrauch desselben unzweifelhaft eingetreten sind, immer wieder nach andern anästhesirenden Mitteln gesucht, in der Hoffnung, endlich eines zu finden, das wohl die Vorzüge, nicht aber die Nachtheile des Chloroforms besitzen würde. Wir besprechen daher zunächst:

Das Amylen [1].

Dieses Anaestheticum wurde 1844 von *Balard* entdeckt. *P. Snow* stellte durch Versuche an Thieren und an sich selbst die anästhesirende Wirkung desselben fest und wandte es zuerst Ende 1856 bei kleinen Operationen an. Hierauf benutzte es *Fergusson* bei einer Amputation und bei einem Steinschnitt, sowie *Tyler Smytt* bei Entbindungen, die, in Folge der Amylen-Einathmungen, ohne dass die Wehenthätigkeit beeinträchtigt war, schmerzlos verliefen. —

Darstellung: Amylalkohol (Kartoffelfuselöl) wird durch Schütteln mit Wasser, um den etwa anhängenden Alkohol zu entfernen, rectificirt, dann aber Chlorcalcium destillirt, das destillirte in einer Retorte mit gleichen Theilen concentrirter Zinkchlorürlösung häufig geschüttelt und wiederum destillirt. Statt des Chlorzinks könnte man auch andere wasserentziehende Substanzen (Schwefelsäure, concentrirte Phosphorsäure, Fluorborgas, Fluorsiliciumgas) anwenden: indessen wirkt das erstgenannte am kräftigsten. Das neue Destillat ist nur eine Mischung von drei Kohlenwasserstoffverbindungen: Amylen (C^{10}

---

[1] *Heymann.* Taschenkalender für Aerzte und Chirurgen 1858.

H 10), Paramylen (C 20 H 20) und Metamylen (C 40 H 40) und wird bei
der Temperatur des Marienbades rektificirt. Der flüchtigste Theil des
Uebergehenden, der hauptsächlich aus Amylen besteht, wird durch
Schütteln mit dem gleichen Volumen concentrirter Schwefelsäure von
den etwa anhängenden andern Stoffen abgeschieden und endlich in
einem trockenen Apparate nochmals destillirt.

Physikalische Eigenschaften: Das Amylen ist sehr flüchtig, farblos und hat, wenn es rein ist, fast gar keinen Geschmack. Der Geruch ist minder angenehm, als der des Chloroforms, aber weder stechend,
noch reizend und widersteht im Allgemeinen dem Einathmenden nicht.
Es ist bei 12° von 0,661 spez. Gewicht, also leichter als Aether und
Chloroform, die ein spez. Gewicht von resp. 0,715 und 1,506 haben.
Amylen siedet bei 35° C. (Aether bei 35,6°, Chloroform bei 60° C.) Hieraus
erklärt sich die kurze Dauer seiner Wirkung. Denn da sein Siedepunkt niedriger ist als die Körpertemperatur, so circulirt es innerhalb
der Gefässe in Gasform und wird schnell durch die Lungen ausgeschieden. Amylen ist löslich in Alkohol und Aether, aber fast gar
nicht in Wasser. Die Amylendämpfe sind ausserordentlich leicht entzündlich, was, wenn bei Kerzenlicht operirt wird, zu grosser Vorsicht
auffordert. Eine geringe Menge Amylengas, mit einem grossen Volumen
atmosphärischer Luft gemischt, giebt beim Heranbringen eines brennenden Körpers eine kleine Explosion. Die Verdunstung des Amylens
ist so rapid, dass sich auf damit befeuchtetem Schwamme kleine Krystalle bilden. —

Physiologische Eigenschaften: Kaninchen, mit dem Kopf in
einen Gummibeutel gesteckt, der einen mit 2—6 Grammes Amylen
befeuchteten Schwamm enthielt und der atmosphärischen Luft einigen
Zutritt liess, blieben anfangs unbeweglich, dann hielten sie den Athem
an, wurden unruhig und stürzten nach vergeblichen Bemühungen,
sich der Gefahr zu entziehen, auf die Seite. Die Dauer dieser Symptome war durchschnittlich ohngefähr eine Minute. Jetzt waren die
Thiere noch nicht unempfindlich und die Anaesthesie trat auf zweierlei
Art ein, entweder allmählig unter successivem Schwächerwerden, oder,
was häufiger ist, unter Convulsionen mit und ohne Schreien. Bis zur
vollständigen Empfindungslosigkeit verliefen im Ganzen 2—3 Minuten.
Wurde der Versuch lange fortgesetzt, so war die Anaesthesie ebenso
vollkommen, als nach Chloroform. Dagegen verschwand der Stupor schnell
und die Thiere wurden im Verlauf von 1—2 Minuten nach Entfernung des Apparates völlig munter. Niemals zeigten sich bei dem

Verschwinden der Anaesthesie wiederum Convulsionen. Die Unempfindlichkeit trat in den hinteren Extremitäten früher, als in den vorderen
ein und dauerte daselbst auch länger; die Augen waren zuweilen injicirt und thränend, die Respiration öfters schnarchend, doch konnte
der sonore Rhonchus nicht als ungünstiges Zeichen gelten. Die
Athemzüge wurden anfangs etwas beschleunigt, unter der Anaesthesie
kaum merklich verlangsamt und während die Thiere sich erholten,
fast immer deutlich accelerirt. —

Tourdes konnte die oben beschriebene „Amylenation" nochmals schnell
hintereinander an demselben Kaninchen vornehmen, ohne dass das Leben
des Thieres in Gefahr kam; bei Chloroform ist der Tod bekanntlich unter
diesen Verhältnissen gewiss und auch bei Aether kann er erfolgen.
Die Bequemlichkeit der Anwendung und die Unschädlichkeit des
Amylens werden bestätigt von *Debout, Giradès, Espagne, Snow, Stoltz*
u. A. m. *Langenbeck* hat es nach *Billroths* Bericht bei drei Operationen zweimal mit Erfolg angewendet. *Rabatz* verwirft es als zu
kurz wirkend. Unter den obengenannten Vertheidigern des Amylens
hat *Snow* dasselbe in 100 Fällen angewendet. Einen grossen Vorzug
vor dem Aether und Chloroform fand er in der Leichtigkeit, mit der es,
vermöge seiner nicht reizenden Einwirkung, eingeathmet wird. Selten
erzeugt es etwas Husten, ausser wenn die Dämpfe gleich anfangs zu
concentrirt in die Luftwege gelangen. *Snow* sah die Anästhesie bei
kleinen Kindern in zwei, bei Erwachsenen in vier Minuten eintreten,
und fand das Coma weit geringer, als bei Aether und Chloroform; ja die
meisten Kranken blieben während der Empfindungslosigkeit wach. Oft
zeigte sich zu Anfang der Inhalation Lachen, welches später nachliess. Der
Gesichtsausdruck war meist ruhig, das Gesicht geröthet, Puls und
Athem anfangs beschleunigt, die Pupillen nur bei langer Einwirkung
erweitert, sonst ganz unverändert und gegen Licht empfindlich.
Leichte Starrheit und Convulsion wurden oft, aber nie in dem Grade
wie beim Chloroform beobachtet, Uebelkeit kam in 110 Fällen nur 7
Mal vor, Erbrechen wurde nie beobachtet. Die Kranken erhol-
ten sich sämmtlich viel schneller von Amylen als von Aether und
Chloroform.

Ein Todesfall in Folge von Amylen-Einathmungen kam bei einem
mit geringem Lungenemphysem behafteten, sonst aber gesunden 33-
jährigen Manne vor, den *Fergusson* an einer Fistula ani operirte.
Der Kranke konsumirte 6 Drachmen Amylen, das Athmen war sanft
und ruhig, der Puls ganz normal. Nach 2—3 Minuten trat Unem-

pfindlichkeit ein und die Operation wurde begonnen. Der noch $^1/_2$ Minute zuvor normale Puls war plötzlich an der linken Hand gar nicht, an der rechten kaum noch zu fühlen, der Athem aber ganz normal. 2—3 Minuten später nahm auch dieser ab, das Gesicht wurde bläulich, der Athem schnappend, kalte Begiessungen und künstliche Respiration waren erfolglos, nach einigen Minuten trat der Tod ein. Der Kranke hatte seit mehreren Stunden nichts genossen. —

Hypnotismus.

Dr. *Pinkus* in Glogau*) bespricht in der Medizin. Central-Zeitung 1860 das Verfahren, durch glänzende Kupferplatten Anästhesie zu bewirken. Dies Verfahren besteht in Folgendem: Die Person, welche eingeschläfert werden soll, setzt sich auf einen Lehnsessel und wird von allen beengenden Kleidungsstücken befreit. Der ganze Körper, besonders der Kopf, muss eine sehr bequeme Lage einnehmen. Der Person wird nun in der Entfernung von $^1/_2$—1 Fuss eine polirte Kupferplatte vor das Gesicht gehalten.

Behauptungen: Nach 2 Minuten nehmen die Züge des Dasitzenden den Ausdruck der Abspannung an, nach ferneren 2 Minuten tritt tiefer Schlaf ein. Der Schlafende sei unempfindlich gegen Nadelstiche, jede Empfindung scheint erloschen. Die Entdeckung sei von grösster Wichtigkeit, es könnten während dieses sogenannten Kupferschlafes Operationen aller Art vorgenommen werden; dieses neue Betäubungs-mittel müsse die Herrschaft des Chloroform verdrängen.

Urtheil: Ende Dezember berichteten medizinische Journale, dass die Akademie zu Paris eine Commission zur Uutersuchung der neuen Entdeckung niedergesetzt habe und dass an der Spitze dieser Com-mission *Velpeau*, ein Mann von europäischem Ruf, stehe. Es wurden mehrere Versuche angestellt, fast in allen Fällen war ein Gefühl von Unbehagen eingetreten, Uebelkeiten, grosse Abspannung, Schwindel, Schlaf während der Sitzung, auch kurz nach Beendigung der Sitzung Ohnmacht.

---

*) Neuigkeiten aus der Medizin, Chirurgie und Geburtshilfe von Dr. Th. Auer-bach. Berlin Nr. 18. 1860.

Es wirkten bei jedem Versuche folgende Momente:

1) Die Person nahm eine bequeme Stellung ein.

2) Rings um dieselbe herrschte Ruhe.

3) Die Aufmerksamkeit wurde auf einen Gegenstand gerichtet.

4) Die Augen wurden nach oben gewendet und einigermassen zum Schielen gezwungen, eine Stellung, die nur mit Anstrengung der Augenmuskeln eingehalten werden kann.

5) Auf die Augen wirkte das Bild und nahe gelegene Gegenstände im Zimmer in der eigenthümlichen röthlichen Kupferfärbung.

6) Dazu kamen noch bei Einigen die Windströmungen und Temperaturveränderungen durch die magischen Striche der ausgebreiteten Hand des Künstlers.

Es ergaben sich als Resultat folgende Sätze:

1) Das Kupferplattenexperiment erzeugt bei den meisten Menschen ein unbehagliches Gefühl im Kopfe.

2) Bei einzelnen sehr erregbaren Personen Schwindel, Ohnmacht, Schlaf.

3) Der Schlaf unterscheidet sich in keiner Weise von demjenigen, der durch andere Einflüsse, welche zugleich anstrengen und ermüden, hervorgerufen wird. Namentlich ist eine auffallende Veringerung der Empfindungsfähigkeit und das Eintreten von mühsamer Biegsamkeit der Glieder nicht vorhanden.

4) Es treten keine Erscheinungen ein, zu deren Erklärung die Einwirkung irgend welcher unbekannter „metallischer“ oder „magischer“ Einflüsse angenommen werden mussten. Die physiologische Einwirkung aller der Momente, welche bei dem Menschen einwirken, erklärt alle Folgen desselben.

5) Bei der sehr geringen Zahl von Personen, welche durch den Versuch in Schlaf versenkt werden, bei dem Mangel an Tiefe, den der Schlaf dort zeigt, wo er eintritt, kann das Chloroform in keiner Weise durch die Kupferplattenwirkung ersetzt werden. Von den wenigen in französischen Zeitschriften berichteten wirklichen Operationen, die in angeblich hypnotischem Zustande ausgeführt sein sollen, mag die folgende als eine der bedeutendsten anzusehen sein: *Guérineau**) zu Poitices

---

*) *E. Gurlt* l. c. P. 53.

(Gaz. médec. de Paris 1860 p. 21) führte im Hôtel-Dieu genannter Stadt unter zahlreicher Assistenz bei einem 34jährigen Manne, den er durch ein 10 Minuten lang fortgesetztes Betrachten eines Spatels anästhesirt hatte, die, wegen eines Tumor albus des Kniegelenks erforderliche Amputatio femoris aus, ohne dass der Patient, welcher angeblich Alles, was mit ihm vorging, wie er aussagte, wusste, die mindesten Schmerzäusserungen that, während er vorher bei der geringsten Bewegung des schmerzhaften Gelenkes aufgeschrieen hatte.

Dies Verfahren ist mit Recht der Vergessenheit überantwortet.

Keroselene.

Keroselene (auch Keroform) ein neues Anästheticum (Oesterreich. Zeitschrift für prakt. Heilkunde. Nr. 14. 1862. American. med. Times. 10. Aug. 1861), bereitet durch trockene Destillation der Kohlen bei Darstellung des Kerosenöls. Es ist nicht Kohlenöl, nicht Theer. Die rohe, flüchtige Masse, welche bei der Destillation, bei einer Temperatur von 150° F. übergeht, wird kondensirt mit SO^3 behandelt und nochmals destillirt. Das Resultat ist das vorgewiesene Produkt, welches massenhaft und äusserst billig erzeugt werden kann.

Seinem Aussehen etc. nach scheint es den Aetherarten oder ähnlichen Hydrocarbyls einzureihen. Es ist eine farblose, flüchtige Flüssigkeit von circa 634 sp. Gew. (Aether hat. 750, Chlorof. 1. 49.) Es reagirt neutral. Der Geruch ist nicht eigenthümlich und kaum bemerkbar, die Spuren von Geruch zeigen Aehnlichkeit mit dem des Chloroforms, welcher beim Verdampfen jenem des Steinkohlentheers ähnlich ist; in dem Raum, in dem es verdunstet, lässt es keinen Geruch zurück. Ein damit befeuchtetes Tuch zeigt wenige Minuten nach dem Trockenwerden gar keinen Geruch mehr. In dieser Beziehung steht es über Aether und Chloroform. Es ist geschmacklos, die Verdunstung vollständig. Eine gegebene Quantität Aether oder K. würde im HObade zu 180° F. verdunsten. Der Aether verflüchtigt sich zuerst. Es ist höchst brennbar. Eine Portion, welche 12 St. nach dem Schütteln mit HO. stehen blieb, zeigte eine deutliche Schichte ölige Masse zwischen dem oben stehenden HO. und den unteren Schichten von K. Aether zeigte ein ähnliches, doch nicht so deutliches und voluminöses Verhalten.

Der Dampf, auf die Haut applicirt, wie dies mit Chloroform bei Neuralgie geschieht, ist reizend, doch nicht so stark, als letzteres.

Die erste Erfahrung, dass die neue Substanz anästhetische Kraft besitze, wurde dadurch gemacht, dass ein Irländer, der einen Brennkolben in der Keroselenölfabrik in Boston reinigen sollte, gänzlich bewusstlos wurde. Herausgebracht, kam er wieder zum Bewusstsein und äusserte einen sehr schönen Traum gehabt zu haben. Der Stoff wurde dadurch verdächtig, und etwas davon Mäusen und Fliegen beigebracht. Eine Maus starb davon.

Herr *W. B. Merrill*, Compagnon bei der Downer Kerosenöl-Compagnie in Boston, brachte dies zur Kenntniss des Dr. *Bowditch*, welcher wieder die Bostoner Ges. of medical Improvement darauf aufmerksam machte. Hr. Dr. *Biglow* machte die ersten Einathmungsversuche an sich selbst und an einigen Kranken. Ein Bericht darüber wurde in dem „Boston med. and Surg. Journal" in der letzten Woche des Juli 1861 veröffentlicht.

Ein Paar Züge waren hinreichend, die Wirksamkeit als Anästheticum zu zeigen, was nebst den öligen Eigenschaften das Keroselen über alle Anästhetica setzen würde, umsomehr, als dessen Anwendung weder Kopfschmerz noch Schwindel, noch sonst ein unangenehmes Symptom folgte, vorausgesetzt, dass es so gefahrlos sei als Aether.

Auf 4 $\mathfrak{Z}$ blieb auch Dr. *Cutter* fast $^1/_2$ St. bewusstlos. Der erste Eindruck ist rasch, mächtig und angenehm. Es trat alsogleich ein Zustand angenehmer Gefühllosigkeit ein, welche jedoch nie vollständig war, wenigstens reagirten die Muskeln auf Nadelstiche, ohne dass jedoch später irgend eine Erinnerung daran vorhanden war. Puls und Athem wichen kaum vom normalen Zustand, aber das Gesicht war etwas blässer. Bei dem ersten Versuche, sagt Herr *Obbott*, den der Dr. *Cutter* anästhesirte, fasste dieser das Tuch, auf welches das K. aufgetropft war, so fest mit den Zähnen, dass es kaum losgemacht werden konnte. Der Reiz des Dampfes durchdringt den ganzen Körper bis in die Fingerspitzen. Nach dem Versuche stellten sich keine unangenehmen Folgen ein, ein leichter Kopfschmerz scheint nur die Folge der nicht vollständigen chemischen Reinheit des Präparats gewesen zu sein. Beim Einathmen glaubt man in eine Art wogender Verwirrung (vavy maze) mit dem Gefühle vollkommener Einsamkeit zu kommen.

Es scheint, als ob es nur einen einzigen Gegenstand in der Welt gäbe und dieser ist man selbst. Beim Erwachen ist wieder die Meinung,

man sehe sich allein in der Welt, und es bedarf einige Zeit zur Erlang-
ung des vollen Bewusstseins. Auch in späteren Versuchen an sich stellte
sich vollständige Unempfindlichkeit für alle äusseren Eindrücke ein,
obwohl die Augen nicht ganz geschlossen waren. Die Gefühllosigkeit hielt mehrere Minuten an und war von einiger Verminderung
des Pulses begleitet. Zwicken und Nadelstiche wurden nicht empfunden. Kein Kopfschmerz folgte, da das Präparat vollkommen rein war.
Verbraucht wurde eine Unze. Der Schwager des Verfassers, welcher
eine ziemliche Menge Aether verbraucht hatte, ohne narkotisirt zu
werden, wurde es sogleich durch K. Es rief bei ihm einigen
Schweiss hervor. *Biglow* versuchte das Keroselene bei drei Kranken: Die erste, ein 19jähriges Mädchen mit hysterischen Erscheinungen, welche sich etliche 20 Nadeln in den Fuss eingestochen, war bei der Extraktion von 4 derselben vollkommen gefühllos. Jedoch war mehr Husten eingetreten als von dem gänzlich
reizlosen Geruch des Dampfes zu erwarten gewesen wäre; es zeigte
sich mehr Muskelstarre als bei sonst günstiger Anästhesirung und der
Puls war intermittirend.

Bei der zweiten Kranken trat kleiner intermittirender Puls ein
und asphyktische Erscheinungen nach zwei Versuchen und zweimaligem
Aussetzen des Keroselenes, und sie wurde mittelst gewöhnlicher Aether-
dämpfe anästhesirt, die ihr minder angenehm waren, aber völlige
Gefühllosigkeit bewirkten bei gleichmäsigem vollen Puls (75 pro
Minute).

Der dritte Kranke athmete das K. von einem Schwamm ein, da
die Asphyxie der vorigen Kranken dem Einathmen vom Tuche zugeschrieben wurde, doch traten auch hier asphyktische Erscheinungen
ein, welche dem operirenden Dr. *Clark* vor der Operation durch ihre
Aehnlichkeit mit jener auffielen, welche durch Steinkohlengas erzeugt
wurden. Die Farbe wurde livid, die Muskelsteifheit auffallend. In
allen diesen Fällen betrug die verbrauchte Menge 1—2 Unzen.

Zum Schlusse mag die Bemerkung über diese 3 Fälle dienen,
dass sie allerdings für einen hinreichenden Beweis unzureichend
waren, und dass ihre gemeinsamen und unangenehmen Symptome
ebenso als Zufälligkeit betrachtet werden können, jedenfalls aber
Vorsicht bei der Anwendung des Keroselenes fordern. Es ist wahrscheinlich kräftiger als Aether, brauchte die volle Beimengung der
athmosphärischen Luft und mag vermuthlich auf den Organismus einen

Eindruck oder Einfluss nehmen, welcher anders ist, als die auf Aether-inhalationen folgende einfache Intoxikation. Weitere Erfahrungen er-wartend, mag es als feststehend betrachtet werden, dass das Kero-selene ein Anästheticum von unbezweifelter Wirksamkeit ist und dass es einige ihm eigenthümliche, bemerkenswerthe und verlockende Ei-genschaften besitzt.

Dr. *Ingalls* berichtete über zwei Fälle von äusserer Anwendung bei Neuralgie mit gutem Erfolge bei Einem. Eine Baumwollflocke wurde mit K. getränkt auf die Haut gelegt und darüber ein Uhrglas befestigt.

Die genannte Eigenschaft und der sehr billige Preis (1 Dollar die Gallone) sichern dem neuen Mittel Beobachtung und fordern zu neuen zahlreichen Versuchen auf.

W. B. Merrill, „Downer Keroseneoil Co. Nr. 76 Waterstreet, Boston", versenden gratis den neuen Stoff zu physiologischen Ver-suchen.

Elektrizität als Anaestheticum.

Ein amerikanischer Zahnarzt hat die Erfahrung gemacht, dass sich ein Zahn schmerzlos ausziehen lässt, durch den in dem Augen-blick der Operation ein elektrischer Strom geht. Er lässt zu dem Ende den Patienten den einen Kolben eines Induktionsapparates in die dem betreffenden Zahne entgegengesetzte Hand nehmen, bringt das Zahninstrument mit dem anderen Pol in metallische Verbindung, fasst dasselbe mittelst eines isolirenden seidenen Tuches und erregt demnach in dem Körper des Patienten einen elektrischen Strom, der durch den kranken Zahn geht, und zwar gerade in dem Momente, wo der letztere mit dem Instrumente berührt wird.

Kohlensäure als Anaestheticum.

Experimente, welche *Ozanam* an Thieren angestellt, ergaben, dass Inhalationen von Kohlensäure dem Aether analog, jedoch flüchtiger wirken. Er unterschied folgende Stadien der Wirkung: in der 1—4. Minute der Einathmung bleiben die Thiere ruhig, oder sträuben sich gegen die Procedur, bis sie in der 5. in Aufregung gerathen und un-willkührliche Bewegungen machten. In der 6. erschlaffen die Glie-der und lassen sich nach Belieben biegen; Respiration und Herzschläge werden langsamer und schwächer; die Muskeln kann man durchstechen und kauterisiren, ohne eine Schmerzensäusserung hervorzurufen. Jetzt scheidet sich die Wirkung des Kohlensäuregases von der des Aethers, indem die Inhalationen fortgesetzt werden müssen und zwar ohne Gefahr etwa eine halbe Stunde fortgesetzt werden, während, so wie man sie unterbricht, fast augenblicklich Erwachen erfolgt. 20—50 Minuten nach Entfernung des Apparates beginnt die Sensibilität wieder zum Vorschein zu kommen. — Die Funktionen des Herzens und der Lunge waren bei *Ozanam's* 27 Experimenten verlangsamt, aber nie aufgehoben worden. Plötzlicher Tod ist nicht eingetreten. Thiere, die den Einathmungen öfters ausgesetzt wurden, gewöhnten sich daran und verfielen jedes folgende Mal langsamer in Schlaf. —

Ozanam hat einen jungen Mann wegen Abscessöffnung mittelst $3/4$ kohlensaurer und $1/4$ atmosphärischer Luft anästhesirt und räth die Kohlensäure sehr an. Wir halten — ganz abgesehen davon, dass ein Fall noch nicht genügt, zur allgemeinen Anwendung dieser Methode einzuladen — die Einathmung grosser Mengen von Kohlensäure für ein zu heroisches Mittel, als dass wir uns zu seiner Empfehlung entschliessen könnten. Denn reine Kohlensäure, von Thieren eingeathmet, tödtet diese durch Narkose. Von Menschen eingeathmet[1]) erzeugt sie in ganz reinem Zustande solchen Krampf der Glottis, dass nicht die geringste Menge davon in die Luftröhre dringen kann. Der Tod erfolgt hier durch gehemmte Respiration (Asphyxie) und kann bei schleuniger Einwirkung der freien Luft verhindert werden. Mit 2 Drittheilen atmosphärischer Luft gemischt, bringt sie beim Einathmen anfangs keine merklich nachtheiligen Einwirkungen hervor. Sie gelangt aber dann in die Lungenzellen und so ins Blut und wirkt daher aufs Sensorium bald wie ein Narcoticum. Beim Einathmen einer derartig von $1/3$ Kohlensäure reichen Luft entstehen allmählich: Kopfschmerz, Gefühl von Vollheit und Engigkeit in den Schläfen und Hinterhaupt, Schwindel, grosse Muskelschwäche, quälende Beängstigung und Brustbeklemmung, Herzklopfen, sensorielle Störungen, Ohrensausen, Gesichtstäuschungen, Schläfrigkeit, Schlafsucht, Bewusstlosigkeit, Ohnmacht, endlich erfolgt bei fortgesetzter Einathmung unter Delirien, Convulsionen und Erbrechen der Tod durch Apoplexie. —

---

1) *Lessing* a. a. O. p. 224.

Lallemand, *Perrin* und *Duroy*[1]) haben eine Arbeit über die Wirkungen des Alkohols, des Chloroforms, des Schwefeläthers, des Amylens, der Kohlensäure und des Kohlenoxydgases auf das Cerebrospinalsystem der Akademie der Wissenschaften in Paris vorgelegt, deren Resumé folgendes ist:

Bald nach der Entdeckung der Anaesthetica zeigte *Flourens*, dass die Wirkung des Schwefeläthers und des Chloroforms auf die Nervencentren eine nach und nach sich steigernde ist und die Sensibilität und Motilität des Rückenmarks und der Nervenstränge aufhebt.

Lallemand wiederholte mit *H. Perrin* und *Duroy* diese Versuche in ausgedehnter Weise und fand, dass der Alkohol und das Amylen wie das Chloroform und der Aether wirken, während auf das Einathmen der Kohlensäure und des Kohlengases diese Eigenschaften des Nervensystems bis zum Augenblick des Todes erhalten bleiben. Durch den Inductionsstrom, quer durch das Rückenmark geleitet, wird die Reizbarkeit desselben wieder hergestellt, nachdem sie verloren war. Die Empfindlichkeit und Motilität des Rückenmarks und der Nerven kehrt wieder, wenn der Einfluss des Agens aufhört.

Der Alkohol, das Chloroform, der Aether und das Amylen wirken direkt und ursprünglich auf die Nervencentren, in deren Substanz sie sich aufhäufen, so dass sie mehr als alle andern Gewebe davon enthalten.

Folgende Tafel zeigt die verhältnissmässige Vertheilung dieser Körper im Organismus:

	Alkohol		Chlorof.	Schwefelaetr.	Amylen.
	in den Magen gebracht	in die Venen eingespritzt.			
Blut:	1	1	1	1	1
Gehirn:	1,34	3	3,92	3,25	2,06
Leber:	1,48	1,75	2,08	2,25	1,
Muskeln- und Zellgewebe:	Spuren.	Spuren	0,16	0,23	Spuren.

Demnach häufen sich Alkohol und die Anaesthetica in beträchtlichem Verhältniss im Gehirn an und vielleicht werden durch diese direkte Durchdringung der Nervensubstanz die Funktionen des Gehirns und des Rückenmarks aufgehoben.

Die Kohlengase wirken ursprünglich und direkt auf das Blut. Die Kohlensäure färbt das arterielle Blut dunkel, das Kohlenoxydgas verändert die Blutkügelchen und ihre physiologischen Eigenschaften, welche Blutveränderung sekundär die Erscheinungen der Unempfindlichkeit bewirkt.

Die Anaesthetica unterdrücken die Funktionen des Nervensystems und heben sie auf, ihre fortschreitende Wirkung hebt die Respiration auf, welche unter dem Einfluss der Medulla oblongata steht. Sie veranlassen oft eine ursprüngliche oder direkte Anaesthesie und erst konsekutiv oder indirekt Asphyxie.

Die Kohlensäure und das Kohlenoxydgas ändern das Blut und hindern die Innervation. Sie verursachen primitiv Asphyxie oder Stillstand der Blutbildung und erst sekundär oder indirekt Anaesthesie. *Lallemand* nennt sie desshalb Pseudo-Anaesthetica. —

Versuche an Thieren über die physiologische Wirkung der Anästhetica.[1]

Die ersten Versuche, welche man anstellte, waren noch ziemlich unvollkommen, *Bouisson* (traité de la méthode anaesthesique, Paris 1850) zeigt, wie bei Kaninchen das Einathmen des Chloroforms, über die Periode eintretender Unempfindlichkeit fortgesetzt, in 2—3 Minuten, bei Hunden in 4—5 Minuten den Tod herbeiführen könne. *Gosselin* machte eine ziemlich rohe und offenbar von den physiologischen Verhältnissen schon sehr abweichende Versuchsweise, die aber dennoch ihrerseits wichtige Aufschlüsse liefert, — Einspritzungen von Chloroform in die Venen, und brachte dadurch raschen Tod durch Aufhebung der Contraktionen des Herzens hervor. Vollständig und zugleich erfolgreicher war die Versuchsweise, welche *Flourens* über die Aktion des Aether anstellte. (Sitzungen der Académie des sciences im Februar 1847.) Er wies an Hunden nach, dass die Wirkung dieses

---

[1] *C. O. Weber*: Chirurgische Erfahrungen und Untersuchungen. Berlin 1859, p. 2—18.

Anaestheticums zuerst die Thätigkeit der grossen Hirnlappen, dann die des kleinen Gehirns, dann die des Rückenmarks aufhebt, während die Medulla oblongata am längsten ihre Funktionsthätigkeit behält. Sobald eine Paralyse der Medulla oblongata eintritt, wird dadurch ein Stillstand der Respiration und somit der Tod bedingt. Die Reihenfolge der Erscheinungen ist also folgende: Verlust der Intelligenz und des Gleichgewichtes der Bewegungen; Aufhebung der Empfindung der Bewegung; endlich bei fortgesetzter Aetherisation Verlust des Lebens. Diese wichtigen Versuche wurden von *Coze* (*Bouisson* l. c. S. 269) wiederholt und für die Wirkung des Chloroforms vollkommen bestätigt. Man untersuchte ferner, inwiefern die Aufhebung der Respiration von der Thätigkeit der Nervi vagi abhänge. — *Panizza* glaubte zu finden, dass die Narkose nach Durchschneidung der Vagi unverändert eintrete, während *Bouisson* in einer Reihe sorgfältig angestellter Versuche für die Einwirkung des Aethers (l. c. S. 290 ff.) zu dem Resultate kam: Dass die Durchschneidung der Vagi vor der Inhalation das Eintreten der Narkose nicht verhindert; dass dagegen der Tod rascher durch die letztere eintritt, als ohne jede Verletzung. Datirt die Durchschneidung 2—3 Tage vor der Anästhesirung, so ist der Tod unvermeidlich, während sie angestellt während der Narkose keinen Einfluss übt. Es stimmt dies Resultat ganz wohl mit den *Weber*'schen Versuchen überein, offenbar sind die Vagi von weit geringerem Belang als die Phrenici, von deren Integrität die Leitung von der Medulla zum Zwerchfelle und der Regulirung der respiratorischen Thätigkeit abhängt. —

Snow's Versuche (London journ. of medicine, April, May and June 1852) waren mehr auf die praktische Erörterung der Frage gerichtet, in welcher Quantität das Chloroform der atmosphärischen Luft beigemengt sein müsse, um den Tod herbeizuführen. Er kam dabei zugleich zu dem wichtigen Resultate, dass nach Aufhören der Respiration das Herz für das Stetoskop hörbar noch etwa eine Minute lang und länger fortschlägt, dass zuweilen auch dann noch durch eine tiefe Inspiration das Thier sich wieder erholt. Enthält die Luft 3—5 Procent Chloroform-Dampf, so treten die Erscheinungen langsamer ein; dabei beginnt der Tod mit Aufhören der Respiration oder Apnoe und geht zur Asphyxie über; enthält dagegen die Luft bis 8 Procent Chloroform, so erfolgt der Tod sofort durch Asphyxie. Die Apnoe tritt gleichzeitig ein oder folgt, aber es giebt hier nicht wie im vorigen Falle eine Rettung.

Die Versuche *Jobert's* (Union médicale 1853, Nr. 104, 105 S. 409 folgende) lieferten im Ganzen dasselbe physiologische Ergebniss. Er stellte drei Reihen von Versuchen an. 1) Das Thier wurde mit der Schnauze in eine mit Chloroformdämpfen gefüllte Blase gesteckt. Der schleunige Tod mit Aufhebung der Herzbewegung und Respiration war die Folge (natürlich spielt hier die völlige Entziehung der athmosphärischen Luft wohl die Hauptrolle. *Weber*). 2) Das Thier wurde mit dem Kopfe in eine Blase gesteckt, die ein Gemisch von Chloroform und atmosphärischer Luft enthielt; auch hier erfolgte der Tod ziemlich rasch, so dass eine genauere Beobachtung nur in der dritten Versuchsreihe gelang, in welcher die Narkose durch einen mit Chloroform getränkten und einfach dem Thiere vorgehaltenen Schwamm bewirkt wurde. Zunächst erlosch die Sensibilität der Haut und der Schleimhäute, dann die Bewegung; die willkührlichen Muskeln mit Ausnahme der respiratorischen; später wurde die Respiration verlangsamt und intermittirend. — Die Herzschläge — welche *Jobert* durch Anfassen der Brust mit den Fingern zählte, eine, wie wir sehen werden, unvollkommene Beobachtungsweise — wurden zuerst beschleunigt, dann verlangsamt, schwächer und schwächer und verschwanden zuletzt plötzlich, so dass weder das Auge noch die aufgelegte Hand Respirations- oder Herzbewegungen mehr wahrnahm. Zuweilen schon früher, meist gleichzeitig, fanden unwillkührliche Entleerungen der Blase und des Mastdarms Statt. Bei Kaninchen, deren Brust sich besser untersuchen lässt, trat die Modifikation der Herzschläge zugleich mit der Insensibilität ein. Obwohl verlangsamt und geschwächt, fühlte man den Herzschlag noch, wenn die grossen Muskeln schon regungslos waren, und derselbe dauerte ebenso lange wie das Spiel der Glottis.

Jobert folgerte aus seinen Versuchen folgende Sätze:

Das Nervensystem wird überall primär affizirt; die übrigen Apparate werden erst sekundär vom Nervensystem aus in ihrem Spiele gehemmt. Das Blut ist weder in seiner Natur, noch in seiner Farbe verändert, so lange Cirkulation und Respiration nicht unterbrochen sind.

Das letzte Mittel, den Grad der Sättigung des Organismus mit Chloroform zu constatiren, ist die Beobachtung der Cirkulation und Respiration.

Empfindungsvermögen und Muskelbewegung geben nur eine unvollständige Idee von der Wirkung des Chloroform auf die animalische Oekonomie und können nicht zum Massstabe dienen, ob man mit der Narkotisirung fortfahren oder aufhören soll.

Die Aufregung des Thieres, die Bewegungen, selbst das Geschrei sind ebenso unvollkommene Beobachtungsmassstäbe; sie können dem Tode nur einen Augenblick vorangehen.

Das einzige Mass für die Lebensfähigkeit des Thieres sind die Bewegungen des Herzens und der Pulsschlag der Arterien.

Das Aufhören der mechanischen Phänomene der Respiration, die Seltenheit der In- und Exspirationen geben zwar ein Mass für die Anästhesie, aber sie zeigen nicht die Gefahr, in welcher sich das Thier befindet.

Die Respiration kann unterbrochen werden, ohne dass der Tod die Folge ist. Paralyse des Herzens bedingt augenblicklichen Tod. Die Bewegung der Brust kann hergestellt werden, die des Herzens nicht.

Gerade in diesem letzten Satze liegt die Unrichtigkeit der vorletzten Behauptung. Wir werden in der Folge sehen, dass das einzige Warnungsphänomen das Schwanken der Respiration ist. Wo einmal die Herzthätigkeit aufgehört hat, ist die Rettung mindestens sehr zweifelhaft.

Diesen Umstand, dass nämlich die Erhaltung der respiratorischen Thätigkeit von grösserer Bedeutung als die der Herzthätigkeit ist, insofern sie die letztere bedingt, hat *Bickersteth* zuerst klar erörtert. Nach ihm erfolgt der Tod durch Apnoe, der Stillstand des Herzens ist erst Folge der letzteren; wenn *Bickersteth* aber die Behauptung ausspricht, dass das Chloroform schliesslich — wenn nach Aufhören der Respiration die Chloroform-Einwirkung fortgesetzt wird, direkt auf das Herz wirke und so dessen Contraktion aufhören mache — so ist dies eine verkehrte oder mindestens unnöthige Folgerung; denn ohne Erhaltung der Respiration kann die Herzthätigkeit nicht bestehen. —

Die ergiebigsten, wichtigsten und sorgfältigsten Versuche, die bisher angestellt wurden, sind unzweifelhaft die, welche eine Commission der Société d'émulation zu Paris, bestehend aus den Herren *Adorne, Gillette Amédée Forget, Hillairet, Maurice Perrin* und *Ludger Lallemand,* welcher den Bericht verfasste, anstellte. (L'union médicale T. IX. Nr. 8—13. 1855.) Die Zahl der Versuche belief sich auf fast 150. Auch hier wurden zwei Methoden der Anaesthesirung angewandt, indem bald langsam und allmählig, bald plötzlich und stark chloroformirt wurde. Reptilien verbrauchen viel Chloroform, Blindschleichen und Eidechsen 5—6 Grammes und 38—48 Minuten, Frösche starben nach *Weber* ausserordentlich leicht und rasch; Vögel sehr wenig, Hunde sehr verschiedene Dosen Chloroform (3—32 Grammes, 7—73 Minuten) bis zum Stillstande der Cirkulation und der Herzbewegung. Die gefahrbringende Dose ist nicht unmittelbar abhängig von der Kraft, dem Alter und dem Wuchse des Thieres, sondern bei denselben Thieren zu verschiedenen Zeiten verschieden. (Dasselbe gilt bekanntlich von dem Menschen.) Die Bewegungslosigkeit beginnt konstant bei den Gliedmassen der hinteren Extremitäten, geht dann auf die vorderen über; endlich ergreift sie die Muskeln des Halses und des Kiefers. Die Basis der Zunge und der Pharynx behalten am längsten ihre Sensibilität und Motilität. Ist durch Chloroformnarkose die Sensibilität und Motilität erloschen, so kann durch Electricität noch Bewegung erregt werden, aber die Reizbarkeit der Muskeln erlischt früher als bei auf andere Weise getödteten Thieren.

Ist die Periode der Aufregung vorüber, so wird die Respiration tief und regelmässig; dann steigt die Häufigkeit der Athemzüge, die Bewegungen der Rippen nehmen ab und hören nach einem veränderlichen Zeitraum ganz auf: es erfolgt das Einathmen nur noch durch die Zusammenziehung des Zwerchfells; um diese Zeit erreicht die Häufigkeit der Athemzüge das Maximum, nimmt dann allmählich ab; bei Hunden sind die Extreme derselben 128 und im Minimo 20 Athemzüge in der Minute. Zunahme und Abnahme sind nicht gleichmässig. zuweilen bemerkt man in der Periode der Abnahme eine aufsteigende Frequenz; gewöhnlich wird das Athemholen stertorös, ruckweise, zuweilen steht es ganz still, scheint einige Sekunden erloschen, beginnt dann aber zuweilen ·wieder von selbst.

Die Cirkulation wurde durch Inspektion der Herzschläge und der Cruralis bestimmt; die Pulsation zeigt denselben Wechsel auf- und absteigender Frequenz — beim Hunde Maximum 256 und Minimum 40 Pulsschläge in der Minute. — Die Confraktionen des Herzens stehen zuweilen einige Sekunden still; der Arterienpuls wird kleiner, zitternd arhythmisch, oder einige stark langsame Pulsschläge, Ausfallen von 2—3 Pulsationen, darauf eine stürmische Reihenfolge überstürzter und unzählbarer Pulsen.

Die Störungen der Cirkulation und Respiration treten nicht gleichzeitig auf; nur einmal sahen die Experimentatoren bei einem Hunde einige Sekunden nach Aufhören der Respirationsbewegungen das Herz still stehen und den Puls fast unfühlbar werden. Puls und

Inspiration kehrten nach Verlauf einer Minute zum normalen Rhythmus zurück. Während der Epoche der Respiratonsabnahme erfolgen durch Erschlaffung der Sphinkteren Entleerungen; die Pupille, sehr erweitert, reagirt nicht. Zuweilen gehen Schlingbewegungen dem Aufhören der Respiration voran; bei Säugethieren beobachtet man Zittern der Lider, der Lippen, der Zunge, der Nasenflügel, zugleich eine erhebliche Abnahme der Körpertemperatur. —

Die Respiration erlischt immer vor der Herzbewegung, zuweilen langsam und unter tiefem Seufzen und Erzittern der Gesichtsrespirationsmuskeln abnehmend, zuweilen plötzlich stillstehend.

Das Herz stirbt dagegen zuletzt; die Zeit des Stillstandes des Herzens nach Erlöschen der Respiration variirt zwischen wenigen Sekunden bis 3 Minuten, bei einem Kaninchen sah man ausnahmsweise das Herz noch nach 4, bei einem Hunde noch nach 6 Minuten schlagen. Die Arterien schlagen schon einige Zeit vor dem letzten Herzschlage nicht mehr.

Die Versuche über die rapide Chloroformintoxikation, wobei die Thiere mit der Schnauze in ein Glas gesteckt wurden, auf dessen Boden sich ein mit Chloroform getränkter Schwamm befand, ergaben das wichtige Resulat, dass auch hierbei die Phänomene in derselben Reihenfolge, aber nur schneller, sich entwickeln. Der Stillstand des Herzens erfolgt hier nach dem Aufhören der Respiration meist eine Minute, im Maximo 3 Minuten später. Wenn man dagegen mit dem Chloroform zugleich stets eine bedeutende Menge atmosphärischer Luft zutreten und einathmen lässt, so kann man ohne Gefahr eine tiefe Narkose herbeiführen und unterhalten.

Bei den Sektionen finden die Experimentatoren die Bronchien voll Schleim, die Lungen ohne Ecchymosen, das linke Herz leer, das rechte überfüllt mit schwarzem Blute. In letzterem kleine Gasblasen. Das Gehirn in der Regel nicht blutüberfüllt. Leber und Milz kongestinirt. Alle weichen Gewebe, besonders aber das Blut und das Gehirn mit Chloroform imprägnirt.

Die wichtigsten Schlusssätze der Commission sind folgende:

1) Die Schnelligkeit, mit welcher das Chloroform wirkt, steht in gerader Proportion zu der Concentration der eingeathmeten Dämpfe. Die Phänomene, welche es hervorbringt, entwickeln sich immer in derselben Reihenfolge und mit demselben Charakter.

2) Das Chloroform hebt die excimotorischen Thätigkeiten der Nervencentren, die Sensibilität, die Motilität der Rückenmarksnerven

auf. Die Excitabilität des Rückenmarks und die Fähigkeit der Nerven, Bewegungen anzuregen, fahren unter dem Einflusse des elektrischen Stromes fort sich zu zeigen.

3) Das Chloroform hat eine spezifische Verwandtschaft zu den Centren des Nervensystems, in deren Substanz es sich während der Inhalation anhäuft; man findet es darin nach dem Tode in grösserer Menge, als in jedem anderen Organe.

4) Bei chloroformirten Thieren hören die Respirationsbewegungen vor den Herzbewegungen auf. Die Cirkulation wird zuletzt gehemmt. Das Herz ist derjenige Theil des Körpers, welcher zuletzt stirbt. (Dies ist insofern nicht ganz richtig, als die peristalische Bewegung des Darmkanals noch eine halbe Stunde und länger fortdauert.)

5) Die Thiere sterben, wenn man sie sich selbst überlässt, nachdem die Respirationsbewegungen aufgehört haben.

6) Das Chloroform wird sehr rasch aus dem Körper beseitigt. Die Lunge ist dasjenige Organ, welches gewöhnlich die Ausscheidung bewirkt, die Haut führt nur wenig von dem aufgenommenen Chloroform wieder aus.

7) Die Elektrizität erschöpft schnell die Reizbarkeit der Nerven bei Thieren, welche in das letzte Stadium der Chloroformvergiftung gekommen sind.

8) (13) Der Tod, wenn er durch Chloroformeinathmung eintritt, ist die Folge einer Vernichtung der Thätigkeit des Nervensystems und nicht die Folge einer Asphyxie oder einer Herzlähmung.

Diese beiden Sätze giebt *Weber* nicht unbedingt zu; er muss mit *Duchenne* nach seinen Versuchen bekennen, dass kein Beweis dafür vorliegt, dass die Elektrizität die Nervenreizbarkeit schneller erschöpft, als bei nicht chloroformirten Thieren, dass die Elektrizität als allgemeines Reizmittel — wie sie *Jobert* anwandte — so gut wie gar nichts wirkt und dann allerdings eher schädlich als nützlich ist, werden wir in der Folge sehen. Der letzte Satz 8 (13) ist ebenfalls nur bedingungsweise richtig. Offenbar ist die Apnoe und die Herzparalyse erst die Folge der Einwirkung des Chloroforms auf die Nervencentren; dennoch sind diese Apnoe und nach ihr die eintretende Herzlähmung die direkten Ursachen des Todes; würde das Blut weiter oxydirt, so würde das Herz nicht aufhören zu schlagen; so entbehrt es zugleich des nothwendigen Reizes eines decarbonirten Blutes; unterhält man die Respiration künstlich, so dauern auch die Herzkontraktionen fort und bei Entfernung des Chloroforms erholt sich das Nervensystem unter dem Einflusse des arteriellen Blutes bis zur Elimination des Chloroforms durch die Lungen; dann übernimmt die Medulla oblongata die Regulirung der Herzthätigkeit und der respiratorischen Bewegungen wieder und unter der erneuten Herrschaft des Nervensystems erwachen die Thiere zum Leben.)

9) (14) Die Verdünnung des Chloroformdampfes mit einer grossen und konstanten Menge Luft kann die Gefahr der Chloroformvergiftung, wenn auch nicht ganz verhüten, so doch wenigstens längere Zeit hinhalten.

Ohne dass *Weber* von diesen Versuchen eine genaue Detailerinnerung hatte, stellte er sich bei Gelegenheit eines in Bonn vorgekommenen Unglücksfalles folgende Fragen:

In welcher Weise führt das Einathmen des Chloroforms den Tod herbei — und weiter, in welcher Weise kann der drohende Tod abgewendet werden?

Zunächst zur Beantwortung der Grundfrage zur physiologischen Erklärung der Chloroformgefahr.

Ricord hat bekanntlich die Behauptung aufgestellt, dass der Tod durch Erstickung erfolge, indem die Kranken den in die Stimmritze gerathenen Schleim nicht zu entfernen vermöchten, eine Behauptung, die indess durch keinen einzigen Sektionsbefund bestätigt wird. Andere, namentlich *Casper*, haben den Tod von einer Herzparalyse abgeleitet. Um die *Ricord*'sche Behauptung zu prüfen, braucht man nur zu sorgen, dass ein solcher Verschluss der Stimmritze nicht möglich werde; dazu gab es einen einfachen Weg: die Tracheotomie. Anstellung derselben musste zugleich sicheren Aufschluss darüber geben, ob der Tod nicht vielleicht durch Vermittlung der Vagi eintrete (wie dies *Bouisson* vermuthet); sowohl durch Reizung derselben als auch durch Lähmung könnte ja ein Zusammenfallen der Stimmritze und so eine Asphyxie eintreten. Zugleich liess sich die Frage nach der primären Herzparalyse lösen.

Von den angestellten Versuchen theilt *Weber* nur einen mit, da die einzelnen keine erheblichen Variationen in dem Eintritt der Erscheinungen wahrnehmen liessen. — Am 23. Mai 1858 wurde ein kräftiges Kaninchen durch Vorhalten eines Lappens, auf welchem nach und nach Chloroform aufgeschüttet wurde, nach Verbrauch von $\frac{1}{2}$ Drachme und Verlauf von 12 Minuten zu Tode chloroformirt. Anfangs Beschleunigung des Pulses, nach 2 Minuten Fühllosigkeit; nach 3: das Thier liegt wie todt da, athmet beschleunigt und hat einen stürmischen Pulsschlag, dann wird derselbe verlangsamt; die Pupillen erweitern sich; die Respiration stertorös; nachdem der Chloroformlappen etwas weiter entfernt, wird der Puls wieder rascher die Respiration schneller, bei erneuter Annäherung entstehen sehr kräftige pfeiffende, allmählich aber in kurzen Seufzern endende Athemzüge. Der Puls wird sehr schwach. Nach gänzlichem Aufhören der Respiration wird unmittelbar sofort die Laryngotomie unter Fixirung des mit einem Haken ergriffenen Kehlkopfs mit einem spitzen Bistouri ausgeführt. Diese Operation ist ohne allen Erfolg. Es wird sodann der Thorax eröffnet und man findet 5 Minuten nach dem Tode des Thieres die Pulsation des Herzens noch thätig. Eine Minute später wird sie schwächer; als darauf der positive Pol eines *Du Boisschen* Schlittens (mit einem Grove'schen Elemente) mit der im Larynx steckenden Kanüle, der negative mit dem linken Nerv. phrenicus in momentane Berührung gebracht wird, erfolgt eine tiefe Inspirationsbewegung, welche bei mehrmals wiederholter Applikation wiederholt wird; das Herz schlägt wieder kräftiger. Aehnliche Reizung der beiden blossgelegten Nervi vagi hat sofortigen Stillstand des Herzens zur Folge. Dagegen zeigen sich bei erneuter Reizung der Nervi phrenici nochmals einige schwache Contraktionen des Herzens, sowie kräftige Inspirationsbewegungen. Noch nach einer Stunde lassen sich beide dadurch hervorrufen.

Da auf diese Weise die unmittelbar nach dem Tode angestellte Laryngotomie völlig erfolglos sich erwies, da ausserdem eine Reizung der Vagi nur schädlich wirkte, so kann weder von einem durch Vermittlung der Nervi vagi noch durch Verschliessung der Stimmritze eingetretenem Tode die Rede sein. Das längere Fortbestehen der Herzbewegung nach erloschener Respiration beweist auch deutlich die Abhängigkeit des Todes von der letzteren, nicht von einer supponirten Herzparalyse. Da sich indess bei diesem Versuche gezeigt hatte, dass die Inhalation im Anfange zuweilen vom Thiere willkührlich ausgesetzt wird, und da *Weber* der Unregelmässigkeit bei der Narkotisirung vorbeugen wollte, so wurden die folgenden Versuche grösstentheils erst mit vorangeschickter Laryngotomie ausgeführt. Es stellte sich heraus, dass die Narkose weit rascher und regelmässiger eintritt. Er liess das Chloroform durch einen vor die Oeffnung der Kanüle gelegten Schwamm, der mit dem Chloroform benetzt war, direkt einathmen. Ausserdem wurde auf diese Weise ein für allemal die mögliche Mitwirkung der Stimmritze zur Herbeiführung des Todes ausgeschlossen. Eine Reihe von Versuchen, die *Weber* zur Kontrole an Kaninchen anstellte, welche der Operation nicht unterworfen waren, ergab auf das Bestimmteste, dass die Narkose rascher und sicherer sich entwickelt, sowie dass die bei Kaninchen sehr leicht ohne allen Blutverlust auszuführende Operation im Uebrigen keinen störenden Einfluss übte. Nur der Puls wurde wie die Respiration unmittelbar nach der Laryngotomie allemal beschleunigt gefunden, auch schien der Tod nach vorausgeschickter Laryngotomie allemal um eine oder einige Minuten früher einzutreten, was jedoch nicht mehr auf Rechnung der vollständig bewirkten Narkose als auf die Wirkung der Operation zu setzen ist.

Die Zeitdauer, welche bis zum Eintreten des Todes verfloss, d. h. bis zum längern Stillstande der Respiration, ohne dass sich dieselbe von selbst wieder erholte — die Versuche, in welchen die Wiederbelebung gelang, werden uns später beschäftigen — war ausserordentlich variabel. War an dem Thier gar keine Verletzung vorgenommen, wie dies in den Versuchen der Fall war, so trat er nach 12, 2 und 14 Minuten ein. War bloss zur Beobachtung die Carotis entblösst, wie es in 9 andern Versuchen der Fall war, so betrug die Zeitdauer 2, 4, 4, 6, 4, 11, 2, 6, 13 Minuten, also im Mittel $5^7/_9$, im Maximo 18, im Minimo 2 Minuten. Nach vorausgeschickter Laryngotomie in 10 anderen Versuchen: 15, 8, 2, 2, 4, 3, 13, 6, 7, 3, im Mittel 6, 3, im Maximo 15, im Minimo 2 Minuten. Je mehr atmosphärische Luft das Thier erhielt, desto langsamer trat der Tod ein, auch konnte man durch Zulassen von atmosphärischer Luft und Entfernung des Chloroforms in der Regel den Tod hinausschieben. Die Grösse der Thiere und ihre Lebhaftigkeit war dabei von keinem Einflusse, im Gegentheil, sah man oft kleine Thiere mit grösserer Resistenzkraft begabt als grössere und anscheinend sehr kräftige.

Die Reihenfolge der Erscheinungen war im allgemeinen folgende: Beschleunigung des Pulses und der Respiration, Insensibilität der Haut. Zuweilen, aber nicht immer eine grosse Unruhe der Muskulatur; stürmische Bewegungen, Versuche zu entfliehen; dann Verlangsamung der Respiration und Ruhigerwerden des Pulses (anästhetischer Schlaf). Von Neuem schnell sich steigernde Beschleunigung der Respiration, zuweilen kurze Unterbrechung derselben; leichte krampfhafte Zuckungen der Muskulatur an verschiedenen Körperstellen; stöhnende, stürmische aber nicht mehr tiefe Inspirationen, zuweilen mit pfeiffendem Einziehen der Luft; Heben der Nüstern und krampfhaftes Arbeiten aller Respirationsmuskeln. Erschlaffung der Sphincteren, Entleerung des Kothes, zuweilen schon früher eintretend. Schwächerwerden des Pulses, Erlöschen der Respiration oft mit tiefem Seufzen, Tod. Das Herz schlägt noch meistens 5 Minuten lang, wenn auch immer schwächer werdend, fort, wovon man sich bei Eröffnung des Thorax leicht überzeugt; je rascher und gewaltiger die Narkose sich entwickelt, desto rascher erlischt nach Aufhören der Respiration der Puls und die Herzbewegung; ersterer oft gleichzeitig mit dem Stillstande der Respiration; die Herzbewegung hört dann nur eine Minute später auf. Die peristaltischen Bewegungen des Darmes werden oft noch eine Stunde lang gesehen, wenn die Temperatur der Luft nicht zu niedrig ist. Die Herzkontraktionen sind zuletzt flatternd, erfolgen endlich nur noch hie und da ohne regelrechte Systole und Diastole. Durch Reizung der Phrenici, oder Applikation von Akujunkturnadeln in den Nacken, Hals oder Larynx und andererseits in das Diaphragma oder das Herz selbst und Durchleitung eines galvanischen Stromes lassen sich noch eine halbe Stunde nach dem Aufhören der Respiration ganz tiefe und regelrechte Inspirationsbewegungen und eine Stunde nach jenem Termine noch Zusammenziehungen des Herzens hervorbringen.

So sind die Erscheinungen bei Kaninchen und Katzen (bei letzteren ist eine längere Zeit erforderlich). Frösche sind zu diesen Versuchen wenig brauchbar, da sie sehr rasch sterben (2—3 Minuten). Die Herzbewegungen bestehen bei ihnen aber viel länger nach dem Aufhören der Respiration fort.

Bei *Webers* ersten drei Versuchen hatte sich herausgestellt, dass die Beobachtung der Respiration und der Herzbewegung bei dem gegen das Herannahen des Todes regelmässig erfolgenden Stürmischwerden der ersteren Aktion mit grossen Schwierigkeiten verknüpft war. Es war zur genauen Beobachtung zunächst nothwendig, die Thiere gehörig zu fixiren durch Festbinden auf einem Kreuze. Um nun die an den kleinen Arterien schwerer fühlbare Pulsation besser kontroliren zu können, stellte *Weber* eine Reihe von Versuchen in der Weise an, dass er vor dem Beginn der Narkose zunächst eine der Karotiden an der Seite des Halses entblösste. Ein Längsschnitt an der Innenseite des Sternocleidomastoideus und eine leichte Lösung des Zellgewebes, Eröffnung der Gefässscheide genügten dazu; den Rand des Muskels liess *Weber* sich von einem Gehülfen mittelst eines Häkchens an die Seite ziehen, so dass er die Arterie in der Länge von

mindestens einem Zoll frei vor sich hatte. Zugleich beobachtete er
mit aufgelegter Hand den Gang der Respiration und des Pulses. Es
stellte sich nun heraus, dass mit dem Schwächerwerden der Respiration kurz vor dem Tode des Thieres nicht selten (aber nicht immer)
die Arterie weniger gefüllt wird und flacher erscheint, so dass offenbar die Kraft, mit welcher das Blut vom Herzen ausgetrieben wird,
meistens schon mit dem Nachlassen der Oxydation des Blutes
schwächer wird. (Bei den Wiederbelebungsversuchen war die er-
neute Füllung der Arterien ein sicheres Zeichen des Gelingens.) Ganz
unzweifelhaft ist es, und lässt sich jedesmal beobachten, dass die Pulsationen des Herzens weit länger fortbestehen (bis 6 und 8 Minuten) als
die Pulsation der grossen Arterien. Der Puls ist daher ein sehr
trügliches Zeichen und kann höchstens als Warnungsmittel betrachtet
werden. Auch vor dem Aufhören der Respiration kommt es nicht
selten vor, dass der Puls einigemale aussetzt, wie denn eine grosse
Unregelmässigkeit sowohl der Cirkulation wie der Respiration, besonders gegen das Ende konstant ist.

Zwei Versuche, die *Weber* bei grossen kräftigen Kaninchen anstellte, nachdem er in die Carotis eine Kanüle, die mit einem Haematodynamometer in Verbindung stand, eingebunden hatte, um die Abnahme der Propulsionskraft des Herzens genauer zu konstatiren, waren
nur unvollkommen gelungen und zeigten zwar die Schwankungen
jener, auch in einem Falle die Abnahme, aber nicht mit hinlänglicher
Sicherheit, indem das Thier durch eine heftige Zuckung beim Sterben
die Kanüle mit einem Stücke der Arterie abriss. *Weber* begnügte
sich daher mit dem erhaltenen Resultat.

Immerhin liess sich auch bei blossliegender Carotis die Beobachtung noch nicht scharf genug anstellen und die sämmtlichen späteren
Versuche wurden daher in der Weise ausgeführt, dass vor dem Beginne der Inhalationen eine lange, sehr feine Insektennadel in das
Herz, eine andere in das Zwerchfell (meistens auf der rechten Seite)
eingestochen wurden. Jetzt konnte man mit der grössten Bequemlichkeit die Schwankungen in beiden Funktionen beobachten und genau
mit einander vergleichen, vorausgesetzt, dass beide Nadeln gut eingestochen waren. —

Im Ganzen blieben die Pendelschwingungen der im Herzen
steckenden Nadel sich gleich bis zum Eintreten der Schwankungen in
der Respiration; dann begann auch bald danach die Herznadel
kleinere Exkursionen zu machen, der Herzschlag wurde eben schwächer.

Aber noch die letzte Zuckung des Herzens liess sich deutlich 5 und 6 Minuten nach dem Erlöschen der Athembewegungen an der Nadel erkennen.

Viel grösseren Schwankungen war die Respiration in Bezug auf die Kraft und die Vollständigkeit, mit welcher die Inspirationen ausgeführt wurden, unterworfen. Schon frühzeitig kamen, selbst vor dem Stadium des Schlafes, schwache unvollständige Inspirationen vor, ja oft setzte auch die Respiration vorübergehend aus. Nach der Periode des Schlafes wurde die Athemnoth immer grösser und mit ihr machte trotz der Anstrengungen des sterbenden Thieres die Nadel immer kleinere Schwingungen, es wurden die Athemzüge oberflächlich und mangelhaft. Uebrigens war es evident, dass die Zahl der Inspirationen während der Narkose in gar keinem bestimmten Verhältnisse zu der Zahl der Pulsschläge stand. Ueberhaupt war die Respiration viel unregelmässiger als der Herzschlag. Um ein Paar Beispiele des Ganges beider Funktionen zu geben, hebt *Weber* die folgenden Versuche aus:

No. XXVI. Am 5. Oktober 1858 wurde ein junges Kaninchen ohne weitere Verletzung durch Vorhalten eines mit Chloroform getränkten Lappens chloroformirt, während im Herzen und im rechten Diaphragma eine Nadel steckte:

	Zahl der Pulsschläge.	Zahl der Inspirationen.
Vor der Narkose u. dem Einsenken d. Nadel	124	52
Nach dem Einsenken der Nadeln	128	60
1 Min. nach Beginn der Narkose	160	65
2 „ „ „ „ „	200	110
3 „ „ „ „ „	216	90
4 „ „ „ „ kaum zählbar	210 (?)	128
4½ „ „ „ „ „	190	92 gleich danach Tod.

No. XX. Bei einem starken Kaninchen wurde am 8. April Morgens die Laryngotomie gemacht; sodann wurde mittelst eines vor die Kanüle gelegten chloroformbenetzten Schwämmchens und eines vor die Schnauze gehaltenen ebenso benetzten Lappens das Thier chloroformirt. Nach 2 Minuten Insensibilität der Haut. Nach 4 Minuten Regungslosigkeit der Glieder; die anfangs beschleunigte Respiration nimmt ab, ebenso die Häufigkeit der Pulse; ersterer steigt von neuem. Nach 12 Minuten Herzschlag unregelmässig, irreguläre Muskelzuckungen. Entleerung des Darms. Erweiterung der Pupille.

Nach 13 Minuten erlischt die Respiration fast vollkommen. Das Chloroform wird entfernt, das Thier erholt sich; unregelmässige Respiration, bald tief, bald schwach. Nach 20 Minuten bei drohendem Tode nochmals Entfernung des Chloroforms. Nach 27 Minuten Tod. Die Reizung der Nervi phrenici mittelst elektrischen Stromes brachte diesmal, da die Nerven nicht entblösst waren, nur unvollständige künstliche Inspirationen zu Stande und so war das Thier nicht wieder zu beleben. — Der Gang der Pulsschläge und Inspiration war folgender:

	Zahl der Pulsschläge.	Zahl der Inspirationen.
Vor der Laryngotomie und vor der Narkose	126	56
Nach der Laryngotomie und nach der Narkose	158	112
1 Minute nach Beginn der Inhalation . . .	200	108
3 Minuten nach Beginn der Inhalation . . .	212	80
4 „ „ „ „ „ . . .	212	76
7 „ „ „ „ „ . . .	188	92
10 „ „ „ „ „ . . .	176	72
12 „ „ „ „ „ . . .	172	96
13 Min. nach Beginn der Inhalation Herzschlag sehr unregelmässig	160 circa	0
17 Min. (nach einer Pause von 5 Min., in welcher das Thier sich erholt) neuer Beginn der Narkose	184	128
18 Min. nach Beginn der Inhalation . . .	—	76
20 „ (kleine Pause)	148	64
20 „ (nach neuer Inhalation)	176	140
23 „ nach Beginn der Inhalation . . .	174	120 ganz oberfläch1.
25 „ „ „ „ „ . .	172	91
27 „ „ „ „ „ . .	140	0 Tod.

Das Herz schlägt noch 5 Minuten später bei Eröffnung des Thorax. Derselbe Wechsel zeigte sich bei einem jungen Kätzchen.

Nr. XXV. Am 30. April wurde an demselben die Laryngotomie und die Acupunctur des Herzens und Zwerchfells gemacht:

	Zahl der Pulsschläge.	Zahl der Inspirationen.
Vor der Narkose	200	76
Nach 4 Min. Inhalation Insensibilität.		
„ 5 „ Muskelerschlaffung	210	82

	Zahl der Pulsschläge.	Zahl der Inspirationen.
Nach 6 Min. Schlaf	200	78
„ 8 „ Muskelzuckungen, Pupillen erweitert	140	96 sehr oberflächlich.
9 Minuten nach Beginn der Inhalation . . .	120	0
Nach Zulassung freier Luft und Hinwegnahme des Chloroform erholt sich das Thier. Der Puls steigt	204	72
14 Min. Die Narkose wird nach einer Pause von 5 Minuten von neuem bewirkt		
18 Min. (4 Min. nach der 2. Inhalation) Die Athemzüge sehr oberflächlich, . .	188	64
24 Min. und hören ganz auf	100	0
Es wird 2 Min. gewartet. Die Herzschläge lassen nach.		
26 Min. Anwendung der künstlichen Respiration durch elektrische Reizung. Herzbewegungen mehrten sich. Fortsetzung der künstlichen Respiration	60	0
29½ Min. Die Respiration (die also im ganzen 5¼ Minuten ausgesetzt hatte) wird vom Thier ausgeführt. Das Thier erholt sich vollständig. Es wird 6 Minuten lang pausirt, am Ende (35 Minuten), derselbe	192	60
Die Inhalation wird wieder begonnen.		
40 Min. die Respiration ist sehr schwach . .	196	56
45 „ steht still, Herzschlag flatternd . .	120	0

Die Anwendung der künstlichen Respiration bedingt keinen hinlänglich tiefen Athemzug. Das Leben ist erloschen. Sechs Minuten nach dem Tode sieht man nach Eröffnung des Pericardiums noch schwache regelmässige Systole und Diastole des Herzens. Die Arterien aber zeigen keine Pulsation, welche gleich nach dem Aufhören der Respiration wahrgenommen werden konnte. —

Es ergiebt sich also aus den *Weber*'schen Experimenten die volle Bestätigung der von der Commission der Société d'émulation gewonnenen Resultate unter den bereits oben angegebenen Einschränkungen. Es würde eine überflüssige Wiederholung sein, wenn wir in grösserer Ausführlichkeit die übereinstimmenden Momente hervorheben wollten. Ebenso übergehen wir die gleichfalls übereinstimmenden Sektionsresultate. Ausserdem aber dürfen wir hinzufügen:

1) Der Tod ist bei regelrechtem physiologischen Verlauf der Chloroformnarkose nicht abhängig von einer Verschliessung der Stimmritze.

2) Mit nachlassender Respiration wird der Arteriepuls schwächer; er erlischt aber erst, wenn das Blut nicht mehr oxydirt wird, durch allmähliches Schwächerwerden der Respiration. Die Inspirationen hören auf und damit ist der Tod gegeben.

3) Zuweilen genügt es, wenn die Herzthätigkeit noch kräftig ist, das Chloroform zu beseitigen, um die intermittirende Respiration wieder in Gang zu bringen.

4) Eine Herzparalyse durch Einwirkung des Chloroforms kommt bei Thieren nicht vor. Der Stillstand des Herzens erfolgt erst längere Zeit nach dem Aufhören der Respiration und ist die Folge der nicht mehr stattfindenden Oxydation des Blutes; schon vor diesem Stillstande genügt aber die Kraft der Herzbewegung nicht mehr, um das Blut fortzubewegen.

5) Das Aufhören der Respiration ist Folge der Einwirkung des Chloroforms auf die Medulla oblongata, so dass der Tod allerdings durch Vermittlung des Nervensystems Statt findet; kann die Respiration, also die Oxydation des Blutes hergestellt werden, so wird die Herzbewegung kräftiger, das Nervensystem erholt sich. —

Valentin [1]) glaubt, dass die Spannkraft der Aether- oder Chloroformdämpfe das Absorbtionsvermögen, welches das Blut und die Ernährungsflüssigkeit für die Stoffe besitzen, und die Einflüsse, welche sie auf die Umwandlung des Blutes ausüben, manche Erscheinungen und vorzüglich die Schnelligkeit der Wirkung und die Aehnlichkeit mit den Erstickungsverhältnissen erklären. Wir können fast gewiss annehmen, dass die Hauptursache der Aetherwirkung in einer Störung der Molekularverhältnisse des Nervensystems gesucht werden muss. Die verhältnissmässig langsame, aber immer noch mögliche Betäubung von Fröschen, deren Herz vorher ausgeschnitten worden, lehrt deutlich, dass die Aetherdämpfe nicht erst von dem kreisenden Blut aufgenommen zu werden brauchen, um ihren Einfluss geltend zu machen. Da sich die so verstümmelten Geschöpfe an der Luft erholen, so folgt,

---

1) *Valentin.* Handbuch der Physiologie II. p. 327.

dass die Ausdünstung des Chloroforms die theilweise Rückkehr zu der früheren Beschaffenheit der Molekularverhältnisse, selbst unter diesen Verhältnissen möglich macht. Was wir von den organischen Vorgängen bei der Wirkung der Anaesthetica wissen, beschränkt sich mithin auf den einzigen Umstand, dass das Zustandekommen der Anaesthesie einen gewissen, von der Norm abweichenden Zustand des Centralnervensystems als nothwendige Bedingung voraussetzt. Da wir aber weder das materielle Substrat dieses Zustandes noch auch den nächsten Grund seines Zustandekommens kennen, so versteht es sich von selbst, dass thatsächlich der pharmacologische Prozess der anästhetischen Operation in tiefes Dunkel gehüllt erscheinen muss.

Julius Vogel[1]) meint, dass, da die Anästhetica offenbar direkt auf die Nerven einwirken und durch das Blut gewissermassen nur hindurchgehen, es nicht befremden könne, wenn sich kaum irgend welche Veränderung des Blutes in Folge der Aetherisation nachweisen lasse, namentlich da die Wirkung des Chloroforms schnell wieder aufgehoben werde, da es rasch wieder aus dem Körper ausgeschieden wird. Die Lungen sind das Hauptagens dieser Ausscheidung.

Niedere Thiere (Articulata, Batrachier) können ganz lokal anästhesirt werden und erst von diesen anästhesirten Theilen aus tritt das Chloroform, welches von dem ihm ausgesetzten Körpertheile absorbirt wurde, nachher in den übrigen Körper ein und bewirkt allgemeine Anästhesie. Bei kleinen Säugethieren können einzelne Glieder oder auch die ganze untere Beckenseite durch lokale Einwirkung von Chloroformdämpfen anästhesirt werden. Beim Menschen kann längeres Aussetzen der Gliedmassen z. B. der Hand an starke Chloroformdämpfe dieselbe anästhesiren, doch ist die Wirkung nicht stark genug, um etwa bei Operationen Anwendung zu finden. Die lokale Anästhesie besprechen wir später noch ausführlicher, ebenso die Mittel, um sie zu bewirken.

Casper[2]) anästhesirte ein junges Kaninchen durch Ueberhalten eines Tuches an Nase und Mund, auf welches etwa eine halbe Drachme Chloroform gegossen war, in einer Minute. Das Thier wurde, wie auch die 2 anderen Thiere, an Ohren und Hinterfüssen fixirt und

---

[1]) *Canstatt und Eisenmann's* Jahresbericht 1849. III. p. 8.
[2]) **Handbuch der gerichtlichen Medizin.** I. p. 610. ff.

Sorge getragen, dass kein Druck den Hals treffen könne, um dem Einwande, dass irgendwie Erstickung den Tod veranlasst habe, zu begegnen. Das Thier kam wieder zu sich und es bedurfte einer neuen Dosis, die nun dasselbe rasch tödtete, nachdem ein kurzes Wimmern und ein krampfhaftes Zucken des Schwanzes und der Hinterfüsse dem Tode vorangegangen waren. Die Sektionen aller drei Thiere wurden unmittelbar nach dem Tode gemacht, um auch die schwächste Beeinträchtigung der Sektionsresultate durch den Verwesungsprocess unmöglich zu machen. Kein Chloroformgeruch im ganzen geöffneten Leichnam. Die Lungen sehr kollabirt, ganz auffallend anämisch, hell weisslichzinnoberroth. Die Luftröhre und der Kehlkopf vollkommen leer, auch keine Spur von Schaum zeigend, dabei todtenbleich. Die grossen Gefässe sehr blutarm. Das Herz, das noch schwache zitternde Bewegungen zeigte, war nicht zusammengefallen, seine Kranzvenen ziemlich blutreich, seine vier Höhlen aber blutleer. Auffallende Anaemie fand sich ferner auch in der Kopfhöhle, in beiden Gehirnen, wie in den Sinus. Die Leber blass und blutarm, die Gallenblase gefüllt. Die Vena cava adsc. gefüllt, ohne zu strotzen. Hier, so wenig wie in irgend einer andern Vene Luftblasen. Die Harnblase voll. Die Milz war eher blass, als hyperämisch, beide Nieren blutarm, die Schleimhaut des sehr mit Futter angefüllten Magens und der Därme blass. Das Blut war durch seine kirschrothe Färbung auffallend; *Casper* bemerkt, dass etwa eine Drachme Blut beim Oeffnen der Leiche ausgeflossen war.

Das zweite Kaninchen wurde auf dieselbe Weise chloroformirt; nach einer halben Minute wurde ganz dasselbe Wimmern gehört, ganz dasselbe Zittern am Schwanz und Hinterpfoten bemerkt und der Tod erfolgte nach $1\frac{1}{2}$ Minute. Sektion. Kein Chloroformgeruch in der Leiche. Das Gehirn und die Sinus waren ebenso auffallend blutleer wie im ersten Falle. Die Lungen kollabirt, blutreicher als im vorigen Falle, von Farbe dunkel violett, hellroth marmorirt. Das Herz, das gleichfalls noch zitterte, nicht kollabirt, seine Kranzgefässe leer, in der linken Hälfte eine sehr geringe Menge Coagulum, die rechte leer. Das Blut in der Leiche deutlich kirschroth, dicklich flüssig. Der Luftröhrenkanal ganz blass, vollkommen schaumlos und leer. Die Leber, deren Gallenblase sehr voll, war sehr blutarm. Milz und Niere nichts weniger als hyperämisch. Die Vena cava luftlos, mässig gefüllt, die Blase leer, Magen und Därme wie im ersten Falle, die Mesenterialgefässe blutleer.

Das dritte Kaninchen war noch nach anderthalb Minuten nicht anästhesirt. Es athmete sehr beschleunigt, liess dasselbe Wimmern wie die Andern hören, zuckte unmittelbar vor dem Tode mit dem rechten Hinterfuss und starb erst nach $3^1/_4$ Minute. Sektion. Auch hier keine Spur von Chloroformgeruch. Das Blut kirschroth und gleichfalls dicklich flüssig. Die rechte Lunge kollabirt, die linke aber stieg bis zum Herzen hinauf. Ihre Farbe war schwach violett, die Ränder weisslich. Obgleich auch diese Lungen mehr Blut hatten, wie die des ersteren Falles, so war doch an sich der Blutgehalt in beiden letzten Fällen nur ein sehr unbedeutender. Der Luftröhren-kanal zeigte auch hier keine Injektion, war bleich, leer, durchaus schaumlos. Das Herz nicht zusammengefallen, seine Kranzgefässe leer, wie seine rechte Hälfte, während die linke etwas Coagulum enthielt. Die Blutgefässe waren hier deutlich blutreich. Im Kopfe dieselbe vollständige Anaemie, wie in beiden früheren Fällen. Die Leber nicht hyperämisch, die Gallenblase strotzend. Milz und Nieren normal. Die Vena cava war mässig bluthaltig, durchaus keine Luft-blasen zeigend. Die Harnblase zum Bersten angefüllt. Die Därme bleich, die dicken stark gefüllt. Strotzend mit Futter war der bleiche Magen angefüllt. Die Mesenterialdrüsen waren ganz leer.

Man wird zugeben müssen, dass das summarische Ergebniss die-ser drei Versuche ein mehr negatives war. Abgesehen von unwesent-lichen und individuellen Verschiedenheiten waren nur zwei Resultate allen drei Fällen gemeinschaftlich, die ganz ausserordentlich auffallende Anaemie in allen Organen und die kirschrothe Färbung des Blutes. Am wenigsten wurden Luftblasen in den Venen gefunden, die in menschlichen Leichen, auch in dem von *Casper* selbst beobachteten Falle, gesehen wurden. Freilich waren die Gegenstände der Versuche Thiere; hier aber dürfte eher, als bei manchen andern Fragen, ein Rückschluss von Thieren auf Menschen gestattet sein, und die Sektion auf frischer That, wie sie hier erfolgte, machte ihre Ergebnisse lehrreich und brauchbar.

Dr. *C. Westphal.* Medicin.-chirurg. Monatsheft von Dr. *O. v. Franque* und Dr. *A. Geigel* 1864. Heft 3. Versetzt man ein Indivi-duum durch Chloroform in Narkose, so bemerkt man regelmässig beim Eintritt derselben alsbald eine starke Verengerung der Pupillen bis zur Grösse eines Stecknadelkopfes, und zwar scheint sich diese Verengerung während der ganzen Dauer der Narkose zu erhalten. Prüft man zur Controle für die zu erzielende Narkose die Empfindlichkeit der Haut an irgend einer Stelle durch Stecknadelstiche, und hält dabei das Auge geöffnet, so erweitert sich bei jedem Nadelstiche die Pupille ziemlich stark, um dann wieder zu der vorigen Enge zurückzukehren. Bei gleichzeitiger Beobachtung des andern Auges sah man auch hier die gleiche Erscheinung. Am stärksten schien die Erweiterung auf Stiche in die Nasenschleimhaut zu folgen, konnte aber auch durch starkes Hineinschreien in das Ohr hervorgebracht werden.

Die Narkose musste nur bis zu dem Punkte gediehen sein, dass die erwähnten Hautreize keine Bewegung mehr auslösten, auch nicht in den Augenlidern und Augenmuskeln. Mit dem Erwachen aus der Narkose trat sofort mit dem Oeffnen der Augen eine starke Erweiterung der Pupille ein, die danach ihren ursprünglichen, der jedesmaligen Beleuchtungsintensität entsprechenden Durchmesser annahm.

Zwei Hypothesen führt *W.* zur Erklärung dieses Phänomens der momentanen Erweiterung der Pupille bei äusseren Reizen der Haut (und in einzelnen Fällen der Gehörnerven) an. Der Narkotisirte befindet sich in einem traumartigen Zustand, in welchem die Empfindungs- resp. Vorstellungsreize nur noch eine Accommodationsbewegung auszulösen im Stande sind, und der Kranke bei dem dunkel empfundenen Stiche gleichsam traumartig in die Ferne sehen will. Andrerseits kann man sich vorstellen, dass eine Reflexwirkung von den Hautnerven aus auf den Verlauf der sympathischen Fasern für die Fortbewegung durch das Rückenmark resp. auf den Ort ihres Ursprungs daselbst stattfindet. —

Nach den Versuchen von *Cl. Bernard* über die Durchschneidung des Halssympathikus enthalten beim Hunde die vordern Wurzeln der beiden ersten Brustnervenorgane die sympathischen Bewegungsnerven für das Auge. Auf Reizung eines sensiblen Nerven an irgend einem Punkte der Peripherie, findet in dem Augenblick der Entstehung des Schmerzes auf beiden Augen zugleich eine Reflexbewegung statt, welche sich als plötzliche Vergrösserung der Lichtspalte und Erweiterung der Pupillen zu erkennen giebt.

Die Erregung der sensiblen Nerven geht also nach *Bernard* durch das Rückenmark in der Regio oculo-spinalis (*Budge's* Regio cilio-spinalis) zu den Oculo-Pupillarnerven, welche von den ersten beiden Brustnervenorganen kamen und deren Erregung die Erweiterung der Pupille bedingt.

Nach diesen Untersuchungen ist wohl die zweite Hypothese die richtigere. (*Virch.* Arch. III. IV. Heft. 1863.)

B. W. Richardson[1]) liess Thiere Chloroform einathmen, um dessen Wirkung zu erforschen. Es wurden 93 Thiere schnell narkotisirt, so dass binnen 7 Minuten völlige Unempfindlichkeit da war; darnach wurden die Versuche in der Art variirt, dass man in einigen Fällen erst nach ¼stündigem Schlaf die letzte tödtliche Dosis anwandte, in 6 Fällen tödtete man durch Injektion von einer Drachme Chloroform in die Luftröhre die Thiere augenblicklich. Die Blutkörperchen zeigten sich, nachdem sie einige Zeit auf dem Objektivträger gelegen, leicht zackig, was Verfasser von der schnellen Verdunstung herleitet. Die Gerinnungsfähigkeit des Blutes bleibt dieselbe, indess hält es sich, wie beim Erstickungstode in den Gefässen selbst länger flüssig. Zwei Tage bei grösseren Thieren, bei kleineren in Folge schnellerer Verdunstung, kürzere Zeit; die Farbe ist nicht wesentlich verändert, höchstens mit einem kleinen Stich ins purpurfarbene. Unmittelbar post mortem ist noch eine äussert geringe Quantität Chloroform im Blute. Die beiden Herztöne hört man nach dem Stillstande der Respiration noch sehr schwach, während einiger Sekunden, indess fühlt man während der letzten ganzen Lebenszeit, wo die Herztöne noch laut sind, dennoch keinen Puls. Verfasser schliesst daraus, dass zu dieser Zeit eben nur das rechte Herz noch thätig ist. Nach dem Tode ist dasselbe mit Blut gefüllt, das linke dagegen leer und zusammengezogen. Setzt man post mortem das Herz der Luft aus, wenn das Leben noch nicht länger als ½ Stunde aufgehört hat, so beginnt nach einer kurzen Pause eine Bewegung des rechten Herzens, die unter Umständen (äussere Temperatur über 60⁰ und nicht unter 80⁰ F) eine Stunde fortdauern kann; indessen wird kein Blut dadurch in die Lungen befördert, das Blut spritzt nicht aus der Pulmonalis, wenn man sie ansticht. Lässt man die äussere Luft nicht mehr auf das Herz einwirken, so hört die Bewegung auf. Die Lungen sind nicht kongestionirt, im Gehirn und den Drüsen höchstens etwas venöse Ueberfüllung, in einigen Fällen Röthung der Magenschleimhaut, nach Verfasser durch die Gegenwart des vom Nahrungskanal ganz besonders angezogenen Chloroforms bedingt. —

---

[1]) Centralblatt für die medizinische Wissenschaft 1863. Nr. 37.

Vergleichen wir nun mit den an Thieren gewonnenen Resultaten die

Reihenfolge der Erscheinuugen an chloroformirten Menschen [1],

so ist dieselbe im Allgemeinen — abgesehen von vorkommenden nicht unerheblichen individuellen Abweichungen, die sich indess nicht auf die Reihenfolge, sondern nur auf die Zeitdauer des Eintritts und der Dauer der einzelnen Symptome beziehen — die nämliche. Zunächst folgt auf die Einathmung des Chloroforms allemal eine Steigerung der Respiration und der Herzthätigkeit. Der Puls wird kräftiger, voller und rascher; das Athmen etwas beschleunigt. Sehr häufig verbindet sich damit eine lebhafte, oft schwer zu bändigende Muskelaction; bald auch lebhafte Delirien; Reden, Singen, Phantasiren in den gewohnten Ideengängen; die Rheinländer, besonders die Mädchen und Weiber singen nicht selten Wallfahrtsgesänge und geriren sich wie Pilgernde, Studenten lärmen und schelten, andere sind traurig, andere zärtlich — kurzum wir haben das ausgeprägte Bild der Trunkenheit vor uns. Ein alter Förster, der in seiner Kindheit an der polnischen Grenze gelebt und dort meist polnisch gesprochen hatte, dann aber nur in deutschen Distrikten gelebt und wie seine erwachsenen Kinder mich versicherten (sein Sohn war selbst schon Oberförster) seit 30—40 Jahren kein Wort polnisch gehört oder gesprochen hatte, sang, betete und sprach während einer fast zweistündigen Chloroformnarkose nur polnisch. Ich selbst hatte beim Chloroformiren stets das Gefühl als sässe ich in einer heiteren, weintrinkenden Gesellschaft und fühlte mich je nach dem stärkeren Einathmen des Chloroformdampfes langsamer oder schneller berauscht werden, ich versuchte immer gegen den vermeintlichen Rausch anzukämpfen, hatte aber stets das Gefühl als wenn ich Glas auf Glas Wein rasch hinter einander austrinken müsste.

Die Dauer des ersten Stadiums ist sehr verschieden; oft ist es sehr rasch vorüber, besonders bei Kindern, oft kaum bemerkbar, oft wieder zieht es sich sehr in die Länge, ja bei Menschen, die an den Alkoholgenuss gewöhnt sind, dauert es oft so lange, dass man nicht wagen darf, die Anästhesirung zu protrahiren. — Auf dieses Stadium der Exaltation folgt das Stadium des Schlafes: Die Bewegungen lassen

---

1) *C. O. Weber* l. c. pag. 18, 19, 20.

nach, der Kranke ermattet, er wird gefühllos; die Respiration ist ruhig, etwas langsamer, nicht selten schnarchend. Nur bei venösen und schwächlichen Naturen kommen schon jetzt sehr zu beachtende Unregelmässigkeiten im Athemholen vor. Der Puls ist in diesem Stadium ebenfalls ruhiger und etwas langsamer; zuweilen beobachtet man auch bei ihm erhebliche Schwankungen. Dieses ist die zur Ausführung der Operationen geeignete Zeit und es ist sehr selten, dass ein höherer Grad der Narkose überhaupt wünschenswerth würde. Die eigentliche Kunst des Chloroformirens besteht nur darin, die Anästhesie gleichmässig zu erhalten, ohne sie über das Mass zu steigern. Es ist dazu nichts anderes erforderlich, als unter fortgesetzter Beobachtung der Respiration und des Pulses den Kranken, sobald er irgend ein Zeichen des Erwachens giebt, von Neuem Chloroform einathmen, dabei aber stets die nöthige Menge atmosphärische Luft zutreten zu lassen. Gegen das Ende dieses Stadiums erschlafft die Muskulatur gänzlich, zunächst die der Extremitäten, später auch die des Gesichtes, bei Berührung der Lider kein Zucken, keine Reaktion. Diese gefährliche Uebergangsperiode ist es, welche wir beim Einrenken von Luxationen, bei gewaltsamen Streckungen, kurzum bei Operationen, bei welchen eine vollständige Erschlaffung der Muskulatur nöthig ist, bedürfen. Sie erfordert eine sehr genaue Ueberwachung, denn nicht selten beginnt schon der Puls schwächer zu werden, hier und da auszusetzen, die Respiration wird unregelmässig, ja steht zuweilen still, und hiermit kündigt sich das letzte gefährliche Stadium der Narkose an, das der gänzlichen *Degression des Nervensystems*, welches nicht erreicht werden darf, wenn man nicht wie bei den Thieren das endliche Aufhören der Respiration und des Herzschlages erleben will.

Diese Regelmässigkeit in der Reihenfolge der Erscheinungen wird nun aber zuweilen unterbrochen durch plötzlich auftretende *gefährliche Symptome*. Unter denselben steht oben an als dringendstes Warnungsphänomen mangelnde Inspiration, mit ihr die Gefahr der Erstickung: Asphyxie durch Apnoe. Die Bewegung des Thorax erfolgt unvollkommen, das Blut wird mangelhaft oxydirt, schwarz. In Folge dessen wird der Herzschlag schwächer, der Puls klein, verschwindend; das Gesicht bald blauroth aufgedunsen und erst in der Folge erblassend, bald sofort blass. Die Augen vorgetrieben, die Pupillen erweitert, der Blick gebrochen, die Temperatur der Haut sinkt und mit allmählich ganz erlöschender Cirkulation erlischt das Leben, wenn es nicht bald gelingt, die Respiration wieder in Gang zu bringen.

Ein ebenso bedenkliches Zeichen ist die Ohnmacht, Syncope, das primäre Stillstehen des Herzens, womit natürlich ein Aufhören der Pulsation in den Arterien, Stillstand der ganzen Cirkulation gegeben ist. Dadurch erlischt sofort die Thätigkeit der Medulla oblongata aus Mangel an den nothwendigen Erregungsmitteln und wenn die Ohnmacht länger besteht, so hören nun von hier aus die mechanischen Phänomene der Respiration auf; mit ihnen erlischt die Restauration des Blutes und es erfolgt der Tod.

Die Apnoe und durch die herbeigeführte Asphyxie (wenn wir mit diesen Ausdrücken den Unterschied zwischen dem Mangel an Athembewegungen und dem Mangel der Restauration des Blutes durch die Respiration bezeichnen wollen) sowie die Syncope sind während der Chloroformnarkose weit gefährlicher als unter irgend welchen andern Umständen; sie können unmittelbar den Tod herbeiführen, weil die Centralorgane schlafen, betäubt sind und zur Herstellung der Funktionen des Athmens und der Cirkulation nichts beitragen können. *Weber* ist der Ueberzeugung, dass hier das ganze Geheimniss des Chloroformtodes ruht. —

Nachdem wir die Wirkung des Chloroforms und die Reihenfolge der von ihm hervorgerufenen Erscheinungen bei Thieren und Menschen besprochen haben, lasse ich nun die möglichst kurzgefassten chronologisch geordneten Todesfälle folgen, bei denen der Tod durch Anwendung des Chloroforms eingetreten sein soll. Ich habe im Ganzen 113 Fälle verzeichnet gefunden, doch werden wir bei der richtigen Beurtheilung und kritischen Betrachtung finden, dass nur eine geringe Zahl von Todesfällen dem Chloroform mit Sicherheit zugeschrieben werden darf. —

Chloroform-Kasuistik.

1848.

1) Am 28. Januar 1848, Mittags 1 Uhr, ereignete sich der erste Todesfall bei Anwendung von Chloroform und zwar in England unter Leitung des Mr. *Lloyd* und Dr. *Megisson* bei einem 15jährigen Mädchen Hannah Greener aus dem Dorfe Winlaton bei Newcastle upon Tyne. Die Kranke sollte wegen einer Onychia der rechten, grossen Zehe operirt werden. Drei Monate vorher war sie wegen desselben Leidens der linken grossen Zehe durch Schwefeläther anästhesirt wor-

den. Die Einathmung dauerte $\frac{1}{2}$ Minute und die eingeathmete Menge betrug eine Drachme. Der Tod trat in 2—3 Minuten ein.

Die Sektion wurde 26 Stunden nach dem Tode gemacht. Die Leichenstarre war die gewöhnliche. Das Gehirn zeigte äusserlich und innerlich Congestion, in den Ventrikeln ist mehr als die gewöhnliche Menge Serum enthalten. Herz und Gefässe gesund. Jenes enthält in den Höhlen dunkles, flüssiges Blut. Die Lungen zeigen bedeutende Congestionen. Das Gewebe der Lungen war mit schäumigem Blute angefüllt. Leber, Milz, Nieren congestionirt.

2) Arthur Walker in Aberdeen, 19—20 Jahre alt, hatte sich schon häufig des Chloroforms bedient, als er dasselbe auch — ohne krank zu sein, um sich die angenehmen Gefühle des Chloroformrausches zu verschaffen — am 8. Februar 1848 wiederum in der muthmasslichen Menge von 3—4 Drachmen einathmete. — Ohngefähr 20 Minuten hatte er mit dem Kopf auf den Ladentisch gelehnt und das Tuch vor die Nase haltend gesessen. Als *Jaminson* geholt wurde, fand er ihn ohne Herz- und Pulsschlag und ohne Athembewegung. Alle Wiederbelebungsversuche waren erfolglos.

Sektion 24 Stunden post mortem. Leichenstarre, viel Todtenflecke an der Hinterseite, die vordere Fläche der Leiche war blass. Schädelvenen blutreich. Pia mater stark injicirt, Gehirn theilweise geröthet, zeigt viele Blutpunkte. Serum der Ventrikel nach Chloroform riechend. Lungen stark hyperämisch, wie apoplektisch, emphysematisch, Blut dunkelfarbig, dünnflüssig, destillirt zeigt es den süsslichen Geruch des Chloroforms. Das rechte Herz enthält viel dünnflüssiges dunkles Blut, das linke ist leer. Milz und linke Niere congestionirt.

3) Mrs. Martha Simmens, 35 Jahr 10 Monate alt, wollte sich von den Zahnärzten *Meredith* und *Saxton* in Cincinnati am 23. Februar 1848 ein Paar Zahnwurzeln herausnehmen lassen. Wie viel Chloroform sie einathmete, ist nicht bestimmt worden. Die Dauer des Einathmens betrug 1—1$\frac{1}{2}$ Minute. Die Zeit bis zum Tode höchstens 10 Minuten.

Sektion 26 Stunden nach dem Tode. Leichenstarre, hintere Fläche der Leiche dunkelblau. Gefässe der Dura mater blutreich. Das Blut überall flüssig und schwarz, mit Luftblasen vermischt. Lungen mässig congestionirt, innere Bronchialhaut dunkel mit Blut gefleckt. Pleura stark injicirt. Herz schlaff, Höhlen ganz leer. Innenfläche dunkel gefleckt. Leber blass, blutarm. Nieren sehr hyperämisch. —

4) **Petronille F.**, 36 Jahr alt, sollte am 25. Februar 1848 von *M. Vanini* in Como wegen Exstirpation einer sarkomatösen Geschwulst in der Vagina chloroformirt werden, sie athmete etwa eine Drachme ein und starb 60 Stunden nach der Operation.

Zeit der Sektion nicht angegeben. Meningen abnorm turgescirend. Alle Gefässe des Hirns sehr mit Blut angefüllt. Blutpunkte an den Einschnittstellen. Lungen mit Blut erfüllt, weich. Herz normal gross, schlaff, blutleer. In Abdomen alles normal bis auf die Milz, die einer mit schwärzlich flüssigem Marke gefüllten Blase gleicht. Nieren erweicht. Alles Blut schwärzlich und flüssig.

5) Dr. *Anderson* zu Birkenhead, ein Mediziner, wird am 10. März 1848 chloroformirt und stirbt am ¦15. Er war bei Besinnung, sehr beängstigt, Dyspnoe, er warf einmal 6 Unzen flüssigen, hochrothen und von Luftblasen schäumigen Blutes aus; am 15. kamen nochmals 3 Unzen Blut und darauf war eine tödtliche Syncope eingetreten. *Anderson* hatte sich einer Zahnextraktion wegen chloroformiren lassen.

6) **Marie Stock**, 30 Jahre alt, sollte von *Gorré* zu Boulogne s. Mer wegen eines Abscesses am rechten Oberschenkel operirt werden, die Einathmung dauerte weniger als eine Minute, die eingeathmete Menge betrug höchstens 2 Drachmen. Der Tod trat beim Beginn der Incision blitzschnell ein.

Sektion 27 Stunden post mortem. Leichenstarre, Blässe des ganzen Körpers, die Sinus longitudinalis leer, wenig aber lufthaltiges, überall dünnflüssiges schwarzes Blut, in einigen Gefässen mehr Luft als Blut. Die voluminöse Leber hat die rechte Brusthöhle sehr beschränkt, beide Lungen sind oben gesund, unten mit Blut überfüllt. Das Herz ist schlaff und blutleer. Das Muskelgewebe des Herzens ist nicht zerreisslich und blass. Die Leber sehr gross, dunkelgefärbt, viel flüssiges, schwarzes, sehr lufthaltiges Blut enthaltend. Milz weich und mit lufthaltigem Blut angefüllt. — Vena cruralis und saphena viel Luft führend, ebenso die Carotis dextra, Arteria cruralis blutleer.

7) **Patrik Coyle** wurde im März 1848 wegen Operation einer Fistel chloroformirt. Die Einathmungsdauer betrug keine Minute, die eingeathmete Chloroform-Menge ohngefähr 30 Tropfen. Der Tod trat nach einer Minute ein. Der eben noch volle und natürliche Puls verschwand plötzlich und ebenso plötzlich trat der Tod ein. Gehirn nebst Häuten normal und gesund. Das Herz war erweitert, blass und weich. Im Pericardium 2—3 Unzen Serum. Blutgefässe enthalten

dunkelflüssiges Blut. Lungen mit Tuberkel infizirt. Magenschleimhaut erweicht. —

8) Daniel Shylg aus dem Elsass, 24 Jahr alt, wurde von *Alphons Robert* am Hospital Beaujon im Juni 1848 wegen Exarticulatio femoris sinistri in Folge einer Schusswunde chloroformirt. Die Dauer der Einathmung betrug 4—5 Minuten. Die Menge ist nicht angegeben, der vollständige Tod trat erst nach $^3/_4$ Stunden ein. Die Wiederbelebungsversuche währten die $^3/_4$ Stunden bis zum Tode, jedoch ohne Erfolg. Dieser Patient war sehr deprimirt und sein Tod lässt sich einmal durch die schwere Verwundung, sodann durch die schwere Operation erklären. *Robert* giebt aber dem Chloroform die Schuld, da dieses die Syncope verschlimmert.

9) Dr. *Giraldes*, Hospitalarzt in Paris, chloroformirte einen 40-jährigen Mann wegen Amputation des Armes. Die Anästhesie war lang, schwierig, von äusserster Aufregung und heftigen Anstrengungen begleitet. Doch erreichte man die Unempfindlichkeit. Nach der Operation fühlte sich der wieder zu sich gekommene Kranke den ganzen Tag schwach. In der folgenden Nacht 3 Uhr starb er plötzlich ohne Agonie. Bei der Sektion fand *Giraldes* weder im Hirn noch im Rückenmark etwas Krankhaftes. Die Lungen waren emphysematös, die rechte Herzhöhle und grossen Venen mit gashaltigem Blut angefüllt.

10) Walter S. Badger, 22 Jahr alt, wurde von dem Londoner Zahnarzt *James Robinson* einer Zahnoperation wegen am 30. Juni 1848 chloroformirt. Die Inhalation von ohngefähr $1^1/_2$ Drachmen Chloroform dauerte kaum eine Minute, der Tod erfolgte sofort, nach einer Sekunde; ehe des Verstorbenen Haupt und Hand herabsank, sprach und lachte er. Alle Wiederbelebungsversuche waren vergeblich. —

Sektion 22 Stunden nach dem Tode von Dr. *Waters* vorgenommen. Gesicht bläulich livid. Blut im Herzen schwarz. Etwas Turgescenz der oberflächlichen Gefässe, Hirnhäute congestionirt, Hirn gesund, in den Ventrikeln kein Erguss. Lungen knisternd und gesund, Raum der Brusthöhle sehr verringert. Herz blass, schlaff. Beide Ventrikel fettig degenerirt, schwarzes geronnenes Blut enthaltend, linker Ventrikel dünner als gewöhnlich. Innere Haut der Aorta rauh, Mitralklappen zackig, knorplich. Leber 8 Pfund schwer, vergrössert, fettig degenerirt, reicht hinauf bis zur 3., 4. Rippe. Milz fettreich.

11) Eine junge Frau in Hyderabad wurde im Juli 1848 wegen der Amputation einer Phalanx des linken Mittelfingers chloroformirt, sie hustete und zeigte krampfhafte Bewegungen. Als sich diese legten, wurde sie operirt, dabei verlor sie fast gar kein Blut. Sie war in einen komotösen Zustand verfallen, trotz aller Belebungsmittel und 5stündigen künstlichen Respiration konnte sie nicht am Leben erhalten resp. in dasselbe zurückgebracht werden. Der Tod erfolgte fast auf der Stelle. Sektion wurde verweigert.

12) *Roux* berichtet einen Fall von Tod unter Chloroform-Anwendung. Ende 1848 operirte er eine Frau wegen Cancer mammae und sie überstand diese Operation gut; als nun noch die degenerirten Achseldrüsen entfernt werden sollten, musste Patientin wegen Anlegens einer Bandage auf einen Stuhl gesetzt werden, es trat plötzlich Syncope ein und alle Bemühungen, sie wieder ins Leben zu rufen, scheiterten. Die Kranke war todt. (Solche Todesfälle traten auch vor der Anwendung des Chloroforms ein.) —

13) M. Carruther, ein vermögender Mann in Dormount, verlor durch den unvorsichtigen Gebrauch des Chloroforms sein Leben. Er litt an Asthma und gebrauchte das Chloroform oft gegen dieses Leiden. Ein leidenschaftlicher Angler beschäftigte er sich oft noch spät am Tage damit, Angelhaken und künstliche Fliegen zu machen.

Eines Morgens fand man ihn am Tische sitzend, scheinbar bei dieser Beschäftigung. Er war todt und, wie es schien, war das Leben schon seit einigen Stunden entflohen. Auf dem Tische fand man das Zeichen der Veranlassung, das Taschentuch nämlich, dessen er sich zum Einathmen des Chloroforms bedient hatte.

14) In der Sitzung der Westminster medical Society trug Dr. *Kind* vor, wie ihm der Todesfall einer Dame zur Kenntniss gekommen, der man einer Neuralgie wegen Chloroform gegeben hatte.

15, 16) *M. K. O. Johnston* berichtet 2 Todesfälle durch Chloroform. Ein Patient blieb 48 Stunden nach der Operation in Krämpfen und starb darauf.

17) *Gream* erhält einen Brief, in welchem man ihm schreibt: Ich habe in einem benachbarten Dorf einen Fall von Schenkelamputation unter dem Einflusse von Chloroform gleich nach der Operation tödtlich enden sehen.

18) *P. Diday*, Hauptchirurg des Hospital de l'Antiquaille in Lyon, theilt einen Fall mit, wo ein Kranker nach 4 Grammes Chloroform sofort verschied, die Operation war eine durchaus unbedeutende.

19) Dr. *Droste* berichtet: Ein Kind von 11—12 Jahren stirbt unter Einfluss von Chloroform in einem heftigen Anfalle von Tetanus, während man ihm ein Bein amputirte.

20) *Scherer* berichtet, im Herald de New-York wird erzählt, dass ein junges Mädchen sich unter Anwendung von Chloroform einen Zahn ausnehmen liess und darauf nicht mehr aus der Betäubung erwachte. Sie wurde hierauf als todt beerdigt. Als jedoch einige Tage später Zweifel aufstiegen, ob sie wirklich todt gewesen sei und das Grab geöffnet wurde, ergab es sich, dass die Unglückliche wirklich lebendig begraben worden sei. (??)

1 8 4 9.

21) Der Eisenbahnarbeiter Reinecke, 23 Jahre alt, kam am 6. Jan. 1849 in das Krankenhaus zu Magdeburg. Einige Monate wurde er auf der *Dohlhoff*'schen Abtheilung behandelt und sollte wegen drohendem hektischen Fieber als Folge eines kariösen Fussgelenks amputirt werden. Erst nach 12 Minuten war er betäubt, sehr aufgeregt, fühlte aber bei der ganzen Operation keine Schmerzen. Nach der Operation fanden sich tetanische Zuckungen im Stumpfe ein, eine Nachblutung machte eine neue Unterbindung nöthig. Endlich traten allgemeine Krämpfe ein und 8 Stunden nach Absetzung des Gliedes der Tod.

Sektion 16 Stunden nach dem Tode: Keine Leichenstarre, wenige, schwach gefärbte Todtenflecke, starke Fettentwicklung unter der Haut. In der Kopfhöhle viel Blut in den Gefässen und der Substanz des normal weissen Gehirns, in einigen kleinen Gefässen lufthaltig. Viel Serum in der Sulcen des Gehirns und im Rückenmarkskanal. Lungen nicht ödematös, sehr blutreich. In sämmtlichen Herzhöhlen und den grossen Gefässen auch nicht ein Tropfen Blut, Herz auffallend welk.

Alle Organe normal, sehr blutleer. Im ganzen Körper sehr auffallende Blutleere.

22) John Griffith, Marinesoldat, 30 Jahre alt, wurde wegen Exstirpation zweier äusserer Hämorrhoidalknoten und Ligatur eines innern von Dr. *Gordon Buck* zu New-York am 19. Januar 1849 chloroformirt. Er athmete ohngefähr 3 Drachmen Chloroform ein. Nach 5—10 Minuten trat der Tod ein. Er hatte schon früher Chloroform bekommen. Der Tod trat ganz plötzlich ein, der Radialpuls verschwand und nur noch 2—3 Athemzüge that der Patient. —

Sektion nach 24 Stunden. Glieder steif, Gesicht livid. Gefässe der Dura mater und der Oberfläche des Gehirns wenig kongestionirt. Gehirn gesund, riecht süsslich, fast wie Chloroform. Beide Lungen ziemlich kongestionirt, lassen beim Einschneiden viel schäumiges Blutserum entweichen. Geruch wie beim Gehirn. Das Herz ist gross, schlaff und ganz leer. Die Substanz des linken Ventrikels ist weicher als gewöhnlich. In den Gefässen kein Blutgerinnsel. In den Baucheingeweiden nirgends Congestion.

23) Am 24. Januar ward im Northern Hospital in Liverpool die Amputation eines complicirt frakturirten Schenkels gemacht. Vor der Operation war der Mann sehr gesund und von sehr guter Constitution. Er bekam Chloroform mit gutem Erfolg. Nach der Operation stellte sich Erbrechen ein, das 20 Stunden ohne Unterbrechung anhielt. Die Zunge wurde pelzig belegt, der Stumpf nahm einen üblen Charakter an und Patient starb am 7. Februar, also 14 Tage nach der Einathmung des Chloroforms.

24) J. Verrier, 17 Jahre alt, wurde am 31. Jan. 1849 wegen einer (aber nicht gemachten) Finger-Amputation von Dr. *Barrier* in Lyon chloroformirt. Er athmete höchstens $1\frac{1}{2}$—2 Drachmen in ohngefähr 5 Minuten ein; der Tod trat nach 6—7 Minuten vom Beginn der Inhalation ein. Sektion 72 Stunden nach dem Tode gemacht. Keine Spur von Fäulniss, etwas Leichenstarre. Sinus durae matris enthalten viel schwarzes, nicht geronnenes Blut. Gehirn gesund. Lungen kollabirt, aussen und innen von schwarzer Schieferfarbe. Gewebe normal. Herz schlaff, blut- und luftleer. Kammerwände von rothem Schaum angefeuchtet. Nirgends eine Coagulation. Magen enthält viel weinhefenfarbige, dicke Flüssigkeit und Gas. Leber und Milz congestionirt.

25) Samuel Bennett, 36 Jahre alt, wurde am 17. Februar 1849 wegen Amputation einer brandig gewordenen Zehe von *W. Brown* chloroformirt. Er hatte ohngefähr $1\frac{1}{2}$ Unze eingeathmet, als der Vorrath zu Ende war, und das neue Chloroform kam erst nach 2 Stunden. In der Zwischenzeit kehrte das Bewusstsein des Patienten vollkommen zurück, er unterhielt sich mit den Umstehenden. Gleich nach Eintritt der Gefühllosigkeit wurde die Operation schnell (2 Minuten) gemacht. Als sie beendigt war, sah man auch nicht einen Tropfen Blut fliessen. Der Puls verschwand und das Athmen dauerte nur noch etwa 10 Minuten nach der begonnenen Einathmung fort. Alle Belebungsversuche waren umsonst. Leiche muskulös, Haut blass.

Die Sinus enthalten wenig Blut, ebenso die Meningealgefässe. Die Luftröhre und Bronchien portweinfarbige Congestion der Schleimhaut, im Innern röthlicher Schaum, in der Pleurahöhle Blut. Lungen gesund und knisternd, von schwarzer Farbe. Herz gross und schlaff, beide Ventrikel fettig degenerirt, schwarzes, geronnenes Blut enthaltend, linker Ventrikel dünner als gewöhnlich. Innere Haut der Aorta rauh. Leber 8 Pfund schwer, vergrössert und fettig degenerirt. Milz fettreich.

26) Ein junger Mann sollte von *Snow* wegen eines grossen Tumors am linken Oberkiefer operirt werden. Es trat auch bald volle Narkose ein, die aber nicht lange anhielt, so dass während der Operation mehrmals nachchloroformirt werden musste. Patient wird gegen den Schluss der Operation ohnmächtig und ist sehr erschöpft. Die Blutung ist sehr heftig und steht auch auf Anwendung des Cauterium actuale nicht. Als das Athmen aufhörte, wurde die Tracheotomie, aber ohne Erfolg gemacht.

27) **Abby Pennok**, 17 Jahr alt, hatte am 6. März 1849 wieder, wie schon öfters heftige Zahnschmerzen und hatte desshalb, wie auch schon früher öfters ohngefähr 3 Drachmen Chloroform bekommen; sie goss davon auf ihr Taschentuch und athmete das Mittel ruhig ein, bis es wirkte. Am 6. März hatte sie ordentlich zu Abend gegessen und sich zu Bette gelegt, $1/2$ Stunde später kam ein junges Mädchen, das mit ihr in demselben Zimmer wohnte und redete sie beim Eintreten an; da sie keine Antwort erhielt, ging sie ebenfalls zu Bett in dem Glauben, dass Abby schlafe. Morgens $1/2 7$ fand man sie todt und kalt im Bette. Dr. *Jeffreys* fand noch das Tuch mit dem Chloroform ganz fest in ihrer Hand. — Die Sektion ergab im Gehirn keine Congestionen, die linke Lunge dunkelblau, congestionirt, die rechte nicht so bedeutend. Die Bronchien enthielten etwas schäumige Flüssigkeit. Das Herz war ungewöhnlich leer und schlaff, die Ventrikeln hatten ihre convexe Form verloren und boten vielmehr durch Zusammenfall der Wandungen ein konkaves Ansehen. Das Blut war überall vollkommen flüssig. Alles übrige normal.

28) Dr. *Adams*, erster Arzt am Clyde Street Hospital in Glasgow, machte seit einiger Zeit Versuche mit Chloroform, vergrösserte allmählig die Dose, um sich zu vergewissern, welche Dose bei Operationen zu geben sei. Eines Tages — am 3. Sept. 1849 — ging er bei seinen Versuchen zu weit. Der Apparat hatte eben seine Lippen berührt, als Dr. *Adams*, wie vom Blitz getroffen, todt niederstürzte. Alle Wiederbelebungsversuche waren vergebens.

29) **Michel Gallard**, 40 Jahre alt, wurde eines eingeklemmten Bruches wegen am 30. August 1849 von *Alphons Robert* in Beaujon chloroformirt und starb 15 Stunden nach der Operation. Er war ein dem Trunk sehr ergebener, herkulischer Pferdehändler. Nach der beendeten Operation war er vollkommen bei Bewusstsein, er trank in mehreren Absätzen und klagte über nichts. Gegen 1 Uhr Morgens forderte er zu trinken und $\frac{1}{2}$ Stunde nachher fand ihn der Wärter todt im Bette. Sektion nach 30 Stunden. Keine Steifigkeit, Hals und Gesicht bläulich. Hirn und Hirnhäute stark injicirt. Lungen weich und knisternd, durchweg mit schwarzem Blut gefüllt. Herzhöhle enthielt viel schwarzes, halbgeronnenes Blut. Leber sehr blutreich, so dass beim Einschneiden das Blut über die Schnittfläche hervorrieselte. Milz gleichfalls aufgetrieben.

30) **Madame Labrune**, 33 Jahre alt, sollte einer Zahnextraktion wegen chloroformirt werden. Ein Jahr vorher war sie ohne Schaden chloroformirt worden. *A. von Confeuron* in Langres liess sie weniger als 15 Gran in kaum einer Minute einathmen. Der Tod trat mit Blitzesschnelle ein. 2 Minuten lang wurden alle möglichen Wiederbelebungsversuche ohne Erfolg gemacht. Sektion nach 38 Stunden. Die Hirnhäute und die Gefässe der Basis cranii waren mit schwarzem und flüssigem Blute angefüllt. Desgleichen die Sinus durae matris. Hirnmasse gesund. Die Schnittfläche zeigt schwarze Bluttröpfchen. In allen Venen an der Basis cranii, selbst in denen von sehr mittelmässigem Caliber fanden sich viel Luftblasen, die sich zwischen der Flüssigkeit befanden und leicht zu entfernen waren. Das Herz war schlaff und ein Einstich in die linke Auricula liess schwarzes flüssiges Blut mit einem Entweichen von Luftblasen verbunden ausfliessen. In den Herzhöhlen fand sich kein Stück geronnenes Blut. Auch die grossen Venen des Stammes enthielten eine grosse Menge schwarzen flüssigen Blutes. Die Lungen hatten eine graue Schieferfarbe.

31) **John Shorter**, 48 Jahre alt, wurde wegen einer Onychia am 10. Oktober 1849 chloroformirt von dem Chirurg am St. Thomas Hospital *Samuel Solly*, da der Nagel exstirpirt werden sollte. Er athmete ohngefähr eine Drachme ein. Inhalationsdauer 2—3 Minuten. Der Tod trat nach 6—7 Minuten ein. Der Puls setzte zuerst aus, dann blieb der Athem aus, einige Minuten nachdem der Puls aufgehört hatte. Alle Wiederbelebungsmittel (selbst Galvanismus) waren ohne Wirkung. Leichenschau wurde nicht gestattet.

32) **J.**, eine blühende, junge Dame in den zwanziger Jahren, in

Berlin, wurde vom Zahnarzt *W.* am 12. Novemb. 1849 wegen einer Zahnoperation chloroformirt, sie athmete 28—37 Tropfen in drei verschiedenen Malen. Der Tod trat nach 2—3 Zügen von der zum dritten Mal erneuerten Inhalation ein. Sektion nach 50 Stunden. Zeichen eingetretener Verwesung, keine Leichenstarre, flüssiges Blut. Hirnhäute nicht blutreich, Luft in einigen wenigen grösseren Venen. Sinus transversus ziemlich stark mit schwarzem, flüssigem Blute gefüllt. Ventrikel fast leer. Lungen knisternd, enthalten sehr wenig dunkles Blut. Herz ganz schlaff, glatt zusammengefallen, sämmtliche Höhlen und Kranzadern vollkommen leer. Leber, Gallenblase, Magen blutleer. Untere Hohlvene vollkommen leer.

33) Robert Mitchell in Leeds, 43 Jahre alt, ein am Delirium tremens leidender Omnibuskutscher, hatte am 25. Oktober einen sehr heftigen Anfall gehabt, er war sehr schwach und wie der behandelnde Arzt *Joseph Teale* sagt, einer Ohnmacht nahe. Da Morphium, Opium etc. nicht halfen, liess er ihn ohngefähr eine Drachme Chloroform nach und nach einathmen, was ohngefähr 2 Minuten dauerte, darauf wurde Mitchell ruhiger, aber nicht lange. Er wurde unruhig, heftig und erhielt nochmals eine Drachme Chloroform zum Riechen. *Teale* blieb ³/₄ Stunden bei dem Kranken und verliess den ruhiger Gewordenen. Der Puls hatte sich gehoben. Als *Teale* nach 2 Stunden wiederkam, war er verschieden. Die schon 8 Tage begrabene Leiche wurde ausgegraben und secirt. Bedeutender Grad von Fäulniss, besonders im Gehirn. Die Lunge war congestionirt. Das Herz war für den grossen Mann sehr klein, schlaff, blass, leer. Abdomen normal.

34) Mr. *W. J. Clement* in Shrewsbury hatte ein Mädchen, Namens Jonas, wegen Exstirpation eines Augapfels mit dem dritten Theil der Chloroform-Menge, die er wohl andern Patienten gegeben hatte, chloroformirt. Die geringe Menge wirkte so bedeutend, dass sie apoplektisch ergriffen und ganz plötzlich, als hätte sie Blausäure verschluckt, starb. Die Geschworenen nahmen „Tod durch Apoplexie, veranlasst durch das Einathmen einer Drachme Chloroform" an.

35) *Gream* berichtet nach einem Briefe eins Collegen folgenden Fall: Amputation bei einem Mann unter dem Knie, in Folge eines vor 2 Monaten erlittenen Beinbruchs. Die Narkose trat schwer und unter den Zeichen heftiger Congestion nach dem Kopfe endlich soweit ein, dass der Operateur nur mit vieler Mühe die Operation vollenden und die Gefässe unterbinden konnte. Patient wachte nicht wieder

auf. Während der Operation ward der Puls immer schwächer und der Herzschlag kaum zu fühlen. Alle mögliche Hülfe ward dem Operirten zu Theil, umsonst. Eine halbe Stunde nach dem Beginn der Operation starb er sanft und ruhig.

36) Ein junger aus Australien zurückgekehrter Mann wollte sich einen eingewachsenen Nagel der grossen Zehe von einem Chirurgen in Govan (Schottland) operiren lassen. Dieser wandte Chloroform an und Patient starb plötzlich nach geschehener Inhalation.

37) *Denonvilliers* will bei einer Hernia incarcerata die Taxis versuchen. Er lässt den Patient Chloroform einathmen und dieser ist nach 10—15 Zügen eine Leiche. (Später wäre, nach *Fano*, Patient doch am Peritonitis gestorben.)

38) Dr. *Esmarch* in Kiel erzählte ohne nähere Angabe einen tödtlichen Fall von Chloroform bei der Amputation eines Oberschenkels.

39) Ein kräftiger dänischer Soldat wird im schleswig-holsteinischen Kriege von *Langenbeck* aus Berlin unter Chloroform mit tödtlichem Erfolge operirt. Die Operation war eine Exartikulation des Oberschenkels wegen Tags zuvor stattgehabter Zerschmetterung desselben durch eine Passkugel.

----

1 8 5 0.

40) William Bryan, 23 Jahr alt, sollte am 29. Januar zu Kingston auf Jamaika im Public Hospital operirt werden. Er sollte chloroformirt werden, war aber von Anfang an unruhig, so dass mit dem Vorhalten eines Schwammes öfters nachgelassen werden musste. Die Athemzüge wurden stertorös und hörten endlich ganz auf. Er erhielt ohngefähr eine Drachme Chloroform. Alle Wiederbelebungsversuche waren vergeblich. Sektion: Die Kopfhaut sehr reich an schwarzem Blut, ebenso der Sinus transversus. Die Wandungen des linken Ventrikels weich und ebenfalls etwas fettig degenerirt. Hirnhäute waren mit Blut überfüllt. Auch das Gehirn war röther als gewöhnlich. Die Lungen mit Blut überfüllt. Der rechte Ventrikel des Herzens weich, schlaff und dünn, fettig degenerirt. Die rechten Höhlen des Herzens enthalten etwas dunkles flüssiges Blut. Die Leber blutreich, die Milz schlaff,

leicht zerreisslich und einem schwarzen Blutklumpen in einem Sack eingeschlossen gleichend. Das Blut war flüssig und nirgends die leichteste Spur von Gerinnung.

41) Giersch, 36 Jahre alt, wurde am 7. Februar wegen Exstirpation des Schulterblattes von *Langenbeck* in Berlin chloroformirt und das Schulterblatt in ³/₄ Stunden bei einem Verlust von 10 Unzen Blut entfernt. Das Chloroform wurde jedesmal ausgesetzt, sobald völlige Narkose eingetreten war. Dreimal bemerkte *Langenbeck* eine plötzlich auftretende dintenartige Färbung des Blutes in der Wunde, das Chloroform wurde dann jedesmal abgesetzt. Abends 8¹/₂ Uhr tritt plötzlich Erbrechen ein, den andern Morgen 8 Uhr plötzlich Pulslosigkeit, Herzbewegung kaum wahrnehmbar. Ein Aderlass gibt wenig wässeriges dintenartiges Blut. Tod nach 17 Stunden. Section: Aus der Kopfhaut vorne floss schwarzes, flüssiges Blut. Die Sinus durae matris lieferte an 4 Unzen desselben flüssigen, warmen, dintenartigen Blutes. Kein Chloroformgeruch. Hirnsubstanz bleifarben — bleich, viel dunkle Blutpunkte zeigend. Das Herz enthielt viel schwarzes, wenig geronnenes, mürbes Coagulum. Auch hier drang aus den Venen der Wandung schwarzes, wässeriges Blut an einzelnen Punkten untermischt mit einer dichten Menge von Luftbläschen, die Herzsubstanz war blass. Die Lungen aufgeblähet, blass, blutarm, die Pulmonalarterie führte viel lufthaltiges Blut. Alle andern Organe, Leber, Milz, Nieren waren in der Substanz bleich, die Gefässe derselben strotzend von schwarzem, wässerigem, lufthaltigem Blut.

42) Die ledige B. R., 36 Jahre alt, in Bamberg, sollte von Dr. *Rapp* wegen Coxalgie mittelst Ferrum condens cauterisirt werden und bekam am 12. März zu diesem Behufe ohngefähr 1¹/₂ Drachmen Chloroform zum Einathmen, nach einer Minute war sie narkotisirt und es wurden ihr rasch zwei Striche mit dem Glüheisen applizirt. Bald stellte sich Röcheln ein und nach wenigen Augenblicken der Tod. Alle Rettungsversuche waren umsonst. Section: Gehirn bleich, matsch, weich, alle Gefässe blutleer, aus der Rückenwirbelsäule entleeren sich ohngefähr 4 Unzen dünnflüssiges, wässeriges, kirschrothfarbenes Blut. Starker Chloroformgeruch, Lungen gewaltig aufgeblasen, nicht mit Blut überfüllt. Auf dem Herzen und in dem mit demselben verwachsenen Herzbeutel viele Tuberkeln. Das Herz selbst atrophisch, weich, leicht zerreissbar. Leber violett, mürbe, weich; ebenso die anderen Organe. Im ganzen Körper Chloroformgeruch. Das Blut zeigte eine

dunkle, kirschrothe Farbe, war sehr dünnflüssig, ohne Coagulum, überall in mässiger Menge.

43) James Smith, 21. Jahre alt, in Sheffield, Student der Medizin, athmete oft wegen Gesichtsschmerz Chloroform ein, am 23. Juni that er dies aber erst gegen Abend, am andern Morgen fand man ihn todt im Bette. Section am selben Nachmittag: Das Blut war sehr flüssig und sehr dunkel. Lungen vollkommen gesund. Das rechte Herz stark von Blut ausgedehnt, das linke normal. Herzsubstanz vollkommen gesund. Kein Chloroformgeruch. Alle Organe waren normal.

44) Alexander Skott aus Deptford, 34 Jahre alt, wurde von *Edward Cock* in Guy's Hospital am 26. Juni wegen einer Amputation eines schmerzhaften Fingeramputationsstumpfs chloroformirt in 2 Minuten und nach 1½ Minuten war die Operation beendet, zugleich stand das fliessende Blut plötzlich still und die Untersuchung des Pulses ergab, dass Patient todt war. — Keine Section.

45) Dr. *Ross* in Altona theilt Folgendes mit: Der rechte Vorderarm eines preussischen Soldaten war durch eine matte Kugel sehr zermalmt. Der Verwundete hatte beim Transport viel Blut verloren. Die Operation ging ohne Nebenzufälle unter Chloroformnarkose vor sich. Als das Gefäss unterbunden wurde, starb der Operirte. Da trefflich komprimirt wurde und nicht der geringste Blutverlust stattfand, konnte *Ross* den plötzlichen Tod nur durch die Einwirkung des Chloroforms erklären.

46) Das einjährige Kind eines Herrn Hilger zu Lennep litt an einer sehr grossen subcutanen Telangiestasie des Gesichtes und Halses, die eben ihrer Grösse wegen nicht operirt werden konnte. Es wurden 6 tiefgehende Haarseile gelegt, jedesmal unter Chloroform-Anwendung, die das Kind sehr gut vertrug. 11 Wochen wurde diese Behandlung mit sehr gutem Erfolg fortgesetzt, der letzte Rest sollte mit dem Messer entfernt werden. Es erhielt 6 Tropfen wie früher und schlief bald ein, nach 10 Minuten gab es einige klagende Töne von sich und bekam desshalb noch 3 Tropfen Chloroform und nach abermals 8 Minuten war die Operation von Dr. *Aschendorf* zu Gildehaus bei Bentheim beendet. Es traten jedoch gleich Convulsionen ein und ohne röchelnden Athem der Tod.

47) In dem Berichte über die Versammlung des württembergischen ärztlichen Vereins zu Göppingen den 23. September 1850 heisst es: Dr. *Palm* sah in einem Falle von Operation des Brustkrebses,

in welchem das Chloroform gebraucht wurde, schnell den Tod eintreten — und

48) ebenso Dr. *Bauer* bei einer Amputation des Unterschenkels, bei welcher kein grosser Blutverlust eingetreten war. Der Kranke erwachte nach der Operation aus seiner Betäubung und nachdem der Verband angelegt war, starb er nach Ablauf einer Viertelstunde. Bei der Sektion fand sich auffallende Blutleere im ganzen Körper und bedeutende Hyperämie und Erweichung des Gehirns.

———

1851.

49) Madame S i m o n, 36 Jahre alt, in Strassburg, wollte sich am 10. Juni cariöse Zähne durch Mr. K o b e l t entfernen lassen. Sie wurde sitzend mittelst $3\frac{1}{4}$ Grammes Chloroform betäubt und starb während der Extraction. Sie war vor der Operation sehr aufgeregt. Sektion nach 72 Stunden. Allgemeine Blässe der Haut, wenig Leichenstarre und Leichengeruch. Hirnparenchim sehr weich, ohne fötiden Geruch, normal gefärbt, in den Ventrikeln mit Serum. Die Epiglottis bedeckt die Rima glottis. Lungen sehr voluminös, vorne rosen-, hinten carminroth. Alle Theile krepitiren. Herz schlaff, mässig gross. Die rechten Höhlen voll flüssiges Blut, die linken enthalten viel weniger. Die grossen Gefässe enthalten viel Blut. Leber von sehr dunkler Farbe, enthält viel Blut, ebenso die Milz. Uterus sehr voluminös, mit pechschwarzem Blut gefüllt. Das Blut war überall dunkel, flüssig, theilweise pechschwarz.

50) M. W., 32 Jahre alt, Frau in Ulm, wollte sich am 27. Juni wegen Zahnschmerz einen Zahn entfernen lassen durch den Zahnarzt *Fischer* in Ulm. Sie hatte kaum ein Paar Züge Chloroform (20—25 Tropfen waren aufgegossen worden) eingeathmet, als sie ganz plötzlich sich streckte und verschied. Alle Wiederbelebungsversuche waren umsonst. Sektion nach 25 Stunden. Todtenstarre und Leichengeruch fehlten fast ganz. Die Hautvenen sehr voll Blut. Viel Todtenflecken. Das Blut war schaumig, viel Luftblasen enthaltend, dünnflüssig, auffallend dunkelkirschroth. Gehirn normal. Die Venen sehr lufthaltig. Keine Spur von Fäulniss. Schlund, Kehlkopf, Luftröhre, Lungen ganz normal. Herz normal gross, grauröthlich, Muskulatur sehr welk und schlaff, wie ausgewaschen, das Herz ganz leer. Die Kranzgefässe

strotzend, sehr lufthaltig. Leber und Nieren sehr blutreich, das Blut schaumig, dunkelkirschroth.

51) **Thomas Hutton**, 45 Jahre alt, in Seamen's Hospital in London, sollte sich am 8. Juli einer Exstirpatio testiculi wegen organischer Erkrankung desselben unterziehen. Mr. *Buck* legte den Kranken horizontal und liess ihn ohngefähr 70 Tropfen Chloroform in vier Pausen einathmen. Das Athmen fand ungehindert statt, der Puls hatte 70 Schläge. Beim ersten Schnitt ins Scrotum spritzte eine kleine Arterie und das Venenblut floss ungehemmt. Plötzlich stand es still, der Puls verschwand, die Respiration blieb aus und Patient war todt. Alle Wiederbelebungsversuche waren vergeblich. Sektion: Todtenflecken, grosse Leichenstarre. Blut dunkel, flüssig, nicht lufthaltig. Gehirn normal, viel Serum in der Arachnoidea und im Rückenmarkskanal. Die Lungen mit flüssigem Blut angefüllt, sonst gesund. Herz mit Fett bedeckt, äusserst schlaff und weich, sehr wenig dunkles flüssiges Blut enthaltend, sehr verschieden dick, sehr blass. Unterleibsorgane normal, bis auf die Milz, die gross, weich, im Innern fast flüssig war.

1852.

52) 24. Dezember. *S. Lancet*, 1853, S. 23. *Jordan* Operateur, Heath chloroformirt. Royal infirmary Manchester. Mann. Krebs des Oberschenkels. Nach 7 Minuten Insensibilität, fünf Minuten weiter congestive Röthung des Gesichtes, stertoröses Athmen langsam nachlassend. Tiefer Seufzer. Tod. Sektion: Lungen und Hirn blutüberfüllt. Asphyxie.

1853.

53) Gazette des hôpitaux S. 36 u. 299. L'union medical 299. **Vallet** in Hôpital d'Orléans, Mann, 25 Jahre, ganz gesund, Atherom der Wange. Horizontale Lage. Nach 5 Minuten Ohnmacht (?), Reizung des Larynx, Insufflation, Bronchotomie, Elektropunktur des Herzens. Sektion: Herz schlaff, Hirn blutleer, Lungen blutüberfüllt. Asphyxie.

54) April. Gaz. des hôpitaux S. 133 u. 258. Valleix in der Pitié. Mann. Reposition von Hämorrhoidalknoten. 2½ Min. Der Kranke athmete unregelmässig, Trismus, dann stand das Herz still. Durch Insufflation und Elektropunktur wurde die Respiration zwar mit Unterbrechungen künstlich 20 Minuten lang unterhalten. Die Herzbewegung stellte sich nicht einen Augenblick her. Grosses Aneurysma der Aorta. Tod durch Syncope.

55) 19. Februar. Gaz. des hôpitaux. 53. Triquot, Mann, 34 Jahr. Exstirpation eines Wangenkrebses. Dauer unbestimmt. Sektion unbekannt, fast augenblicklicher Tod.

56) Würtemberger Corresp. Blatt Nr. 27. 218. Berg. Tod in der Narkose bei einer Bruchoperation.

57) Med. Zeitung Russlands Nr. 7. p. 51. Walter, Weib. Tod durch Asphyxie, Lungen sehr blutüberfüllt.

58) 11. Nov. Zeitschrift der Gesellschaft der Aerzte in Wien. Dummreicher, Mann, 19 Jahre alt. Onanist. Kniestreckung, Horizontallage. Puls undulirend. Trismus. Respiration unregelmässig. Gesicht violett. Künstliche Respiration durch Lufteinblasen. Reiben. Reizende Dämpfe. Venaesection der Vena jugularis. Section ergab nichts Abnormes? Chloroform rein.

59) 5. Okt. Medic. Times 22. Okt. Lancet II. 409. Dr. *Quain* im Univers. college hospital. Eine Frau von 40 Jahren wurde vor einer Herniotomie chloroformirt, dabei 1 Drachme Chloroform auf ein Tuch gegossen und allmählich dem Munde genähert. 2—3 Minuten blieb der Puls gut. Das Chloroform wurde entfernt und später nochmals auf gleiche Weise zu 40 Tropfen applizirt. — Eine Minute darauf grosse Unruhe in Armen und Beinen, hiernach stertoröses Athmen. Aufhören des Athmens und gleich darauf des Pulses. Pupille erweitert. Zunge nicht zurückgezogen. Section 13 Stunden nach dem Tode. Bedeutende Todtenstarre. Blut flüssig. Herz schlaff und leer, vorne fettreich, stellenweise sehr dünn. Lungen nicht sehr blutreich, Gehirn ebenso. Gedärme stellenweise streifig geröthet, oberhalb der Einschnürung war Gas aufgetrieben. Asphyxie.

60) 21. Okt. Lancet II. 410. *Paget* in Bartholomaeus Hospital. Ein Mädchen von 22 Jahren war öfters zur Zerstörung einer krebsigen Geschwulst in der Vagina mittelst des Glüheisens chloroformirt worden. Als die Operation wiederholt und das Chloroform von einem damit sehr Vertrauten mittelst eines Zinn- und Lederinhalators appli-

zirt wurde, athmete sie anfangs ganz gut ein, wurde aber plötzlich
nach 10 Minuten im Gesicht livid. Der Athem und Puls schwach
und unregelmässig; sofort wurde künstliche Respiration, Laryngotomie,
Galvanismus in Gebrauch gezogen, doch Alles war vergebens. Section nach 24 Stunden. Gehirn blutreich, das Blut dünnflüssig. Nieren in congressivem Zustande. Herz schlaff, blass, nicht fettig entartet,
hellrothe Färbung der willkürlichen Muskeln. Asphyxie.

61) Lancet I. S. 307. *White* in University college hospital.
Weib, 28 Jahre, wegen Cauterisation von Vaginalgeschwüren. Aufregung, Gefühllosigkeit, plötzliches Aufhören des Pulses. Künstliche Respiration. Galvanische Reizung. Section: Fettige Degeneration des
Herzens. Syncope.

62) Dr. *Duusmure*, Monthly Journal Nov. Bei einem kräftigen,
dem Trunk ergebenen Mann von 43 Jahren wurde zum Zwecke der
Operation von Harnröhrenstriktur ganz reines Chloroform applizirt.
Während der Inhalation war der Kranke sehr unruhig, bekam Congestionen nach Kopf und Gesicht und einen leichten epileptischen Anfall, wie *D.* deren oft beim Chloroformiren von Säufern gesehen hat.
Das Tuch war eben entfernt, als Patient zu schnarchen anfing, kurz
darauf hörte Puls und Athem zu gleicher Zeit auf. Die Pupillen waren erweitert. Der Kranke starb, obgleich sofort künstliche Wiederbelebungsversuche und später Galvanismus angewendet wurden. Auch
die Jugularis wurde geöffnet. Nur einige wenige Inspirationen des Kranken erfolgten. Section nach 24 Stunden. Gesicht und Hals sehr livid;
im Omentum und den Baucheingeweiden viel Fett, im Pericardium
$\frac{1}{2}$ Unze Flüssigkeit. Herz beiderseits, namentlich aber rechts mit
flüssigem Blut erfüllt, ziemlich fettreich, Muskulatur des Herzens blass
und schlaff. Lungen, Leber, Nieren etwas blutreich. Glottis offen.
Hirnhäute etwas injicirt, in den Ventrikeln etwa $\frac{1}{2}$ Unze Flüssigkeit.
Substanz normal.

1854.

63) Gaz. des hôpitaux S. 169. Lewis, Weib, 45 Jahre, wegen
Brustkrebs. Horizontallage. Plötzliches Aufhören des Pulses. Zunge
vorgezogen. Ammoniak. Künstliche Respiration. Section: Herz und
Lungen gesund. Blut im Wirbelkanal. Spinalapoplexie.

64) Gaz. des hôpitaux. Harrison in Bristol, Weib, 59 Jahre alt, athmete wegen Luxation des Armes 5 Minuten lang Chloroform ein in Horizontallage. Stertoröses Athmen. Stillstand des Pulses. Aufhören der Respiration. Künstliche Respiration. Galvanische Reizung. Laryngotomie. Alles umsonst. Section: Hirn gesund. Lungen blutüberfüllt. Herz fettig entartet. Coronararterien atheromatös. Tod durch Asphyxie. Die Frau litt an habituellen Ohnmachten.

65) Lancet II. S. 354. Erichson in University college hospital London. Mann, 29 Jahre, Catheterismus wegen Retentia urinae. Plötzliches Aufhören des Pulses. Stertoröses Athmen. Gesicht geröthet. Kaltes Wasser angespritzt. 2 Minuten nach Aufhören des Pulses hörte die Respiration auf. Künstliche Respiration durch Einblasen von Luft, Mund auf Mund. Galvanische Reizung. Friktion. Vergeblich. Section. Gesicht roth. Nacken livid. Venen blutüberfüllt. Asphyxie.

66) Bulletin de thérapeutique. 15. April, und Gaz. des hôpitaux. 1854, S. 193 und 195. Richard, Weib, 40 Jahre, durch Blutverlust geschwächt, athmete zur Exstirpation eines Uterinpolypen während 2 Minuten Chloroform in horizontaler Lage. Plötzliches Aufhören des Pulses. Langsam allmählich erlöschende Respiration. Beine hoch, Kopf abwärts. Künstliche Respiration. Flagellation, Friktion. Reizung der Larynx und Laryngotomie. Galvanopunktur des Herzens. Sektion: Emphysem der Lungen, die übrigens gesund sind. Herz schlaff, blutleer. Hirn nicht blutüberfüllt. Syncope?

67) Lancet Dec. 54. Schmidt's Jahrbücher 1855. Dr. *Birket.* Ein Krebsgewächs am Unterschenkel einer 40jährigen Frau sollte unter Chloroform entfernt werden. Das Tuch wurde vor die Nase gehalten. Nach 1—2 Minuten traten bedeutende Muskelbewegungen und darauf Steifigkeiten ein. Der Puls cessirt, die Halsvenen schwellen an, die Exstirpation erfolgte unter bedeutendem Aufblasen der Backen. Die Lippen öffneten sich plötzlich, der Tod trat ein. Section: Ausser dem erwähnten Krebsgewächs fand sich: normaler Blutreichthum des Gehirns, seine Häute gesund. Die Hirnflüssigkeit sehr vermehrt, in Folge eines Schrumpfens der Hirnmasse, in den Cerebralarterien atheromatöse Ablagerung. Medulla oblongata, Larynx, Trachea, Pleura gesund. Lungen sehr blutreich, Herz in gewöhnlicher Grösse, alle Höhlungen desselben leer. Die Herzfasern etwas fettig, namentlich rechts; desgleichen das Columnae carneae der Mitralklappe. Die Leber im Zustande der angehenden Cirrhose. Asphyxie.

68) Mai Lancet I. S. 531 und 534. Hawkins in St. George's Hospital. Weib, 37 Jahre, athmete mit Snow's Apparat $1^1/_2$ Minuten Chloroform behufs einer Amputation der Brust. Gesicht plötzlich erblassend. Mund offen. Kaltes Wasser — Elektropunktur. Künstliche Respiration. Athmete noch zweimal. Blut sehr flüssig, dunkel. Herz schwach, dünn. Sonst nichts erwähnt. Syncope?

69) Lancet I. S. 531 und 539. Lock Hospital, Mann, 18 Jahre alt, athmete zur Operation der Phimose in 6 Minuten 2 Drachmen Chloroform. Plötzlich erblassend. Puls langsam. Rettungsversuche vergeblich. Blut flüssig, schwarz.

1855.

70) Edinburger Journal Dez. und Lancet II. S. 360. Roberts Weib, 36 Jahre, athmete $1^1/_2$ Unzen Chloroform ein. Während des Sprechens plötzlich ein krampfhaftes Auffahren. Gesicht sehr roth; stertoröse Inspiration mit offenem Munde. Aderlass von circa 7 Unzen. Zunge vorgezogen. Künstliche Respiration, es stellte sich einige Zeit spontanes Athemholen ein. Galvanische Reizung. Section: Herz sehr klein, fettig degenerirt. Blutüberfüllung des Gehirns, der Lungen und des rechten Herzens. Asphyxie.

1856.

71) Lancet II, S. 78 ff. Monat in der Krimm, Mann, 29 Jahre, athmete 2 Drachmen Chloroform zur Amputation des Oberschenkels wegen komplizirter Fraktur. Vorausgegangener Blutverlust. Tod gleich nach der ohne grossen Blutverlust vorgenommenen Operation. War schon vorher ohne üble Folgen chloroformirt worden. Künstliche Respiration. Kalte Douche. Ob dem Chloroform beizumessen?

72) Lancet II. S. 574. 15. Okt. Thomas hospital. Mann, 36 Jahr, an Rumtrinken gewöhnt, hatte wenige Tage vorher Blut verloren. Wegen Nekrose einer Phalanx. 1 Drachme, $1^1/_2$ Minuten. Tod mit Erbleichen des Gesichtes und Schnappen nach Luft. Horizontale Lage. Lufteinblasen, Ammoniak. Galvanischer Strom vom Nacken zum Herzen. Einblasen von Sauerstoff. Vergeblich. Section: geringe

Fettdegeneration des Herzens. Gehirnanämie. Eine Angabe über den Zustand der Lungen fehlt.

73) Edinburg. Med. Journ. Dr. *Mackenzie*. Ein Trunkenbold erlitt eine Fractura comminuta des rechten Unterschenkels und Knöchels und wurde unter Chloroform amputirt. Er war schon verbunden, als plötzlich nach vorangegangener Brechanstrengung Puls und Athem sistirt und der Kranke trotz aller Wiederbelebungsversuche todt bleibt. Section nach 48 Stunden: Fast Fäulniss. Lungen, Herz blass, letzteres fettreich und sogar vergrössert, aber trotz geringem Blutverlust völlig leer. Herzwände dünn. Darm blutleer. Leber gross, blaugrün, theilweise fettig, muskatnussartig verändert. Hirn blut- und serumarm.

74—77) Betreffen einen Berliner Zahnarzt, der sich selbst, seine Frau und seine 2 Kinder von 8 und 10 Jahren wegen Nahrungssorgen in Potsdam in einem Gasthause mit Chloroform tödtete.

1857.

78) Lancet 289. *Paget*. Knabe, 9 Jahre, Geschwulst der Scapula. Puls sehr rasch, hörte einige Sekunden auf, beginnt rasch und flatternd von Neuem. Das Chloroform kurz zuvor beseitigt. Auf eine tiefe Inspiration folgten einige stertoröse; dann wieder natürliches Athmen bei fortdauernder Pulslosigkeit. Kalte Luft. Wasser angespritzt, fängt wieder an zu athmen. Gesicht röthet sich. Pulslos. Das Herz hört man schlagen. Wein wurde nicht geschluckt. Athem schwächer und langsamer. Friktionen. Nach 2 Minuten Aufhören der Respiration. Künstliche Respiration nach Marshall Halls Methode. Reiben der Beine. Der Kranke starb also nicht durch Apnoe, sondern durch Asphyxie. Erstere war die Folge, nicht die Ursache. Das Herz schlug, bewegte aber das Blut nicht. Section fehlt.

79) Lancet I. S. 429. Allan in Royal infirmary Liverpool. Mann, 35 Jahre alt, schon einmal zur Unterbindung der cruralis wegen Aneurysma chloroformirt, athmete zur Amputation des Oberschenkels während 5—6 Minuten $1\frac{1}{2}$ Drachmen Chloroform ein. Pupille erweitert. Pulslosigkeit. Aufhören der Respiration. Kaltes Wasser. Finger in den Mund. Beine in die Höhe. Respiration durch Druck. Schläge mit einem nassen Handtuch über das Epigastrium. Die Respiration wird besser. Der Puls kehrt zurück, wird aber nach 2—3 Minuten wieder schwächer und erlischt. Respiration steht still. Zunge hervorgezogen. Ammoniak. Künstliche Respiration wird $\frac{1}{2}$ Stunde

lang fortgesetzt. Galvanische Reizung ohne Erfolg. Section: Herz gesund. Lunge blutleer, emphysematös. Hirn blass. Syncope.

———

1858.

80) Lancet I. 230. Powell in Bristol infirmary. Mann, 49 Jahre alt. 3 Minuten. Sehr geringe Quantität. Weitere Details fehlen.

81) Deutsche Klinik. 13. Dr. *Binz*. In diesem Falle sollte ein 22jähriger vollkommen gesunder Mann wegen Excision einer entstellenden Narbe auf der Stirn chloroformirt werden. Unter Anwendung der nöthigen Vorsichtsmassregeln wurden am 21. Februar nach einander auf 4 Dosen höchstens 6 Drachmen reines Chloroform mittelst eines Taschentuches in zweckentsprechender Weise von einem Gehülfen applizirt. Die erste Dosis blieb ohne besondere Wirkung, bei der 2ten zeigten sich einige heitere Delirien. Als die 3te aufgebraucht und die 4te gereicht werden sollte, richtete sich Patient in die Höhe, der bis dahin normale Puls verschwand, der Kopf röthete sich aussergewöhnlich stark, mit einem artikulirten Ausruf trat rascher und intensiver Collapsus ein. Das Gesicht wurde bleich, die Züge verzerrten sich und nach 5 stertorösen Athemzügen sank das Haupt zurück. Das Alles geschah in 10—12 Sekunden. Zunge und Kehldeckel verhielten sich dabei ganz normal. Anspritzen von kaltem Wasser, Bürsten der Fusssohlen, künstliche Athmenversuche, Siegellack, Electropunktur, alles war umsonst. Section nach 48 Stunden: Leichenerscheinungen im Ganzen mässig, am meisten ausgebildet die über den ganzen Körper sich erstreckenden Todtenflecken und der Meteorismus der Bauchhöhle. Das Gehirn füllt den Schädel prall aus, auf der obern Fläche war es blutarm, in einer Meningealarterie Luftblasen. Beim Herausnehmen des Gehirns aus der Schädelbasis ergoss sich viel intensiv dunkelrothes, flüssiges aber nicht dünnes Blut. Die Basilarfläche des Gehirns gegen die obere blutreich. Sämmtliche Arterien rothblau gefärbt, aber ohne Luft. Die Pia mater überall leicht von der Kortikalsubstanz ablösbar. Herz blass, schlaff, blutleer. Die beiden Hohlvenenstämme enthalten reichliches Gerinnsel. Klappen, Wandungen des Herzens und die Lungen normal.

82) Brit. med. Journ. März 13. Dr. *Prichard*. Mann, von 49 Jahren, sonst gesund. Wegen Caries des Ellenbogengelenkes soll eine Excision gemacht werden. Patient erhielt 1 Drachme auf einem ausgehöhlten Schwamm zum Einathmen, welcher Akt durch einen erfah-

renen Assistenten überwacht wurde. Etwa 2 Minuten nach Beginn der Inhalation trat ein Schnappen nach Luft ein, die Glieder zeigten langsame und unregelmässige Convulsionen, wie solche dem Tode vorausgehen. Die Augen waren starr, die Pupille erweitert, der Puls verschwunden. Der Tod trat ein. Tracheotomie. Künstliche, $1/2$ Stunde lang fortgesetzte Respiration, Galvanismus. Injectionen von Salzlösung in die Vena cephalica etc. Vergeblich. Section am folgenden Tage: Bedeutende Leichenstarre. Kopfhautgefässe leer. Dura mater und Hirnsinus blass und blutleer, unter der Arachnoidea besonders nach hinten zu ziemlich viel klare Flüssigkeit, in den Gefässen der Pia mater flüssiges Blut mit ziemlich zahlreichen Luftblasen. Lungen nicht collabirt, an den Rändern etwas emphysematös, in der rechten Herzhälfte dunkles schäumiges Blut, die linke Hälfte leer. Gewicht des Herzens etwas über 11 Unzen. Aeusserlich, namentlich rechts sehr fettreich. Muskulatur desselben blass und ebenfalls fettreich, an der Mitralis eine atheromatöse Verdickung. Im übrigen Körper nichts Besonderes.

83) *Marjolin* berichtet folgenden Fall aus seiner Praxis. Ein Mädchen von $7\,1/2$ Jahren, an Coxalgie leidend, sollte dem Bonnet'schen Verfahren unterworfen und zu diesem Zweck chloroformirt werden. Unter Beobachtung aller möglichen Vorsichtsmassregeln liess Verfasser zuerst einige Tropfen Chloroform auf einem Schwamm einathmen. Während der ersten Inhalation zeigte sich keinerlei Veränderung des bis dahin normalen Pulses, worauf Verfasser, da die erste Chloroformdosis nur etwas Agitation aber keine genügende Anästhesie und Muskelrelaxation hervorgerufen hatte, eine neue Menge Chloroform aufgoss. Diessmal schien die Anästhesie und Relaxation genügend zu sein, so dass Verfasser die nöthigen Flexions- und Extensionsbewegungen der leidenden Extremität begann, wobei er aber bemerkte, dass das Kind Alles fühlte, auch die Relaxation bald wieder vorüber war. Daher wurde nochmals etwas Chloroform aufgegossen und von Neuem eine unvollständige Anästhesie und Relaxation bewirkt. Verfasser begann von Neuem die Operation, welche anfangs von deutlichen Schmerzäusserungen begleitet war, bis plötzlich mit diesen zugleich alle Muskelresistenz aufhörte. Die Physiognomie des Kindes war verändert, der Kopf nach hinten gebogen, das Gesicht stärker gefärbt als einige Augenblicke vorher, die Augen starr, halb geöffnet, Puls- und Herzschlag unfühlbar und unhörbar. Patient machte noch 3—4 schwache Inspirationen und starb fast augenblicklich, weder künstliche Respiration

noch Elektrizität zeigten die mindeste Wirkung. Da keine der bekannten, die Anwendung des Chloroforms gefährlich machenden Complicationen (abgesehen von stattgehabter Anaemie) vorhanden, das Chloroform ganz rein war und bei einer späteren gleichen und viel länger dauernden Operation sich in jeder Hinsicht bewährte, so glaubt *Marjolin* an eine bei dem Kinde obwaltende Idiosynkrasie. Section nach 24 Stunden bei kaltem Wetter. Todtenstarre bedeutend, Pupille erweitert, ansehnliche Todtenflecken; in den Lungen ziemlich starke Hypostasie und Ecchymosen, kein Chloroformgeruch, kein Chloroform chemisch nachweisbar, Blut schwarz, dünnflüssig, beim Stehen in der Luft unverändert, beide Herzhälften und die Halsgefässe stark mit Blut erfüllt. Leberblut dunkel und flüssig, Hirnsinus von Blut ausgedehnt. Hirnsubstanz etwas blutreicher als gewöhnlich.

84) In Medic. Times and Gaz. Oct. 9. wird folgender Todesfall durch Chloroform mitgetheilt. Ein Knabe sollte wegen doppeltem Strabismus internus operirt werden. Das Chloroform wurde ihm auf einem Stück Leinwand applizirt und rief zuerst keine nennenswerthen Erscheinungen hervor. Als jedoch nach 3—4 Minuten die Operation begonnen wurde, und sich Zeichen von Empfindung einstellten, wurde eine neue Dosis Chloroform applizirt. Kaum war diess geschehen, als das Gesicht des Knaben leichenblass wurde und der Puls, der soeben noch fühlbar gewesen war, verschwand. Verziehen der Zunge, künstliche Respiration länger als $5/4$ Stunden fortgesetzt, kalte Begiessungen und Ammoniak blieben so gut wie erfolglos. Section 24 Stunden nach dem Tode. Hirnhäute in congestivem Zustande, Substanz des Gehirns mit der Pia mater verwachsen, Lungen äusserst blutreich, in der Luftröhre eine beträchtliche Menge klebrigen Schleimes; ihre Schleimhaut etwas congestiv. Rechter Herzventrikel zusammengefallen und leer, übrige Theile des Herzens normal, Blut sehr flüssig, Leber und Nieren sehr blutreich, Darmkanal normal. Patient hatte angeblich in seiner ersten Kindheit an Meningitis gelitten, sich aber seitdem wohl befunden. Die ganze Menge des portionsweise applizirten Chloroforms betrug etwa $1\frac{1}{2}$ Drachmen. Der Tod erfolgte anscheinend plötzlich durch Asphyxie.

1859.

Dr. *E. Gurlt* bringt als Fortsetzung zu *C. O. Weber's* Zusammenstellung der Chloroform-Todesfälle im Archiv für klinische Chirurgie Band I. Heft III. folgende neue Fälle:

85) Gazette des Hôpitaux 1854, S. 34. *Richet* beobachtete einen Todesfall bei einem kräftigen und gesunden Mann von 43 Jahren, bei dem die Narkose leicht eintrat und angewendet wurde wegen der Einrenkung eines luxirten Oberarmes. Es trat zuerst Pulslosigkeit bei noch fortdauernder Respiration ein, dann verlor sich auch diese trotz der eine halbe Stunde lang fortgesetzten künstlichen Respiration. Nach 24 Stunden Section. Kein Chloroformgeruch.

86) Ein weiterer Todesfall, der sehr wahrscheinlich dem Chloroform zuzuschreiben ist, kam bei *Maisonneuve* vor (Gaz. des Hôp. 1854, p. 131), wird jedoch von demselben nicht als solcher anerkannt, indem er behauptet, es habe sich bei dem in den sechziger Jahren befindlichen Kranken um eine Cerebralcongestion gehandelt, die bei dem Versuche, eine Oberschenkel-Luxation zu reponiren, aufgetreten sei, während der Patient kaum durch das Chloroform betäubt war und es seit mehr als 20 Minuten nicht mehr einathmete, als jene plötzliche Congestion entstand. Als von diesem Fall in der Pariser chirurgischen Gesellschaft die Rede war, erwähnte *Legouest*, dass in dem Orientkriege unter 18—19000 Operationen

87, 88) 2 Chloroform-Todesfälle vorgekommen seien, einer bei den Engländern, der andere bei den Franzosen.

89) Ein weiterer Todesfall erfolgte in *Manec's* Abtheilung in der Charité zu Paris (Gaz. des Hôp. 1854, p. 550) und betraf ein 50jähriges Frauenzimmer, welches unter den gewöhnlichen Erscheinungen zur Einrenkung einer Oberarmluxation im Liegen chloroformirt worden war. Die Wiederbelebungsversuche wurden 20 Minuten lang ohne Erfolg fortgesetzt.

Auch in den Londoner Hospitälern kamen 1859 einige Todesfälle vor, so

90) in dem Augenkranken-Hospital bei einem 15jährigen Mädchen während einer von *Critchett* ausgeführten Strabismus-Operation.

91) Medic. Times and Gaz. Juli 23. Im Westminster-Hospital (London) ereignete sich am 18. Juli folgender Todesfall durch Chloroform. Ein Mann von 45 Jahren wurde wegen zu machender Incision in den Penis und das Scrotum chloroformirt und dazu eine Drachme Chloroform mittelst eines Inhalationsapparates verwendet; da die Anae-

sthesie unvollständig war, so wurde noch eine halbe Drachme zuge-
geben, wobei Patient sich gut befand, und die Operation vorgenommen. Gleich darauf verschwand der Puls, das Athmen dauerte zwar
noch ein Paar Minuten fort, Patient starb aber trotz Tracheotomie, Galva-
nisirung und ¼ Stunde lang fortgesetzter künstlicher Respiration. Bei
der Section fanden sich die Lungenzellen (wahrscheinlich in Folge der
künstlichen Respiration) erweitert, übrigens die Lungen gesund, das
Herz fettig entartet, nicht eben blutreich, das Blut dünn, Nieren fettreich, Gehirn gesund.

92) Ein dritter Fall ereignete sich im St. Thomas Hospital (Medical Times und Gaz. 1859) bei einem 28jährigen Mann, der wegen
Verstauchung des Fussgelenkes nach einer vor mehreren Monaten stattgehabten Verletzung desselben von *Solly* amputirt werden sollte; nicht
lange vorher war derselbe Patient eine halbe Stunde lang ohne alle
üblen Zufälle chloroformirt gewesen.

93) Endlich starb im London - Hospital (ibidem) ein 57jähriger
Mann unter der Anwendung von Chloroform, bei welchem nach einer
bis ins Knie sich erstreckenden Fraktur des Unterschenkels Delirium tremens ausgebrochen und zur Beruhigung der furibunden Delirien Chloroform zu etwa einer halben Drachme angewendet worden war.

94) Prof. *Linhard* (Oestr. Zeitschrift für prakt. Heilk. V, 39, 1859)
beobachtete einen Fall von Chloroformtod, in welchem das lethale Ende
erst mehrere Stunden nach dem beendeten Chloroformiren eintrat. Einem
64jährigen, übrigens gesunden Bauernknechte, muthmasslicher Säufer,
wurde am 2. März früh 10 Uhr eine wallnussgrosse Cancroid - Geschwulst am rechten untern Augenlide exstirpirt. Das mehr als eine
halbe Stunde fortgesetzte Chloroformiren, bei welchem fast 1½ Unze
Chloroform verbraucht worden war, bewirkte nur etwas Schläfrigkeit.
Patient befand sich nach der Operation ganz wohl, stand am folgenden Tage um 6 Uhr auf, legte sich ½ Stunde darauf wieder nieder,
drehte sich auf die linke Seite, streckte sich lang aus und starb 18½
Stunden nach dem Chloroformiren. Section 24 Stunden nach dem
Tode. Von einer lethalen Veränderung der Organe und Gewebe war
nichts zu finden, namentlich kein bei alten Leuten oft schlagflussartige
Erscheinungen hervorrufendes Hirnödem. Das Blut zeigte ausser etwas
geringerer Coagulabilität keine Veränderung.

95) Dr. *L. Büchner* (*Virchow's* Arch. XVI. 6. 6. 1859) sah bei
einem seit langer Zeit erst an Morphium, dann an Chloroform gewöhnten, 40 Jahre alten Photographen Folgendes: Patient litt seit 6—7

Jahren an Gallensteinen, wegen deren er 2 Jahre lang allmählig bis auf 12 Gran täglich steigende Morphiumdosen nahm, die er in den nächsten 2 Jahren bis auf 1½ Gran täglich verminderte. Von da an griff er bei den zunehmenden Schmerzen oder wenn er sich über etwas geärgert hatte, in Zeiträumen von Wochen bis Monaten zum Aether oder Chloroform, indem er von ersterem binnen einigen Tagen 4 bis 5 Schoppen, von letzterem 8—30 Unzen inhalirte, welche ihm zwar Ruhe, aber hinterher gründlichen Katzenjammer verschafften, gegen den er dann wieder Opiumtinctur nahm. Zwischendurch traten Tobsuchtsanfälle ein, während Patient in den freien Zeiten sich als geschickter und fleissiger Arbeiter bewies. *B.*, welcher ihn ¾ Jahr lang beobachtete, fand ihn eines Morgens im Chloroformrausch im Bett liegend und ruhig athmend; einige Stunden später starb Patient ohne auffällige Erscheinungen. Bei der Sektion zeigten sich alle Organe, namentlich auch das Gehirn ohne bemerkbare pathologische Veränderung, nur enthielt die ausgedehnte Gallenblase 72 kleine Gallensteine, in dem Gallengange selbst fand sich einer von der Grösse einer Pistolenkugel.

—

1 8 6 0.

Fünf weitere Todesfälle bei Anwendung von Chloroform erwähnen die Mediz.-chirurg. Monatshefte von Dr. *Emil Friedrich*, Maiheft 1861.

96, 97) fielen im Bellevue-Spital zu Newyork vor. Der letztere betraf einen 40jährigen Mann, an dem die Circumcision wegen Schankers unter der Vorhaut gemacht werden sollte. Das Chloroform wurde vorsichtig und in kleinen Quantitäten applizirt. Die Respiration natürlich. Der Puls gut und es traten bald die der Anaesthesie gewöhnlich vorhergehenden Symptome von Muskularaktion ein. Die Menge war ʒjß, viel ging verloren durch die Luft. Nach 4—5 Minuten trat plötzlich schnarchende Exspiration ein, sofort wurde das Tuch gänzlich entfernt. Ungefähr eine Minute lang dauerte die schnarchende Exspiration, gefolgt von regelmässiger Inspiration, fort; sie erscheinen als die Zeichen der vollständigen anaesthetischen Wirkung; plötzlich aber nach einer langen schnarchenden Ausathmung folgte keine Inspiration mehr. Die Aerzte bewirkten nun künstliche Athmungsbewegungen und abwechselnd Zusammendrücken des Thorax; so athmete der Kranke noch eine kurze Zeit unvollständig und ohne dass der

Puls fühlbar war. Branntwein und eine Auflösung von CO_2 Amm. per
os et anum. Der Athem hörte schliesslich ganz auf. Die Auskultation
des Herzens ergab keinen Ton. Die Wiederbelebungsversuche blieben
erfolglos (Marshall Hall'sche Methode, Galvanisiren, Verziehen der
Zunge etc.). Nach einer Stunde und 10 Minuten wurden die Extremitäten kalt, die Pupille erweitert, die Augen starr. Section nach 28
Stunden bei warmem Wetter im August. Todtenstarre mässig, aus-
geprägter an den untern als an den obern Extremitäten. Körper wohl
genährt. Todtenflecken an den hintern Theilen des Stamms, am
Kopfe etc. Schanker der Glans penis. Dura mater normal. Unter
der Arachnoidea so viel Erguss, um die Sulci des Gehirns zu füllen,
an beiden Hirnhälften kleine Stückchen alter Lymphe; die oberflächlichen Gehirngefässe blutreich, wenig Serum in den Seitenventrikeln.
Gehirn übrigens normal. Jeder Pleura-Sack enthält ungefähr 8 blutiges Serum. Pericard. ij, beide sonst normal. Herz weich und
schlaff, bei mikroskop. Untersuchung gibt sich fettige Degeneration zu
erkennen = x. Das Muskelgewebe der rechten Seite von natürlicher
Farbe, Kammer und Vorkammer enthalten kein Gerinnsel, Klappen
normal. Muskelgewebe links ebenfalls normal, beide Höhlen kein geronnenes Blut enthaltend, die Klappen von heller Farbe, auf der Mitralis 2 Stückchen von Atherom. Beide Lungen congestionirt, besonders in dem hintern Theile der rechten Lunge finden sich einige apo-
plektische Heerde, besonders im obern und untern Lappen, beide Lungen ödematös und weniger krepitirend als gewöhnlich. In der Unter-
leibshöhle wenig blutiges Serum. Nieren gross, jede viij, beide gesund. Die Kapseln mehr adhärent als gewöhnlich und blutreich. Milz
normal. Leber gesund, 5 Pfd., blutreich. Der Magen zeigt eine Blut-
congestion nahe der Cardia und dem Pylorus. Eingeweide von Gas
aufgetrieben, sonst normal. Die Blase sehr contrahirt.

98)[1] In einem Arbeitshause in Liverpool verstarb eine alte Frau,
welche zur Beruhigung ihres heftigen Deliriums, wie schon früher,
chloroformirt wurde, und zwar in Abwesenheit des Arztes durch den
Governor (Inspektor) der Anstalt. Die Sektion ergab nichts Bemer-
kenswerthes.

99)[1] Ein Todesfall betraf einen 27jährigen Arzt zu Alloa, bei
welchem die Ausreissung eines eingewachsenen Nagels vorgenommen

---

[1] *E. Gurlt* Jahresbericht für 1860, 1861 a. a. O.

worden war; über die Sektion ist gesagt: Das Aussehen des Herzens und der andern Organe soll unzweifelhafte Zeichen von Erkrankung dargeboten haben.

100)[1] Es wird in der Lancet 1860 Vol. I. p. 20, 104) noch ein ähnlicher Fall, der einige Zeit vorher zu Giovan vorgekommen, kurz erwähnt.

101)[1] In der Newcastler Infirmary sollte ein sehr geschwächter Mann von 32 Jahren wegen skrophulöser Kniegelenks-Entzündung im Oberschenkel amputirt werden, nachdem er vorher als Analepticum Branntwein erhalten hatte.

102)[1] In der Cumberland Infirmary erfolgte bei einem Mann, bei dem wegen Striktur der sehr schmerzhafte Katheterismus vorgenommen werden sollte, der Tod ebenfalls nach kurzer Dauer des Einathmens. Bei der Sektion fanden sich Abscessen in den Nieren, Eiter im Ureter derselben Seite.

103) Dr. *Peake* in Yazoo (Missouri) sah einen Patienten nach einigen Minuten dem Chloroform erliegen. Derselbe war in Folge eines gangränösen Geschwüres des Unterschenkels sehr herabgekommen, hatte ein unmässiges Leben geführt und war an sehr hohe Dosen Morphium gewöhnt. Patient wurde liegend chloroformirt. Weitere Mittheilungen fehlen.

104) Einen andern Fall erzählt *Barbosa* in Lissabon. Die Chloroformirung, die wegen Entfernung zweier kleiner Geschwülste bei einem 29jährigen Mann am obern Augenlide vorgenommen werden sollte, ging langsam vor sich. Die Horizontal-Lage war eingehalten worden und der Tod trat ein, nachdem etwa 2 Drachmen Chloroform verbraucht waren. Sektion: Die Lungen waren hyperämisch und ecchymosirt, die grossen Venen mit Blut gefüllt, der rechte Ventrikel des Herzens enthielt Gerinnsel. Die übrigen Höhlungen waren leer.

105) *J. Forster Gray's* Mittheilung im Northampton Krankenhause. P. C., ein 42jähriger starker Irländer, Gewohnheitstrinker, sollte wegen eines faustgrossen Lipoms auf dem Rücken operirt werden. Er war gesund und wurde trotz Abrathens der Aerzte chloroformirt. Nach 3 bis 4 Minuten wurde er aufgeregt, delirirte und redete heftig und unaufhörlich. Im Verlaufe von ungefähr 8 Minuten verringerten sich diese Symptome, das Gesicht zeigte Blutcongestionen und der Athem wurde schnarchend. Der Puls war zu dieser Zeit voll und regelmässig

---

[1] *E. Gurlt*, Jahresbericht 1860, 1861 a. a. O.

Die Anwendung des Chloroforms wurde ganz eingestellt und der Kranke
auf die linke Seite gewendet, um den Tumor zugänglich zu machen.
In diesem Momente hörte die Respiration plötzlich auf. Die Zunge
wurde sofort durch eine Arterienzange vorgezogen, kalt HO über
Gesicht und Brust gespritzt und künstliche Respiration nach *Marshall
Hall's* Methode mittelst kräftiger Compression der Brustwände eingeleitet. Zuerst schien der Erfolg befriedigend. 3 oder 4 tiefe Muskular-
Inspirationen und einige schwächere Anstrengungen wurden von dem
Kranken ausgeführt. Auch Elektromagnetismus ward vergebens angewendet. Eine Stunde dauerten die Wiederbelebungsversuche vergeblich. Das eingeathmete Chloroform war vollkommen rein und das
ganze Quantum betrug 5½ ʒ. Der Kranke war unmässig und Säufer. Obduktion (23 Stunden p. mortem): Gesicht mehr blass als livid;
an den tiefgelegenen Körpertheilen mehr Ecchymosen, als gewöhnlich.
Die Dura mater längst dem Sinus longitudinalis leicht adhärirt. Die
Hirnsubstanz fest und natürlich, mit sehr zahlreichen dunklen Gefäss-
punkten. Die seitlichen Ventrikel enthielten ungefähr ʒij Flüssigkeit;
die Medulla oblongata und das kleine Gehirn erschienen gleich dem grossen Gehirn sehr blutreich, übrigens normal. Die Lungen strotzten
von venösem Blut, waren aber sonst normal; die Pleura glatt, ohne
Verwachsungen. Pericardium ohne Flüssigkeit. Herz gross, weich,
ohne ungewöhnlichen Fettreichthum. Seine Muskelsubstanz weich; die
Wände der Ventrikel, besonders des linken, dünner als gewöhnlich,
sonst ohne Abnormität. Die rechte Kammer war sehr ausgedehnt,
die linke verhältnissmässig leer. Das Blut überall sehr flüssig, die
Klappen, das Endocardium und die Gefässe an der Basis des Herzens
waren normal. Das Herz wog 10 ʒ. Der Körper nicht sehr fettreich. Die Unterleibseingeweide, so wie alle übrigen Organe zeigten
starke Blutcongestionen und waren ausserdem normal.

In einem Briefe an den Herausgeber der Medic. Times unterzieht
Dr. *Kidd* 3 Todesfälle, die unter Anwendung von Chloroform sich
ereigneten, einer genauen Kritik. Bei Besprechung des

106) Falles (zu Liverpool) weist er auf die Gemüthsbewegung
der Kranken auf dem Operationstisch, die in diesem Falle nur zu
deutlich hervortrat, als häufige Ursache des Chloroformtodes hin.

107) Dieser Fall betraf eine Dame, die Chloroform seit Jahren
bis zur Narkose gebraucht hatte, da ihr dasselbe allein bei hysterischer
Neuralgie Hülfe leistete. Sie hatte es an demselben Tage schon zweimal mit Erleichterung gebraucht. Als sie es an demselben Abend zum

dritten Male in verhältnissmässig kleiner Menge angewendet hatte, erwachte sie nicht wieder. Auch hier wieder war die Dame an den Gebrauch des Chloroforms gewohnt und doch erlag sie demselben. Es ist also die Anwendung des Chloroforms nie ohne Gefahr.

108) *Fano* (Gaz. des Hôpitaux. 1860 p. 540, 560) sah bei einem 26jährigen Manne bei der Operation eines eingewachsenen Nagels den Tod erfolgen, nachdem durch rythmische Compression des Thorax noch einige Respirationen erregt worden waren. Bei der Sektion fand sich eine Lungen-Apoplexie (?) und ausgedehnte Verwachsung zwischen der Lunge und der Thoraxwand.

109) Cincinnati Lancet and Observer und Gaz. des Hôpit. 1861, p. 540. Bei einem neuerdings beobachteten Todesfalle war es bemerkenswerth, dass, obgleich es gelang durch künstliche Respiration die Herz-Contraktion $1^1/_4$ Stunden lang zu unterhalten und spontane, wenn auch sehr seltene Respirationsbewegungen zu bewirken, dennoch der Tod eintrat.

110) Im dritten Fall starb eine Frau, bei welcher die Zange unter Chloroformnarkose angelegt worden war, 17 Stunden nach derselben. Nach dem ganzen Verlauf und dem Sektionsbefund kann ihr Tod unmöglich dem Chloroform zugeschrieben werden.

<hr>

1 8 6 1.

111) *W. E. C. Nourse* und *Field* zu Brighton (Medic. Times and Gazetta Vol. I. p. 490, 1861) beobachtete bei einem kräftigen muskulösen 50jährigen Menschen, anscheinend den Spirituosis ergeben, bei welchem, wie immer, Hämorrhoidalknoten unter dem Ecraseur entfernt werden sollten, den Tod nach starker Excitation. Alle Wiederbelebungsmittel waren fruchtlos.

112) Ein Todesfall ereignete sich im St. Marys Hospital zu London (ibidem p. 519), während der seit 8 Jahren an demselben angestellte Chloroformist *Edwards* das Chloroform anwendete; es sollte bei einem 8jährigen Knaben eine durch eine Brandnarbe nothwendig gemachte plastische Operation durch *Lane* vorgenommen werden. Es dauerte 10 Minuten, ehe der Patient betäubt wurde, dann wurde er, gegen Ende der Operation, ohnmächtig und es gelang nicht, ihn wieder zum Leben zu bringen. Bei der Sektion fand sich keine Spur von Erkrankung eines Organes.

113) Hygea Febr. 1862, Oestreich. Zeitschr. f. prakt. Heilkunde Nr. 18, 1862. Tödtliche Vergiftung durch Trinken von Chloroform, mitgetheilt von Dr. *Lamm* in Stockholm. Herr M. hatte wegen Schlaflosigkeit am 7. Oktober Chloroform getrunken und darauf 8 Stunden scheinbar ruhig geschlafen, bei etwas beschleunigter, hörbarer Respiration, mit vollem, etwas retardirtem Pulse und normaler Körperwärme. Augen geschlossen, Conjunktiva unempfindlich, Pupille stark erweitert. Die ausgeathmete Luft riecht nach Chloroform. Eisblase auf dem Kopf, Klystiere von Salz, kalte Waschungen längs der Wirbelsäule. Patient ist 35 Jahre, geistig sehr begabt, unruhigen Geistes, extravagant in seinen Unternehmungen, litt zeitweilig an Agrypnie, wogegen er Chloroform roch und zuweilen trank. Trotzdem war er nicht sehr an Chloroform gewöhnt, da einmal $1/_2$ Drachme genügte, ihn bei einer Zahnextraktion unempfindlich zu machen. Ausgiebige Ventilation war eingerichtet, Hände und Füsse wurden mit warmen Tüchern gerieben und umpackt, trotzdem sank der Puls und die Temperatur, so dass *Lamm* nach 2 Stunden mittelst Elektrizität künstliche Respiration hervorrief. Erst nach weiteren 2 Stunden verengerte sich die Pupille, der Puls wurde voller, der Körper wärmer. Die ausgeathmete Luft roch noch nach Chloroform. Urin mit Katheter, Faeces durch eine Klystir entfernt. Erst gegen 9 Uhr Abends trat mehr Leben, heftiger Schweiss, 160 Pulsschläge ein. Patient schien momentan besinnlich, aber nach $1/_2$ Stunde änderte sich die Scene. Patient wurde unruhiger und warf sich laut jammernd im Bett hin und her, der Schweiss nahm stets zu, der Puls wurde schwächer und häufiger, es trat Schleimstockung in der Luftröhre ein, die Pulsschläge wurden unzählbar, gegen Mitternacht verschied der Kranke. Sektion 38 Stunden nach dem Tode. Bedeutende Leichenstarre, viel Todtenflecken. Die Sinus voll Blut mit kleinen speckigen Blutkoagulis. Die grosse Hirnsichel enthielt viel Knochenkonkremente. Die Venen der Dura mater sehr blutreich. Die Gehirnsubstanz weich mit vielen grossen Blutpunkten besetzt. In den Pleurasäcken einige Löffel gelbliches Serum, die Lungen frei, theilweise sehr blutreich. Die Bronchien enthalten schäumigen, schwach blutgefärbten Schleim. Das rechte Herz enthielt viel weiches, dunkles Blutgerinnsel, die Muskulatur dunkelroth gefärbt, das Herz sonst gesund. Kehlkopf und Larynx enthielten viel stark schäumige, zähe farblose Flüssigkeit. Magen an der Cardia und am Fundus blutüberfüllt, Darmschleimhaut blass, Därme sehr von Gas aufgetrieben. Harnblase enthielt viel klaren Harn. Alle übrigen Organe normal. Chloro-

formgeruch war bei der Sektion nicht wahrzunehmen. Die Menge des genossenen Chloroforms ist nicht zu bestimmen. Die aufgefundene Flasche enthielt 2½ Unzen. Nach Angabe der Gattin des H. M. mag sie etwa zur Hälfte gefüllt gewesen sein, einen Theil des übriggebliebenen Chloroforms hatte sie ausgegossen. In der Flasche war noch etwa eine Drachme.

1 8 6 2.

114) Anfangs 1862 ist in Frankreich zum dritten Male der Fall vorgekommen, dass ein Kranker, welcher sich wegen der enormen Schmerzen bei dem Ausreissen eines eingewachsenen Nagels chloroformiren liess, plötzlich starb. Weitere Details fehlen.

115) Centralblatt für Mediz. Wissenschaft Nr. 38. *G. R. Cubitt.* chloroformirte einen Patienten und nach Einathmung von 3 Drachmen verschwand der bisher sorgsam beobachtete Puls plötzlich, und alle Reizmittel, selbst die künstliche Respiration nach sofortiger Eröffnung der Trachea hatte nur einige geringe Inspirationsversuche aber keine Spur von Herzschlag zur Folge. Die Sektion ergab allgemeine Anaemie, nirgends Congestionen. Sektion: linker Vorhof und Ventrikel leer und zusammengezogen, der rechte Vorhof und Ventrikel von einer sehr bedeutenden Menge halb coagulirten Blutes ausgedehnt, im Uebrigen unwesentliche Befunde.

Nachtrag.

In der Sitzung der pathol. Gesellschaft zu London vom 17. Nov. 1863 berichtet Dr. *Holmes* über 2 Fälle.

116) Der eine Fall betraf eine Kranke, welche einige Wochen vorher wegen einer Operation in kurzer Zeit chloroformirt worden und unter der Narkose gestorben war. Das Herz fand man nach dem Tode vollkommen gesund.

117) In dem 2ten Falle war ein Patient wegen einer Operation längere Zeit chloroformirt worden, genas, lebte noch 9 Tage und starb dann plötzlich. Bei der Section fand man das Herz ganz fettig degenerirt. *H.* hebt hervor, wie eine kurze Chloroform-Narkose einen Menschen mit vollkommen gesundem Herzen getödtet, während eine viel längere Narkose auf einen Menschen mit einem fettig degenerirten Herzen gar keinen nachtheiligen Einfluss geübt hat. Allg. Central-Zeitung 1864. 3.

118) Dr. *Ramsbotham* erwähnt einen Todesfall bei einer Entbindung, hier war aber Degeneration der Nieren und in Folge derselben gefährliche Congestionen nach den Lungen vorhanden. Sektionsbericht fehlt.

119) Einen ähnlichen Fall erwähnt *Murphy*, welcher Arzt jedoch den tödtlichen Ausgang nicht dem Chloroform zuschreibt.

———

Unter diesen 119 Fällen ist leider eine grosse Zahl so oberflächlich beschrieben, bei denen aber trotzdem anzunehmen, dass das Chloroform den Tod herbeigeführt hat, dass wir trotz dieser Ueberzeugung sie ausser Beachtung lassen müssen. Eine andere Reihe müssen wir ausschliessen, weil bei ihnen andere gewichtige Ursachen den Tod herbeigeführt hätten, auch wenn Chloroform hier nicht dargereicht worden wäre.

Ich lasse nun in kurzer tabellarischer Reihenfolge die Todesfälle folgen, die mit Sicherheit, oder wenigstens mit hoher Wahrscheinlichkeit der Chloroform-Anwendung ihren schnellen Eintritt verdanken, um aus dieser Zusammenstellung die weiteren Schlüsse zu ziehen. Alle die Fälle, in denen erst einige oder viele Stunden nach der Anwendung des Chloroforms der Tod eingetreten ist, haben wir bei dieser tabellarischen Uebersicht nicht in Rechnung bringen können und werden sie in der Folge besonders besprechen. —

Name	Zeitdauer bis zum Tode	Zeit der Sekt.	Aeusseres der Leiche	Blut	Schädelhöhle	Athmungsorgane	Herz	Unterleibshöhle	Notizen.
1 Hannah Greener	2—3 Min. Eine Drachme	nach 26 St.	Gewöhnl. Leichenstarre	Blut im Herz dunkelflüssig	Gehirn etwas congestionirt, ziemlich viel Serum.	Epiglottis, Larynx geröthet, Lungen sehr congestionirt, in den Lungenvenen schäumiges Blut mit Schleim	gesund, dunkles flüssiges Blut in beiden Kammern, weniger in der linken	Magen gesund u. andere Organe etwas congestionirt	Asphyxie.
2 Walter S.Badger.	1 Min.	22 St.	Gesicht bläulich livid	Blut im Herzen schwarz	Hirnhaut congestionirt. Hirn gesund	Lungen gesund, knisternd, sehr in die Höhe gedrängt	blass, schlaff, fettig degenerirt, schwarzes geronnenes Blut enthaltend.	Leber 8 Pfd. schwer, fettig degenerirt, reicht bis zur 3., 4. Rippe	Asphy.
3 Samuel Bennet	10 Min.	unbek.	Kein Fäulnissgeruch Haut blass	Im Herzen dunkelflüssig, venös	Sinus enthalten wenig Blut, Hirnmasse zeigt Blutpunkte	Luftröhre, Bronchien, bis in die kleinst. portweinfarben, Lungen gesund. blutreich, aufgetrieben, von schwarzer Farbe	gross, schlaff, eingeknickt, in den dünnen Ventrikeln je ½ Unze Blut	Unterleibsorgane sehr congestionirt, Leber bleifarben	Asphyxie.
4 John Schorter	6—7 Min.	—	—				—	—	Asphyxie.
5 Maria Stock	1 Min. blitzesschnell	27 St.	Leichengeruch, Leichenstarre, blasse Haut	überall flüssig. schwarz. lufthaltig	Wenig aber lufthaltiges Blut in allen Venen. Hirnsubstanz fest, keine Blutstropfen a. der Schnittfläche	Lungen oben gesund, untenm. Blut überfüllt, livid, Trachea u. Bronchien dunkelroth	schlaff, blutleer, Muskulatur leicht zerreisslich, Ven. pulman. lufthaltig	Leber sehr voluminös, blutroth, sehr dunkel, Milz weich, Blut lufthaltig	Asphyxie.

	Name	Zeitdauer bis zum Tode	Zeit der Sekt.	Aeusseres der Leiche	Blut	Schädelhöhle	Athmungsorgane	Herz	Unterleibshöhle	Notizen.
6	J. Verrier	6—7 Min.	nach 72 St. im Januar	Keine Spur von Fäulniss, Leichenstarre	schwarz, überall flüssig	Sinus viel schwarzes, flüssiges Blut enthaltend, Hirn gesund	Lungen kollabirt, schiefergrau, Gewebe normal	schlaff, blut-, luft-leer, kein Coagulum	Leber, Milz etwas congestionirt	Syncope.
7	Madame Labrune	blitzesschnell	38 St.	—	überall schwarz, flüssig, lufthaltig	Hirnhäute blutreich, Venen eben so, Hirn gesund, schwarze Blutpunkte auf der Schnittfläche zeigend	Lungen krepitirend, aussen und innen schiefergrau	schlaff, hein Coagulum, in der linken Auricula schwarzes lufthaltiges flüssiges Blut	in Abdomen viel Gas	Asphyxie.
8	Mrs. M. G. Simmons	2—10 Min.	26	Todtenflecken, Leichenstarre, Gesicht blass	überall flüssig, schwarz	Dura mater blutreich, Blut lufthaltig, Hirn normal	Lungen knisternd, congestionirt, in der Pleura viel Serum, Bronchialschleimbaut dunkelroth	schlaff, Höhlen ganz leer, im Pericardium 6 Drachmen Serum	Leber blass, blutarm, Nieren congestionirt	Asphyxie.
9	Johann Griffith	5—10 Min.	24	Glieder steif, Gesicht livid	nicht geronnen	Sinus und Gefässe wenig congestionirt, Hirn gesund, riecht süsslich	Lungen congestionirt, mit viel schäumigem Blutserum gefüllt	gross, schlaff, ganz leer	keine Congestion	Asphyxie.
10	William Bryan.	sehr rasch	unbek.	Leiche fett	vollständig flüssig. fast schwarz	Kopfschwarte, Sinus, Dura mater, Hirnhäute sehr congestiouirt, viel Blutpunkte in der weissen Substanz, Hirn normal	Trachea, Bronchien lebhaft congestionirt, beide Lungen stark hyperämisch	schlaff, dünn, fettig degenerirt, im rechten Herz Blut flüssig, dunkel	Leber gross, blut-überfüllt, Milz wie ein Sack voll schwarzen Blutes	Asphyxie.

	Name	Zeitdauer bis zum Tode	Zeit der Sekt.	Aeusseres der Leiche	Blut	Schädelhöhle	Athmungsorgane	Herz	Unterleibshöhle	Notizen.
11	Mde. J.	rasch	nach 50 St.	Verwesungszeichen, keine Leichenstarre	flüssig, dunkel wie Kirschsaft	Hirn nicht sehr blutreich, Luft in den Venen, Sinus gefüllt	Lungen knisternd, enthalten sehr wenig Blut	ganz schlaff, platt zusammengefallen, vollkommen leer	Leber blutleer, Milz und Nieren stark congestionirt	Syncope.
12	B. R.	rasch	24	—	dunkel kirschroth dünnflüssig	Gehirn fast blutleer, alle Gefässe leer, Medulla oblong. enthält 4 Unzen Blut	Lungen wie gewaltsam aufgeblasen, nicht sehr blutüberfüllt	Herz fast atropisch, viel Tuberkelu am Herzbeutel, Muskulatur leicht zerreissbar	Leber violett, mürbe, 102 Steinchen in der Gallenblase, alle Organe mürbe.	Asphyxie.
13	Daniel Schlyg	Tod vollst. nach 3/4 Stunden	—	—	—	—	—	—	—	Syncope.
14	Alex. Skott	4—5 Min.	—	—	—	—	—	—	—	Syncope.
15	Arthur Walter	unbest., Slbstmord. rsp. Selbstanwendg.	24	Todtenflecken, Leichenstarre	dunkel, dünnflüssig. Chlorofrmgeruch	Venen stark congestionirt, Gehirn theilweise geröthet, zeigt viel Blutpunkte, Chloroformgeruch	Lungen aufgetrieben, stark hyperämisch, dunkelfarbig	linkes Herz leer, rechtes enthält viel dünnflüssiges dunkles Blut	Milz und linke Niere congestionirt	Asphyxie.
16	Abby Pennock	Selbstmrd.	—	—	vollkommen flüssig	Gehirn und Häute vollkommen normal, keine Gefässcongestion	Linke Lunge dunkelblau congestionirt, die rechte unten ebenso, die obern Theile hochroth.	ungewöhnlich leer, schlaff, Ventrikel konkav satt konvex	Organe normal	Asphyxie.
17	Jonas Smith	Selbstmrd.	12—14	—	sehr dünnflüssig, sehr dunkel	—	Lungen vollk. gesund, blutreich	rechtes Herz stark von Blut ausgedehnt, linkes normal, ganz gesund	Leber und Nieren blutreich	Asphyxie.

Name	Zeitdauer bis zum Tode	Zeit der Sekt.	Aeusseres der Leiche	Blut	Schädelhöhle	Athmungsorgane	Herz	Unterleibshöhle	Notizen.
18 Thomas Hutton	7 Min.	nach 24 St.	Leichenstarre, Todtenflecken	dunkel, flüssig, nicht lufthaltig	Gefässe der Dura mater voll flüssiges Blut, viel Serum	Lungen mit flüssigem Blut gefüllt und viel infiltrirtes Serum	fettreich, äusserst schlaff, weich, fast ohne Blut. blass	Leber 5 Pfd.. Milz im Innern fast flüssig, 40 Unzen schwer	Asphyxie.
19 Mdc. Simon	äusserst rasch	72	Allg. Hautblässe, Todtenflecken, Leichenstarre, beginnende Fäulniss	dunkel, flüssig, fast pechschwarz, wen. Luftblasen	Hirnparenchym sehr weich, normal, wenig Serum	Lungen sehr voluminös, hinten weinroth, krepitirend	schlaff, rechts voll flüssigen Blutes. Venae cavae et jugul. enthalten viel Blut, im Pericardium 3 Esslöffel Serum	Leber von dunkler Farbe, enthält viel Blut, ebenso die erweichte Milz, Uterus voll pechschwarzen Blutes	Asphyxie.
20 M. W.	äusserst rasch	25	Keine Leichenstarre, kein Leichengeruch, viel Todtenflecken	schäumig, viel Blutblasen, flüssig, dunkelkirschroth	Gehirn normal, blutreicher als gewöhnlich, Venen enthalten viel lufthaltiges Blut	Trachea sehr injicirt, Lungen durchaus lufthaltig, blauroth	grauröthlich, welk, schlaff, wie ausgewaschen, beide Vorhöfe von Luft aufgetrieben, Kranzgefässe voll Luftblasen	Leber und Nieren voll dunkelkirschrothen schäumigen Blutes	Asphyxie.
21 Mann	15 Min.	—	—	—	blutüberfüllt	blutüberfüllt	—	—	Asphyxie.
22 Mann	5 Min.	—	—	—	blutleer	blutüberfüllt	schlaff	—	Asphyxie.
23 Mann	2½ Min.	—	—	—	—	—	—	—	Syncope.
24 Weib	—	—	—	—	—	blutüberfüllt	—	—	Asphyxie.

	Name	Zeitdauer bis zum Tode	Zeit der Sekt.	Aeusseres der Leiche	Blut	Schädelhöhle	Athmungsorgane	Herz	Unterleibshöhle	Notizen.
25	Mann	—	—	—	—	—	—	—	—	Asphyxie?
26	Weib	—	—	—	—	gesund	blutüberfüllt	leer, sehr dünn, fett	—	Asphyxie.
27	Weib	—	13	Todtenstarre	sehr flüssig	blutüberfüllt	Lungen blutreich	gesund, blutleer, schlaff, stellenweise dünn	Gedärme stellenweise streifig geröthet	Asphyxie.
28	Weib	—	24	—	—	—	—	fettig entartet	—	Syncope.
29	Weib	—	—	—	—	gesund	—	gesund	—	Spinalapoplexie.
30	Weib	5 Min.	—	—	—	gesund	blutüberfüllt	fettig entartet, Coronararterie atheromatös	—	Asphyxie.
31	Mann	—	—	—	—	gesund	blutüberfüllt	—	—	Asphyxie.
32	Weib	2	—	—	—	nicht blutüberfüllt	emphysematisch, gesund,	schlaff, blutleer	—	Syncope?
33	Weib	1½	—	—	—	normal, viel Serum	sehr blutüberfüllt	leer, Herzfaser etwas fettig	Lebercirrose	Asphyxie.
34	Weib	1½	—	—	sehr flüssig dunkel	—	—	schwach, dünn	—	Syncope?
35	Weib	—	—	—	—	Blutüberfüllung des Gehirns	blutüberfüllt	sehr klein, fettig, entartet	—	Asphyxie.
36	Knabe	—	—	—	—	—	—	—	—	Asphyxie.
37	Mann	8—10	—	—	—	blass	blutleer, emphysematisch	gesund	—	Syncope.
38	Mann	10-12 Sec. n.d.4Inhal. (6 Drchm.)	48	Leichenstarre mäs. Todtenfl.	dunkelroth flüssig	blutreich, Luftblasen in den Meningealarterien	gesund	leer, blass, Ven. cav., schwarzes Gerinnsel, schlaff,	—	Asphyxie.

7*

Name	Zeitdauer bis zum Tode	Zeit der Sekt.	Aeusseres der Leiche	Blut	Schädelhöhle	Athmungsorgane	Herz	Unterleibshöhle	Notizen.
39 Mann	rasch	nach 24 St.	livide Gesichtsfarbe	flüssig	Hirnhäut. injicirt, in den Ventrikeln ½ Unze Serum	blutreich	rechts voll flüssigen Blutes, links weniger, blass, schlaff,	viel Fett im Omentum u. den Baucheingeweiden	Asphyxie.
40 Mann	2 Min.	24	Leichenstarre	flüssig, lufthaltig, dunkel	Hirnsinus blass, blutleer, Gefässe der Pia mater voll flüssiges, lufthaltiges Blut	nicht kollabirt	links leer, rechts dunkles schäumiges Blut, 11 Unzen schwer, fettreich	normal	Syncope.
41 Mädchen	—	24	Leichenstarre, Todtenflecken	schwarz, dünnflüssig	Hirnsinus von Blut ausgedehnt, Hirnsubstanz blutreich	blutüberfüllt	viel Blut im Herzen und den Gefässen	Leberblut dunkel und flüssig	Asphyxie.
42 Knabe	5 Min.	24	—	sehr flüssig	Hirnhäute congestionirt	äusserstblutreich, in der Luftröhre viel klebriger Schleim	rechtes Herz zusammengefallen, leer, sonst normal	Leber und Nieren sehr blutreich	Asphyxie.
43 Mann	—	—	—	dünnflüssig	Gehirn normal	Lungenzellen erweitert, Lungen gesund	fettig entartet, nicht blutreich	Nieren fettreich	Asphyxie?
44 Mann	6—7 Min.	28	Leichenstarre mässig, Todtenflecken	—	Gehirngefässe blutreich, Gehirn normal	Lungencougestionirt, namentlich die rechte und beide hintere	im Pericardium 2 Unzen Serum, weich, schlaff, 10 Unzen schwer, vollkommen leer	Nieren gross, Milz normal, Leber blutreich	Asphyxie.
45 Mann	—	—	—	die grossen Venen voll flüssiges Blut	Die Venen voll Blut	Lungen sehr hyperämisch	links leer, rechts Gerinnsel	—	Asphyxie.

	Name	Zeitdauer bis zum Tode.	Zeit der Sekt.	Aeusseres der Leiche	Blut	Schädelhöhle	Athmungsorgane	Herz	Unterleibshöhle.	Notizen.
46	Mann	10 Min.	nach 23 St.	Todtenflecken	sehr flüssig	Hirnsubstanz fest, mit zahlreichen dunklen Blutpunkten, sonst normal	die Lungen strotzend von Blut, sonst normal	gross, weich, links leer, rechts ausgedehnt	die Unterleibseingeweide zeigen Blutreichthum	Asphyxie.
47	Mann	sehr rasch	—	Allg. Anaemie	flüssig	normal	Lungen normal	links leer, rechts voll halbflüssigen Blutes	normal	Asphyxie.
48	Knabe	10 Min.	—	—	—	normal	normal	normal	normal	Syncope.

Von den in der Chloroform-Kasuistik aufgeführten 119 Fällen sind nur 48 für unsere Beurtheilung geeignet und zwar vertheilen sich diese akut verlaufenen Fälle folgendermassen:

Asphyxie 36
Syncope . . . 11
Spinalapoplexie . 1

Bei diesen 47 Fällen (den Fall von Spinalapoplexie unbeachtet lassend) finden wir, dass sich die durch *a) Ohnmacht (Syncope)* herbeigeführten Fälle nach *Weber*[1]) durch Anaemie des Gehirns und der Lungen auszeichnen. Der Puls hörte längere oder kürzere Zeit vor dem Stillstande der Respiration zu schlagen auf (freilich ist offenbar das Aufhören des Pulses kein absolutes Merkmal des Stillstandes der Cirkulation, oft besteht die Herzbewegung noch lange fort, wenn der Puls auch nicht mehr schlägt); in vielen Fällen wird die plötzliche Blässe des Gesichts, die kühle Temperatur der Haut, die Starrheit der Gesichtszüge, zuweilen auch die Erweiterung der Pupille unter den Symptomen, die dem Tod vorangingen, erwähnt. Es sind diese Fälle 11, 7 Männer und 4 Weiber. Oft wird bei der Sektion das Vorkommen eines schlaffen, immer leeren Herzens, dessen Wandungen öfters fettig entartet, oft sehr dünn waren, erwähnt. Das Blut wurde meistens durch die Wirkung des Chloroforms schwarz und flüssig, nie roth gefunden.

b) Durch Asphyxie herbeigeführte Todesfälle. Der Tod kündigt sich an durch plötzlichen Stillstand der Respiration, welchem oft einzelne tief seufzende oder stertoröse Athemzüge vorangingen. Das Gesicht wird bald erst roth, turgescirend, bald sofort blass und starr; der Puls erlischt erst langsam und allmählig, steht aber oft auch gleich nach dem Aufhören der Athmung still. Die Sektion ergiebt Blutüberfüllung der Lungen und meistens auch des Gehirns, beide in verschiedenen Graden; selten sind beide ganz unbedeutend. Das Herz wurde oft schlaff und fettig gefunden, in einzelnen Fällen sehr blutreich, in anderen Fällen das linke Herz leer. Die Venen (wo der Befund notirt) immer sehr überfüllt mit dunklem, schwarzem Blut. Wir haben mit einigen der genauer beobachteten Todesfälle durch Selbstanwendung des Chloroforms im Ganzen 36 solche Fälle. Davon betreffen 21 Männer und 15 weibliche Wesen.

---

[1]) l. c. p. 35, 36, 37, 38,

Aus dieser Zusammenstellung und Berechnung ersieht man also, dass im Ganzen die Asphyxie bei Chloroformirten überhaupt gefährlicher als die Ohnmacht ist; denn nach *Weber's* Beobachtungen hat man weit öfter mit Ohnmachten bei Chloroformirten zu kämpfen, als Apoplexien, erstere sind dagegen im Ganzen genommen wohl weniger gefährlich, als letztere. Die Zeit, wenn beide eintreten, ist sehr verschieden; gewöhnlich treten gefährliche Symptome eher im Anfang der Narkose als später auf und es wechselt selbst die Empfänglichkeit desselben Individuums, indem es nicht selten beobachtet wurde, dass ein Mensch zu einer Zeit mit Leichtigkeit das Chloroform verträgt, der ein andermal lebensgefährliche Zufälle bekommt. Gerade dieser Umstand spricht aber dafür, dass in den Fällen der Gefahr es keineswegs die vollständige Lähmung des Nervensystems ist, welche den Tod wie in den Experimenten bei Thieren bedingt, sondern dass es vielmehr so leicht eintretende und durch zufällige Umstände begünstigte Krankheitsform wie Ohnmacht einerseits und andererseits bei mangelnder Oberaufsicht über die Respiration seitens des Nervensystems Apnoeen sind, welche die Gefahr bedingen. —

Dass zur Hervorrufung beider Zufälle das Chloroform so leicht beiträgt, liegt aber unserer Meinung nach besonders auch in dem Einathmen eines die Restauration und Decarbonisirung des Blutes wesentlich beeinträchtigenden Stoffes; dass das arterielle Blut beim Einathmen von Chloroform sehr häufig eine ungewöhnlich dunkle Farbe zeigt, kann man täglich beobachten; in fast allen Sektionsberichten wird des flüssigen schwarzen Blutes Erwähnung gethan; ein solches Blut muss die Herzbewegung so gut wie die Respiration herabsetzen und dass unter solchen Umständen Ohnmachten ungewöhnlich leicht eintreten, dass Erstickungsgefahr sich rasch entwickeln kann, wenn das Blut nur mangelhaft restaurirt wird, kann uns nicht wundern. *Weber* ist desshalb schliesslich der Meinung, dass die vorhandenen Beobachtungen uns vollkommen zu dem Ausspruch berechtigen, dass die Gefahr der Anaesthetica in der Leichtigkeit beruht, mit welcher Ohnmachten und Erstickungen eintreten, welche bei der vorhandenen Depression des Nervensystems sehr leicht den Tod herbeiführen können, und dass dieser bald durch Syncope, Aufhebung der Herzthätigkeit, bald durch Apnoe und Asphyxie, Aufhebung der respiratorischen Funktionen bedingt ist, indem beim Menschen wenigstens eine so vollständige Erschöpfung des Nervensystems, dass die Respiration durch Lähmung der Medulla oblongata stillstände und die Herzbewegung

in Folge davon aufhört, wie dies bei Thieren beobachtet wird, bis
jetzt glücklicherweise nicht vorgekommen ist. —

Theorien,

aufgestellt über den durch die Anästhetica herbeigeführten plötzlichen Tod.

Die oft so schnell tödtende Eigenschaft des Chloroforms veranlasste die verschiedensten Ansichten über seine Wirkung, über die Art und Weise der Herbeiführung des Todes, und die verschiedenen Vertheidiger und Gegner dieses wichtigen Mittels suchten nach ihrem Standpunkt nach Erklärung dieses in Dunkel gehüllten Vorganges.

Valentin (Handbuch der Physiologie II. 327) sagt: Man kann kaum bezweifeln, dass die Spannkraft der Aether- und Chloroformdämpfe das Absorbtionsvermögen, welches das Blut und die Ernährungsflüssigkeit für diese Stoffe besitzen und die Einflüsse, welche sie auf die Umwandlung des Blutes ausüben, manche Erscheinungen und vorzüglich die Schnelligkeit der Wirkung und die Aehnlichkeit mit den Erstickungsverhältnissen erklären. Wir können fast gewiss annehmen, dass die Hauptursache der Aetherwirkung in einer Störung der Molekularverhältnisse des Nervensystems gesucht werden müsse, die verhältnissmässig langsame aber immer noch mögliche Betäubung von Fröschen, deren Herz vorher ausgeschnitten worden, lehrt deutlich, dass die Aetherdämpfe nicht erst von dem kreisenden Blut aufgenommen zu werden brauchen, um ihren Einfluss geltend zu machen. Da sich die so verstümmelten Geschöpfe an der Luft erholen, so folgt, dass die Ausdünstung des Chloroforms die theilweise Rückkehr zu der früheren Beschaffenheit der Molekularverhältnisse selbst unter diesen Verhältnissen möglich macht. Was wir von den organischen Vorgängen bei der Wirkung der Anaesthetica wissen, beschränkt sich mithin auf den einzigen Umstand, dass das Zustandekommen der Anaesthesie einen gewissen von der Norm abweichenden Zustand des Centralnervensystems als nothwendige Bedingung voraussetzt. Da wir aber weder das materielle Substrat dieses Zustandes, noch auch den nächsten Grund seines Zustandekommens kennen, so versteht es sich

von selbst, dass thatsächlich der pharmakologische Process der anästhetischen Agentien in tiefes Dunkel gehüllt erscheinen muss.

Julius Vogel (Canstatt und Eisenmanns Jahresbericht 1849. III.
p. 8) meint, dass, da der Aether offenbar direkt auf die Nerven ein-
wirke und durch das Blut gewissermassen nur hindurchgehe, es nicht
befremden könne, wenn sich kaum irgend welche Veränderung des
Blutes in Folge der Aetherisation nachweisen lasse, namentlich, da
die Wirkung des Chloroforms schnell wieder aufgehoben werde, da es
rasch wieder aus dem Körper ausgeschieden wird. Die Lungen sind
das Hauptorgan dieser Ausscheidung. —

Casper (Handbuch der gerichtl. Medizin I. p. 608 ff.) rechnet
das Chloroform zu den neuro-paralytischen Giften, nach ihm bewirkt
es eine Lähmung des Central-Nervensystems, vermittelt durch direkte
Blutvergiftung. Alles was über die Wirkung der Chloroform-Einathmungen am Leben bleibender, wie über seine tödtlichen Wirkungen
und über seine Wirkungen an damit absichtlich getödteten Thieren
bekannt geworden ist, berechtigt dazu, dem Gifte diese Stellung anzuweisen. Seine rasch die Vitabilität der gesammten sen-
sitiven Nervensphäre deprimirende, halb lähmende Wirkung hat ja eben
ihm seinen Einfluss als Anaestheticum verschafft und gesichert. Ebenso
bewies die seiner Einathmung folgende Erschlaffung der Muskelfaser,
der willkührlichen wie der unwillkührlichen (Hohl-) Muskeln, der
Gebärmutter wie des Herzens seine deprimirende, halb lähmende
Wirkung auch auf das notorische Nervensystem. Wenn die Grenzen
dieser Wirkung überschritten werden, so entsteht blitzschnell der
Tod, wie er allen Neuroparalysen eigen ist. Endlich erwies die Neu-
roparalyse der im Ganzen negativen Obduktionsbefund.

Nach *Robert* (Commissionsbericht von 1853. Gaz. des Hôpit. 71.
72) erfolgt der Tod durch Idiosynkrasie gegen das Chloroform. Er
nahm an, dass der Tod durch eine Art Sideration wie durch gewisse
heftige Gifte erfolge und bedingt werde durch eine Herzparalyse, die
freilich nicht durch eine excessive Anwendung des Mittels — wie sie
z. B. *Baudens* vorzüglich anschuldigte — sondern durch eine eigenthümliche Prädisposition des Organismus, die ihrer Natur nach unbekannt, sich plötzlich entwickeln könne, entstehe. Diese Idiosynkrasie
zu erkennen, besitze die Wissenschaft kein Mittel. —

Maisonneuve hat die Aufhebung der respiratorischen Funktionen
— Asphyxie — dargethan und die Bedingungen kennen gelehrt, unter denen dieselbe in den verschiedenen Stadien des Chloroformirens ein-

treten kann. — Seiner Beobachtung nach könne sie sich gleich zu Anfang bei Kranken zeigen, die voll Vertrauen, mit Energie und zu stark einathmen. Der Tod ist hierbei plötzlich. Die Lippen werden blau, die Glieder erschlaffen. *Maisonneuve* hat hievon zwei Beispiele erlebt. *Robert* bemerkt hierzu, dass *M.* anscheinend die Symptome der Asphyxie mit denen der Vergiftung durch zu starke Chloroform-Inhalation verwechselt habe, denn zur Erzeugung asphyktischer Zustände gehört Abwesenheit oder ungenügende Menge von atmosphärischer Luft, auch kann man eine Asphyxie nicht bei einem Individuum voraussehen, welches mit vollen Zügen anästhetische Gase einathmet. Es ist zwar richtig, dass, wie *Gay-Lussac* bemerkt, die Rarefaction der Luft im Verhältniss mit der Beimengung von Gasen zunimmt, doch führt dieselbe, so lange noch atmosphärische Luft da ist, nicht zur Asphyxie, vielmehr ersetzt der Organismus durch Beschleunigung der Athemzüge das verminderte Sauerstoffquantum. Uebrigens tödtet die Asphyxie nicht so blitzartig schnell wie das Chloroform. *Robert* schliesst daraus, dass der Tod nicht asphyktisch, sondern durch Vergiftung mit deletären Gasen eintrete. *Maisonneuve* sagt: bei manchen Individuen treten spasmodische Contraktionen der Brust und der Larynx ein, wobei die Respiration oft eine Minute sistirt und das Gesicht geröthet ist. An sich ist dieser Zustand nicht gefährlich und hört gewöhnlich von selbst auf, wenn nicht der Operateur in dem Moment, wo der erste tiefe Athemzug, der die unmittelbare Folge der spasmodischen Contraktion ist, noch das Chloroform vor den Mund hält. Ist dies der Fall, so dringt das Chloroform tief und rein bis in die Bronchien ein und Asphyxie ist die Folge. Nach *Robert* ist die Gefahr der Asphyxie nur vorhanden, so lange die krampfhatte Contraktion dauert, die spätere Gefahr wird durch die toxische Eigenschaft des Chloroforms bedingt.

Wie lange die Asphyxie, ohne das Leben zu gefährden, bestehen kann, ist nicht bestimmt, dürfte aber wenige Minuten nicht überschreiten, die Zeit aber, in welcher die bereits wieder eingetretene, wenn auch schwache und unregelmässige Respiration durch künstliches Athmen unterhalten werden kann, ist beträchtlich lang und variirt zwischen $1\frac{1}{4}-1\frac{1}{2}$ Stunde (Wiener Zeitschrift a. a. O.). —

Als Ursache der Asphyxie führen *Bouisson* und *Demarquay* an, dass bei manchen Individuen das Chloroform Salivation bedingt und vermehrte Schleimabsonderung, welche, da das Bedürfniss der Expektoration nicht gefühlt wird, stertoröses Athmen und bei fortgesetzter

Inhalation, so wie, wenn man nicht das Einathmen frischer Luft gestattet, Asphyxie bewirken kann. *Robert* kann nicht angeben, ob der Tod wirklich durch diesen Zustand bedingt worden sei, er glaubt aber mit *Denonvilliers,* dass die Asphyxie überhaupt keine grosse Gefahr bedinge.

Dr. *Ullrich* (Wiener Zeitschrift 1. 2. 3. 1858) beobachtete zwei Fälle von Asphyxie, die aber nach $1\frac{1}{4}$—$1\frac{1}{2}$stündiger Anstrengung wieder zum Leben kamen, und er machte besonders darauf aufmerksam, dass bei Patienten, die noch am Leben sind, die Luft mit hörbarem, sonorem Geräusch aus den Lungen entweicht, sobald man künstliche Respiration vornimmt, da bei wirklich Todten die Luft unhörbar oder mit einem klanglosen Zerplatzen und Auf- und Absteigen des schäumigen Trachealschleimes entweicht, bis endlich das Trachealgeräusch verschwunden ist. So lange also dieser sonore Ton sich hören lässt, soll man die gelähmten Lungen künstlich zum Athmen zu bringen suchen.

Schwerer als das Eintreten der — später zu besprechenden — Ohnmacht, Syncope, — sagt *Weber* (a. a. O. p. 28. ff.), ist das Eintreten der Apnoe und dadurch bedingten Asphyxie zu erklären. Einmal ist es in einer Reihe von Fällen indess sehr wahrscheinlich, dass die sehr ängstlich und rasch einathmenden Kranken durch eine zu grosse Menge Chloroform plötzlich durch die verschiedenen sonst sich langsam entwickelnden Stadien der Narkose hindurchgeführt werden, was besonders leicht auch dann geschieht, wenn ein zu grosses Quantum Chloroform zu nahe vorgehalten wird, so dass nicht die genügende Menge atmosphärischer Luft mit eingeathmet wird. Ferner scheint es, als ob die Kranken zuweilen Unregelmässigkeiten im Athemholen, welches doch theilweise auch von der Willkühr abhängt, unterworfen sind, die dann sehr leicht bei der schon durch das eingeathmete Chloroform beeinträchtigten *Decarbonisirung* des Blutes gefährlich werden. *Weber* hat bei einer grossen Anzahl von Kranken, theils als langjähriger Assistenzarzt der Bonner chirurgischen Klinik, theils in eigener Praxis häufig während der Narkose solche Unregelmässigkeiten, namentlich gerade im Beginn der Narkose, wenn der Kranke noch äussern Eindrücken zugänglich ist, beobachtet. Zuweilen ist es Eigensinn, Widerwille der Kranken, welche sie zu mangelhaftem Athemholen veranlassen. Im Beginne des narkotischen Schlafes stehen zuweilen die Athembewegungen nicht blos bei Menschen, sondern auch bei Thieren, ganz still; auf eine energische Ermunterung

und Aufforderung athmet dann der halbbetäubte Mensch wieder regelmässiger ein ; ebenso hat *Weber* aber auch mehrfach gesehen, dass das
Athemholen länger sistirt und schon gefährliche Symptome dadurch
sehr rasch entstanden waren. Dieses mangelhafte Athmen wird zuweilen
von den Kranken selbst empfunden und es ist bei mehreren Todesfällen vorgekommen, dass die Kranken mit dem Rufe „ich ersticke“
zusammenstürzten. Aengstliche, tiefe, seufzende Inspirationen, ja ein
wahres Schnappen nach Luft ist nicht selten unmittelbar vor dem
Tode gesehen worden.

Man hat sich auf die Sektionsergebnisse berufen, um die hier
vorgetragene Ansicht zu widerlegen; man hat aus denselben die wi-
dersprechendsten Thatsachen entnehmen wollen und schliesslich vielfach behauptet, dass die Sektionen gar keinen Aufschluss über die
Art, wie der Tod eintrete, geben könnten. Allein was ist die einzig
rationelle Grundlage unserer Erklärung von Krankheitserscheinungen,
wenn nicht die Untersuchung der Leiche? Die Symptome sind sehr
schwankend und schon *Bichat* hat nachgewiesen, wie gerade bei der
Asphyxie die Schlussakte des erlöschenden Lebens sehr wechseln, und
von kleinen Zufälligkeiten die Variationen der letzten Lebensmomente
abhängen. Die Sektionsergebnisse sind weit constanter, sie sind weit
sicherer und zeigen in Bezug auf den Chloroformtod Uebereinstim-
mendes genug. Freilich sind es nicht grobe und so in die Augen fallende Veränderungen, wie wir sie nach Krankheiten finden. Es genügt
unter solchen Umständen schon eine starke Blutüberfüllung oder eine
Blutleere, um den Tod zu erklären, der dadurch dennoch ebensowenig
dynamisch *(Bouisson)* erfolgt, sondern ebenso materielle Ursachen hat,
wie in jenen Fällen, wo die Leiche tiefer gehende Degeneration auf-
weist. *Bichat* (recherches sur la vie et la mort S. 424 ff.) zeigte,
wie beim Aufhören der mechanischen Phänomen des Athmens nothwendiger Weise die chemische Aktion der Respiration erlischt, dann
die Cerebralfunktionen still stehen, weil das Gehirn kein rothes Blut
mehr empfängt und von da aus die Cirkulation endlich zum Stillstande
gelangt, und andererseits beim Aufhören der chemischen Athemvor-
gänge (wie bei Luftmangel oder beim Einathmen deletärer Gase)
zuerst die Hirnfunktionen und erst von hier aus die mechanische Respiration gehemmt werden, wie aber die begleitenden Symptome in
beiden Fällen grossem Wechsel unterworfen sind, wie bald Lividität,
bald Blässe des Gesichts, bald krampfhafte Muskelactionen, bald auch
ein ganz ruhiges Einschlafen dem Tode vorangehen. Das Herz steht

still, weil der Stoffwechsel, der zu seiner Bewegung nothwendig ist, durch das in den Kranzadern kreisende schwarze Blut nicht unterhalten wird. 30 Sekunden mangelnde Athmung machen das arterielle Blut schon dunkel; nach $1^1/_2$ Minuten ist schon kein Unterschied zwischen beiden Blutarten bemerkbar (S. 389). Schwarzes Blut findet sich in allen Organen, vorzugsweise aber in dem System des schwarzen Blutes angehäuft. Daher erscheinen meistens die Lungenarterien, der rechte Ventrikel und Vorhof, das ganze Venensystem blutüberfüllt, während das arterielle System aber auch schwarzes Blut in grösserer oder geringerer Menge enthält. Die Lungen und das Gehirn sind zwar auch meistens mit schwarzem Blut überfüllt, aber die Blutüberfüllung der Lungen ist kein constantes Leichenphänomen in der Asphyxie. Je schneller die letztere eintritt, desto geringer ist die Blutüberfüllung der Lungen und Venen (S. 338).

Bei Gelegenheit eines in der Charité zu Paris während der Chloroform-Anaesthesie bei einer Frau vorgekommenen Todesfalls erinnert *Faure* (Archives générales de Médic. 1860 Vol. I. pag. 56) an die in demselben Journal 1858 veröffentlichte, bei Experimenten an Thieren gemachte Beobachtung, dass, wenn das Chloroform, statt sich während der Inhalation gleichmässig in den Lungen zu verbreiten, an einzelnen Stellen sich concentrirt, dadurch in dem Lungengewebe solche Veränderungen entstehen, welche die Respiration sehr bedeutend erschweren. Es zeigen nämlich die Lungen, statt einer gleichmässigen Färbung, violettrothe, oft selbst schwärzliche Flecken, welche beim Einschneiden tief innerlich mehr als äusserlich ausgedehnte Ecchimose darstellen, während die betreffende Stelle nicht mehr crepitirt. Diese Veränderungen des Lungengewebes entsprechen im Kleinen denjenigen, welche durch die (künstlich mit einer in die Bronchien gebrachten Röhre hervorgerufene) Einwirkung des flüssigen Chloroforms herbeigeführt werden. Dieselben Veränderungen, wie sie von *F.* bei Thieren beobachtet wurden, bei welchen er während der Inhalation künstlich eine Störung eintreten liess, fand *F. bei der oben erwähnten Frau* an der *rechten Lunge,* welche durch so *feste Verwachsungen* mit der Wand des Thorax im Innern desselben fixirt war, dass sie nur mit Zerreissung des Lungengewebes herausgenommen werden konnte. Es zeigte sich äusserlich dieselbe ohne Crepitation, einer sehr dichten fleischigen Masse ähnlich, dunkelroth, an einigen Stellen selbst schwärzlich gefärbt; auf den Durchschnitt waren in ganzer Ausdehnung sehr dunkelrothe Stellen von einer der gewöhnlichen Leichen-

Hepatisation ähnliche Resistenz vorhanden. Nur in der Spitze der linken Lunge fand sich eine ähnliche Stelle. *F.* glaubt nun in der ausgedehnten Adhäsion der Pleura und der dadurch sehr erschwerten Beweglichkeit der Lungen einen Grund für die unregelmässige Vertheilung der Chloroformdämpfe, die sich an einzelnen Stellen anhäufen, an andere aber kaum gelangen, finden zu können, durch welche dieselben Veränderungen, wie bei den Experimenten an Thieren herbeigeführt wurde. — *F.* empfiehlt schliesslich, die Individuen, welche man chloroformiren will, zuvor zu auskultiren. *E. Gurlt* l. c. 49. 50.

Die Zufälle der Aufhebung der Herzthätigkeit — Syncope — sind weit häufiger und weit gefährlicher als die der Asphyxie. A priori ist dies schon wahrscheinlich, da zufolge von Versuchen an Thieren und täglich zu machenden Beobachtungen an Thieren das Chloroform die Herzthätigkeit schwächt. Die Ohnmacht, die zuweilen selbst vor dem Aufhören der Muskelaction, durch Stillstand des Herzens und dadurch bedingte Anaemie des Gehirns eintritt, wird durch jede Disposition des Kranken zu Ohnmachten. Hierzu muss man noch die während der chirurgischen Operationen hinzutretenden Veranlassungen zur Ohnmacht rechnen, wie Gemüthsbewegungen, Muthlosigkeit, Chlorose, angeborene oder erworbene Schwäche, Blutverlust. Der Eintritt der Syncope ist plötzlich; ihr Fortschreiten so rapid, dass oft in wenigen Augenblicken der Puls kaum mehr fühlbar, das Leben fast erloschen ist. Dazu kommt der Umstand, dass bei der Syncope nach Chloroform die mangelnde Empfindlichkeit der Haut und der Schleimhäute diese für die Einwirkung von Belebungsmitteln: Ammoniak, Kitzeln und Schmerz, welche unter andern Verhältnissen sich so wirksam beweisen, unempfindlich macht, weil die gänzliche Paralyse der schon betäubten Organe hier weit eher eintritt, als unter gewöhnlichen Umständen. Wirken die Reize, gelingt es die Centralorgane aus ihrem Schlafe zu erwecken, so dass sie die Herzthätigkeit wieder reguliren, so geht die Ohnmacht gefahrlos vorüber; gelingt dies nicht, so erlischt mit der Herzthätigkeit das Leben. Interessant ist die zuerst von *Sédillot* und dann von allen Praktikern gemachte Erfahrung, dass die hyposthenische Wirkung nach Beendigung der Inhalation nicht nur noch eine Zeit lang fortdauert, sondern sogar noch zunimmt. Die Ursache ist hiervon, dass das einmal mit Chloroform geschwängerte Blut fortfährt, das anästhetisch wirkende Agens nach allen Organen, namentlich nach dem Gehirn und dem Herzen zu führen. Lange dauert indess dieser Zustand nicht, da das Chloroform in Folge seiner Flüchtigkeit von den Lungenbläschen aus entfernt wird. Der Eintritt der Syncope kann früher oder später nach dem Aufhören der Inhalation erfolgen, einmal aber zum Bewusstsein zurückgekehrt, ist der Patient den deletären Einwirkungen des Chloroforms entzogen.

In allen Fällen von Tödtung durch Chloroform (*Behrend*, a. a. O.), in welchen der Zustand des Pulses zur Zeit des Ereignisses genau beobachtet worden, fand sich, dass der Puls immer ganz plötzlich still stand und nur in zwei Fällen war eine sehr geringe Andeutung einer Wiederkehr des Pulses nach kurzen Intervallen bemerkbar. In mehreren Fällen bemerkt man sogar, dass der letzte Pulsschlag an Kraft sich nicht von den gewöhnlichen Pulsschlägen des Subjekts unterschied. Dieses ist ganz anders bei gewöhnlicher Asphyxie; bei vollständiger Luftabsperrung behält der Puls seine gewöhnliche Stärke 1—2 Minuten und wird dann allmählich langsamer und schwächer während der nächsten 2—3 Minuten, bis er endlich ganz aufhört. In 12 unter 44 von *Snow* zusammengestellten Fällen wurde das Angesicht des Patienten in dem Augenblick, als die gewöhnliche Lebensgefahr eintrat, ganz blass, und *Snow* glaubt, dass dieses Symptom auch gewiss in vielen andern Fällen vorhanden gewesen, aber entweder übersehen oder nicht notirt worden ist. Dieses plötzliche Bleichwerden des Gesichts ist ein Zeichen des herannahenden Todes, der mit erlöschender Thätigkeit des Herzens beginnt und also ganz anders eintritt, als bei der Asphyxie. Viermal unter obigen 44 Fällen wurde der Arzt zuerst durch einen plötzlichen Stillstand der Blutung auf die grosse Gefahr des Kranken aufmerksam gemacht und man muss gestehen, dass diese Erscheinung den Eintritt einer plötzlichen Syncope noch deutlicher darthut, als die schon angeführten Umstände.

Die Leichenphänomene bei der Ohnmacht, die zunächst durch Stillstand des Herzens ein Erlöschen der Hirnthätigkeit, von hier aus Aufhören der mechanischen Respirationsphänomene bedingt, sind nach *Bichat* (l. c. S. 306) dagegen: Anaemie des Gehirns, Zusammengefallensein der Lungen, jedenfalls keine Blutanhäufung in denselben, indem die plötzlich aufhörende Cirkulation die Lungengefässe nicht füllt, Anwesenheit von rothem Blut im Herzen und zwar im linken, wie in den Arterien. —

Auch in denjenigen Fällen, wo der Tod vom Gehirn ausgeht, finden sich die Lungen meistens blutleer. (*Bichat* S. 459.) —

Viele glauben, der Tod trete ganz unabhängig von dem Chloroform ein, wie ja nach Operationen öfters plötzlich der Operirte verscheide.

Mackenzie (Monthley Journal) theilt, um zu zeigen, wie vorsichtig man mit seinem Urtheil sein müsse, einen Fall mit, wo bei einem alten Manne ohne Chloroform ein Radiusbruch eingerichtet wurde und der Patient plötzlich, während er sich mit seiner Umgebung unterhielt, starb. Auch die französische Akademie giebt bei Beurtheilung des Todes von Maria Stock dem Minister ihr Gutachten dahin ab: es giebt in der Wissenschaft eine grosse Anzahl ganz analoger Beispiele von plötzlichem und unerwartetem Tode, sowohl bei Gelegenheit einer Operation, als auch ohne eine solche, aber namentlich ohne Chloroform-Gebrauch, ohne dass die genauesten Nachforschungen die Todesursache anzugeben gestatteten. — So zog z. B. *Desault* bei einem Patienten, an welchem er die Lithotomie ausführen wollte, die Schnittlinie mit dem Fingernagel aufs Perinäum. Der Patient schreit plötzlich auf — und ist todt. *Stanley* erzählt einen ähnlichen Fall. *Chopart* sah einen jungen Menschen todt zusammenstürzen, an welchem er eben das Praeputium spalten wollte. *Garangeot* verlor einen Kranken in dem Augenblick als er ein Panaritium zu öffnen im Begriff stand. Dr. *Kidd*, der diese 4 Fälle mittheilt, meint: wenn nun diese 4 Patienten, die nur einige Beispiele aus einer grösseren Reihe von Todesfällen sind, chloroformirt worden wären? Trüge das Anaestheticum Schuld daran? Werden aber die Vertheidiger des Chloroforms diese Fälle, in denen nicht chloroformirt wurde, nicht benützen können, um den Nutzen des Chloroforms nachzuweisen, indem sie behaupten, dass, wenn bei diesen Patienten, die sich wohl sehr vor der Operation mögen gefürchtet haben, chloroformirt worden wäre, sie nicht eines so plötzlichen Todes gestorben wären.

Cazenave in Bordeaux erzählt einen *Kidd's* erstem Fall ganz analogen. Ein 40jähriger Mann war mit seinem Pferd gestürzt und hatte ein Bein gebrochen. Die Amputation schien nothwendig. Patient wurde jedoch durch die Idee, sein Bein zu verlieren, so herabgestimmt, dass man, obgleich man ihn chloroformiren wollte, dies doch unterliess und nur übereinkam, den Kranken blos scheinbar zu chloroformiren. Es wurde ein Tuch ohne Chloroform weit vom Gesicht gehalten. Patient hatte jedoch kaum vier Athemzüge gethan, als plötzlich die Respiration stockte und das Herz aufhörte zu schlagen. Alle Mittel blieben erfolglos. Der Unglückliche war todt. —

Andere nannten das Mittel ein dem menschlichen Organismus absolut nachtheiliges und wollten es ganz aus der Praxis verbannen; zu diesen gehörte *Grean*, der jeden Todesfall, der nach der Chloroformirung eines Patienten eintritt, dem Chloroform beimisst, ohne genau zu untersuchen, wie viel Schuld das Chloroform, wie viel andere Ursachen daran haben.

John Snow, ein mit dem Gebrauch des Chloroforms sehr vertrauter Operateur, leitet die Gefahr von plötzlichem, raschem Einathmen eines zu concentrirten Chloroformdampfes her. Nach ihm (*Berend* a. a. O.) liegt aber die Schuld des Todes daran, dass die Verdünnung mit atmosphärischer Luft nicht genügend gewesen, oder mit anderen Worten, dass die eingeathmete Luft durch ihren zu starken Gehalt an Chloroform die Athmungs- und Herzthätigkeit plötzlich lähmte. Er eifert daher auch bei jeder Gelegenheit gegen die *Simpson*'sche Anwendung des Chloroformdampfes und empfiehlt einen Inhalator, bei dem man das Verhältniss des anästhetischen Dampfes zur atmosphärischen Luft reguliren kann, und der das hastige, rasche Einathmen eines, wenn auch nicht zu grossen, aber zu concentrirten Quantums verhindert. Nach *Snow* kann man gleich 5% Chloroform auf 95% atmosphärische Luft ohne Nachtheil einathmen lassen. 8—10% sind schon gefahrbringend. Doch auch dies ist nicht der Grund des Todes, denn die weitaus grösste Zahl aller Chloroformirungen geschieht nach der *Simpson*'schen Methode und doch verlaufen sie fast immer glücklich.

Sédillot stellte den Satz auf: Le chloroform pur et bien employé, ne tue jamais. Wie oft aber ist das Chloroform vollkommen rein und vor und nachher sind mit demselben Chloroform, das den Tod eines Menschen zur Folge hatte, andere Personen gut und ohne Nachtheil chloroformirt worden, und selbst Aerzte, die schon zahllose Operationen mit Chloroform glücklich vollführt hatten, wo es also bien employé war, haben Kranke durch dessen Anwendung verloren. Die häufigste Verunreinigung des Chloroforms ist die mit Schwefelsäure. Diese Säure ist bekanntlich nicht flüchtig und geht daher beim Einathmen sicher nicht mit über. Oder es sind schwere ölähnliche, noch nicht hinlänglich bekannte Chlorverbindungen, welche bei einem längeren, dem Lichte ausgesetzten oder schlecht bereiteten Chloroform vorkommen. Diese haben aber einen so unangenehmen, ekelerregenden oder in andern Fällen zu heftigen, süssen, reizenden Geruch, dass sie gar nicht geathmet werden können, auch diese Verunreinigung sofort bemerkt werden muss. In keinem der vorgekommenen Todesfälle ist die *Sédillot*'sche Ansicht auch nur in irgend einer Beziehung bestätigt worden. (*Weber* a. a. O. p. 21.)

Andere wieder suchen den Chloroformtod durch mechanische Ursachen zu erklären, wie *Stanelli*, *Ricord*, *Yvonneau*, die den Tod durch Verschliessung des Kehlkopfes durch den Kehldeckel und dadurch bedingte Asphyxie erklärten, *Stanelli* geradezu durch Verschliessen der Stimmritze durch Schleim oder fremde Körper, eine Behauptung, die jedes faktischen Beweises entbehrt. (*Weber* a. a. O. p. 22.) Man hat oft genug seitdem sofort zu dem von *Ricord* angegebenen Hülfsmittel seine Zuflucht genommen, man hat die Zunge hervorgezogen, den Kehldeckel aufgerichtet, den Schleim, wenn solcher da war — weggeräumt, doch hat man dadurch den Tod nicht abwenden können. Die oben erwähnten Versuche an Thieren haben gezeigt, dass die behauptete mechanische Verschliessung der Luftwege nicht vorkommt, dass die Tracheotomie den Tod nicht abwendet. Noch weiter, sagt *Weber* (a. a. O. p. 23), man hat bei Sektionen auf die Lage der Zunge und des Kehldeckels sorgfältig geachtet — man hat sie durchaus normal und nicht in dem behaupteten Verhalten gefunden. Damit soll nicht gesagt sein, dass nicht, wenn durch das Chloroform bereits asphyktische Erscheinungen herbeigeführt wurden, im Moment des erlöschenden Lebens ein mechanisches Herabsinken der Zunge und des Kehldeckels den Tod beschleunigen — die Wiederbelebung erschweren könne; es wird immerhin gut sein, bei drohender Todesgefahr und zur Erleichterung der künstlichen Respiration, die von *Ricord* empfohlene Massregel zu verwenden. —

Nachdem *Behrend* (zur Chloroform-Kasuistik, Hannover 1850 und zur Chloroform-Frage, Breslau 1852) mit grosser Sorgfalt die vorgekommenen Todesfälle zusammengestellt und sie im Einzelnen einer eingehenden Kritik unterworfen, kommt er zu der Aufstellung der Ansicht, dass die ganze Frage über den Chloroformtod zur Entscheidung noch nicht reif sei, dass man das Chloroform *nicht* zu den Giften zählen könne, und dass die beobachteten Sektionsbefunde keine Aufklärung zu geben vermöchten. Es sei ihm wahrscheinlich, dass der Vorgang nicht immer derselbe gewesen. — (*Weber* a. a. O. p. 21. 22.)

Eine sehr verbreitete Ansicht von *Casper*, *Snow*, *Drey*, *Gosselin*, *Sibson* etc. ist die, dass der Tod durch unmittelbare Aufhebung der Herzbewegung erfolge und zwar bedingt sei durch den lähmenden

Einfluss des mit Chloroform geschwängerten oder durch das Mittel veränderten Blutes auf die Herzwände.

Gosselin (*Weber* a. a. O. p. 25, 26, 27) war der Erste, welcher eine solche Ansicht bestimmter zu begründen suchte; er schreibt den Tod durch Chloroform der Einwirkung des Letztern auf das Herzfleisch zu, wodurch die Bewegungen gehemmt werden, man finde es in der Leiche schlaff und von Blut ausgedehnt. Er glaubt das beweisen zu können, durch Einspritzungen von Chloroform in die Vena jugularis bei Hunden, welche sofortigen Stillstand des Herzens bewirkten, während Injektion des Chloroforms durch die Carotiden den Tod viel langsamer bewirke. *Drey* hat nach einer grossen Anzahl von Versuchen an Thieren behauptet, dass das Chloroform die Cirkulationsorgane direkt lähme und in dieser Wirkung eine grosse Aehnlichkeit mit Blausäure habe, dass also von vornherein Asphyxie eintrete, die leicht in völlige Herzlähmung übergeben könne, und *Casper* sagt dazu (Wochenschrift 1850): ich lege Werth auf diese Ansicht, die durch die Analogie (Theorie), wie durch die bisherigen Erfahrungen unterstützt wird. Nach Thatsachen, dass das Herz meist welk und schlaff gefunden wird, die man zugeben muss, wenn man auch unsere Erklärung derselben verwerfen mag, unterschreiben wir vollständig, was ausser *Drey* auch schon *Snow* behauptet hat, dass die unmittelbare Ursache des plötzlichen Todes im Herzen liegt. Das Herz, vom Gift influencirt, hört auf, sich zu contrahiren, nicht vom Aufhören der Respiration, denn das Herz schlägt auch bei Asphyktischen noch 1—3 Minuten nach Aufhören der Athmung, sondern wegen des unmittelbaren Herztodes.

Auch *Jobert de Lamballe* (*Weber* a. a. O. 26) ist der Meinung, dass der Chloroformtod durch Herzparalyse erfolge, indess ist doch seiner Meinung nach diese Wirkung durch das Nervensystem vermittelt; indem das Chloroform die Wirksamkeit des letzteren aufhebt, erfolgt Aufhebung der Hautsensibilität und der Muskelactionen. Die Wirkung der Anaesthetica erstreckt sich ebenso auf das Herz, wie auf die Muskeln des animalen Lebens. Dadurch nimmt die Thätigkeit des Herzens vom Anfange an fortwährend ab, und in der Folge wird sie in erschreckendem Grade und mit zunehmender Schnelligkeit geschwächt. Während die Wirkung des Chloroforms nicht bei allen Individuen gleich bemerkbar und gleich schnell eintrete, erfolge bei jüngeren Leuten und einzelnen Erwachsenen zuweilen die Absorption des Chloroforms durch die Luftwege mit überraschender

Schnelligkeit, bedinge plötzliche Aufhebung des Gefühls und der Bewegungen; er glaubt, dass diese plötzliche Anästhesie zu erklären sei durch weitere mittelbare Verbinduogen zwischen den Bronchien und Lungengefässen, die ausnahmsweise bei einigen Individuen vorkämen, eine Behauptung, die durch nichts erwiesen scheint. —

Den Ansichten derjenigen, welche den Tod vom Herzen ausgehen lassen, stehen gegenüber die verschiedenen Behauptungen derer, die den Tod auf eine primäre Aufhebung der respiratorischen Funktionen beziehen. — So behaupteten *Demarquay* und *Devergie*, dass ein Krampf der Stimmritze den Tod bedinge, und namentlich berief sich der Erstere auf Versuche, die er an sich selbst anstellte, wobei ihm ein Angstgefühl die Möglichkeit der Erstickung klar machte. (?) Es reihen sich daran die von *Robin*, *Taylor* und *Clemens* entwickelten Theorien, die den Tod bald auf diesem, bald auf jenem Wege eintreten lassen. Wenn *Flourens* und *Bouisson* aus ihren Versuchen folgerten, dass eine Paralyse der Medulla oblongata den Tod bedinge, so sind fast alle folgende Experimentatoren, die Thiere zu Tode chloroformirten, im wesentlichen allerdings zu denselben Resultaten gelangt und noch neuerdings lautet das Resumé der Commission der Société d'émulation (Union 1855. Nr. 11, S. 47) folgendermassen:

1) Der plötzlich eintretende Tod kann keine Asphyxie durch Mangel an Luft oder durch zur Haematose ungeeigneter Gase sein. Dieselbe wird weder durch den Zustand der Lungen bei der Sektion nachgewiesen (?), noch könnten dann Stickstoffeinathmungen nützen. Die dunkle Farbe des Blutes wird durch das spätere Erlöschen der Herzthätigkeit bedingt.

2) Ebenso wenig kann eine Herzparalyse den Tod bedingen, da das Herz zuletzt stillsteht.

3) Der Tod hängt vielmehr von der Aufhebung der Funktionen des Nervensystems ab. Dieses nimmt das anästhetische Gift auf; es erlöschen die excitomotorischen Kräfte; dadurch erfolgt eine Aufhebung der Respiration, dann der Cirkulation und somit der Tod.

Wenn *Gosselin* Chloroform injicirte, so bediente sich die Commission des Chloroformdampfes, den sie in die Vena jugularis eines erwachsenen Hundes injicirte. Drei Minuten später stand die Respiration still, ebenso die Bewegung der Nase und der Lider; 30 Secunden lang dauerte die Pulsation des Herzens und der Cruralis noch fort. Bei der Sektion fand man Extravasate in den Lungen, Ausdehnung des rechten Herzens durch Blut; Chloroform liess sich in den Lungen, im Blut und im Gehirn nachweisen. Die Commission schliesst daraus, dass also hierbei die Erscheinungen in derselben Reihenfolge eintreten, nur weit schneller sich entwickeln als bei der Inhalation. —

Es lässt sich offenbar nach alle dem nicht in Abrede stellen, dass zunächst das Blut der Träger und Vermittler der Chloroformwirkung ist, dass dieselbe die Funktionen des Nervensystems eine nach der andern aufhebt und dass so schliesslich durch Paralyse der Medulla oblongata die Respiration sistirt wird und erst in Folge davon die Herzbewegung erlischt. Allein wenn dies der reguläre Hergang ist, wie wir ihn bei Thieren beobachten, so erweist doch eine genauere Prüfung der sämmtlichen beobachteten Todesfälle, dass diejenigen Recht haben, welche den plötzlichen Tod nicht durch die gänzliche Erschöpfung der Thätigkeit der Centralorgane des Nervensystems, wie sie bei Thieren eintritt, erklären, sondern ihn bald von einer eintretenden Ohnmacht, einer protrahirten und bei der schon vorhandenen Betäubung des Nervensystems besonders gefährlichen und bedenklichen Syncope, bald durch eine durch verschiedene Verhältnisse bedingte Asphyxie oder richtiger Apnoe ableiten. —

Roux, *Piorry* und besonders *Gorré* haben den Chloroformtod mit dem Tode durch Lufteintritt in die Venen parallelisirt. Man glaubt dies durch die öftere Beobachtung von Gasblasen in den Venen der Verstorbenen begründen zu können. Wenn auch das Vorkommen von Aether und Chloroform im Blute erwiesen ist, so hat man doch die Gasblasen solcher Leichen noch nicht chemisch untersucht. *Herrich* und *Popp* haben die Gasentwicklung im Blut frischer Leichen als erstes Zeichen beginnender Fäulniss beobachtet und daher fasst *Weber* (pag. 23), *Stanelli*, *Berend* und *Yvonneau* das Vorkommen von Luft im Blute als Leichenphänomen auf. Sollte aber selbst das Chloroform in Gasform im Blut auftreten, so können die unbedeutenden Quantitäten — meistens nur wenige Drachmen — die in den meisten der tödtlichen Fälle überhaupt geathmet wurden, eine solche Deutung uns als richtig nicht zugeben lassen, da kleinere Quantitäten atmosphärischer Luft schadlos im Blute vorkommen können, und der Lufteintritt in die Venen erst dann gefährlich wird, wenn grössere Mengen Luft plötzlich eindringen.

Noch mechanischer (*Weber* l. c. p. 23) denkt sich *Black* die tödtliche Wirkung des Aethers, indem er annimmt, dass der in das

Blut eingedrungene Aetherdampf sich ausdehne und die Nervencentren comprimire, eine Ansicht, der sich selbst *Pirogoff* anschloss und die durch *Coze* dadurch begründet werden sollte, dass er bei Thieren, denen er die Schädeldecke abgehoben hatte, eine schwächere Anaesthesie bemerken wollte. Es bedarf diese Theorie keine Widerlegung, zumal eine nachträgliche Ausdehnung der eingedrungenen Dämpfe gar nicht zu statuiren ist.

Dieser mechanischen Auffassungsweise stehen die chemischen Theorien gegenüber (*Weber* l. c. p. 24. 25); während wir in den ersteren nur theilweis mitwirkende Momente erblicken können, müssen wir gestehen, dass sich die chemischen Theorien der Wahrheit schon mehr annähern. — Eine noch ziemlich verworrene Auffassung war die von *Pappenheim* und *Good*, welche behaupteten, dass das Aethermolekule vermöge der Verwandtschaft des Aethers zum Fett die Nervenmolekule angreife und daher ihre Wirkung aufhebe, ja schliesslich gänzlich tilge. Eine sehr scharfsinnige Theorie der Chloroformwirkung, die indess immerhin dem zuweilen eintretenden Tode den Schleier nicht entzieht, stellte *Robin* in seinem Schreiben an die Akademie der Wissenschaften zu Paris (21. Jan. 1850) auf; er behauptet nämlich, dass fäulnisshindernde Agentien auch den normalen Verbrennungsprocess vermindere, in solcher Weise hindere das Chloroform die Oxydation des Blutes, das venöse Blut werde nur unvollkommen in arterielles verwandelt, die Anästhesie, die unvollkommene Action des mangelhaft gereizten und im Stoffwechsel mangelhaft unterhaltenen Nervensystems seien die Folgen davon. Die zuerst von *Taylor* (Nordamerikanische Monatsschrift für Natur- und Heilkunde 1850) entworfene Theorie, dass Chloroform und Aether zunächst durch ihren Kohlenstoffgehalt auf das Blut und sekundär auf das Nervensystem wirkten, hat später *Clemens* (Deutsche Klinik 1850 Nr. 52 und 1851 3—9) so ausgedrückt, dass das Chloroform wirke und tödte, weil es keinen Sauerstoff enthalte und durch ölbildendes Kohlenwasserstoffgas und Chlorgas zugleich giftig auf das Nervensystem wirke. In einer späteren Abhandlung (Archiv für phys. Heilkunde 1854 p. 496) liess er die toxische und tödtliche Wirkung vorzüglich von der Einwirkung des so alterirten Blutes auf das Rückenmark ausgehen. *Jackson* untersuchte das Blut einer am Chloroform gestorbenen Frau und fand in der rechten Herzhälfte Ameisensäure in beträchtlicher Menge und Chlor, jedoch kein unzersetztes Chloroform. Unter dem Mikroskop zeigten sich die Blutzellen eigenthümlich geschrumpft; Gerinnung trat nicht ein. Nach 6 Jahren, während welcher Zeit ein Glas mit diesem Blute verschiedenen Temperaturgraden von 0 — 22° R. ausgesetzt war, hat dasselbe immer die nämliche maulbeersaft- oder rothen Dinte ähnliche Farbe beibehalten; kein einziges Blutkörperchen hat sich zu Boden gesetzt. Auf diesen Befund hin glaubt *Jackson* die Ansicht erwiesen zu haben, dass sich aus dem Formyl des Chloroforms mit dem Sauerstoff des Blutes bei längerer Einwirkung Ameisensäure und Chlor bilde und den Tod herbei führe. Das Chlor ist es, was die Blutzellen schrumpfen macht. Bekannt ist, dass der Chloroformtod häufiger bei kleinen unblutigen Operationen beobachtet wurde, als bei grossen und blutigen chirurgischen Eingriffen in den menschlichen Organismus. Den Grund dieser auffallenden Erscheinung sucht *Jackson* in dem Blutverlust, wodurch ein Theil des verdorbenen desoxydirten Blutes entfernt und für den Organismus unschädlich gemacht wird. Hieran lässt sich die Ansicht *Chassaignac*'s schliessen.

Man kann, bemerkt *Chassaignac* (*Berend* a. a. O.) die Toleranz jedes Kranken für das Chloroform d. h. seine Empfänglichkeit für dasselbe und seine Reaktion dagegen niemals in voraus wissen. Man lässt die Inhalation mit aller nöthigen Vorsicht beginnen und wenn die Agitation eintritt, so wird während derselben die Inhalation fortgesetzt, bis der Kranke in den Zustand des Collapsus eintritt. Sowie dieser sich bemerkbar macht, wird sofort die Inhalation vollständig unterbrochen. Man muss warten bis Puls und Respiration regelmässig werden und der Kranke in den friedlichen Schlaf versenkt ist, welcher bei vielen Personen dem ersten Stadium der Anästhesie vorausgeht. Dieser Schlaf mit vollkommner Regelmässigkeit der grossen Funktionen, mit Verminderung der Zahl der Pulsschläge, mit vollständiger Gleichförmigkeit der Athmung, die tief und ruhig ist, stellt den Zustand der *anästhetischen Toleranz* dar. *Chassaignac* versichert, aus einer grossen Zahl von Versuchen die Ueberzeugung gewonnen zu haben, dass der Kranke, wenn er in diesen Zustand gerathen ist, keiner Art von Gefahr mehr unterliegt, auf wie lange hinaus dieser Zustand auch festgehalten werden mag, und es ist zu bemerken, dass in diesem Zustande die allgemeine Unempfindlichkeit und Muskelerschlaffung fast in demselben Grade gegenwärtig sind, wie in der Periode des vollständigen Collapsus. Jedoch hat die anästhetische Toleranz, von der hier die Rede ist, die Eigenschaft, sogleich wieder zur Empfindung sich zu beleben, sofern nicht in dieser Beziehung besondere Vorkehrungen getroffen werden, und es ist beobachtet worden, dass bei den Kranken, welche in diesen Zustand gerathen sind, welcher der vollständigen Saturation ganz nahe steht, sehr kleine Mengen von Chloroform in Dosen, welche unfähig sind, irgend einen Zufall herbeizuführen, vollkommen genügen, die Anästhesie zu unterhalten, ohne in irgend einer Weise den Zustand von Toleranz zu stören, in welchen der Kranke versenkt ist. Danach hat man nach dem Urtheil *Chassaignac*'s jede Art von Sicherheit, die man fordern kann: zuerst gegen den Schmerz vollständige Unempfindlichkeit, dann gegen gefährliche Funktionsstörungen eine möglichst bewährte Regelmässigkeit in der Respiration und Cirkulation. Ausserdem kann der Operateur, befreit von aller Angst um die möglichen üblen Folgen der Narkose, seine Aufmerksamkeit ganz auf sein chirurgisches Handeln concentriren.

Leider aber ist der Zustand, den *Chassaignac* anästhetische Toleranz nennt, nicht immer so leicht zu erlangen, wie man glauben möchte, es giebt Individuen, deren Natur in gewissem Grade diesem Zustande entgegensteht, für sie erscheint es, als könne das Chloroform entweder nur Aufregung oder Collapsus erzeugen, aber nicht den Mittelstand, den eigentlichen Rausch oder leichte Narkose, die eben hier als anästhetische Toleranz bezeichnet ist. Diese Individuen beginnen wie alle übrigen mit grosser Aufregung und gehen aus dieser plötzlich in den Collapsus über, gerathen aber sofort wieder in Aufregung, sobald der Collapsus zu schwinden beginnt. Gewöhnlich pflegt dieses bei Kindern, bei gewissen Frauen und bei sehr geschwächten, erwachsenen Personen der Fall zu sein.

Die Anwendung des Chloroforms würde gar keinem Bedenken unterliegen, wenn es möglich, die Kranken von dem Zustande der Aufregung und des Collapsus fern zu halten und in jedem einzelnen Falle mit Sicherheit den genannten Mittelstand zu erzielen. Der beste Weg, den Mittelstand zu erreichen, bleibt immer die langsame und wohlgeleitete Steigerung der Inhalationen. — Aus Allem geht hervor, dass die Chloroform-Inhalationen drei Zustände erzeugen:

    1) Aufregung;

    2) Mittelrausch — Toleranz;

    3) tiefen Rausch — Collapsus.

Dass diese drei Zustände sich nicht immer in dieser Reihenfolge zeigen, dass manche Kranke gleich von Anfang an in den Mittelrausch verfallen, dass Andere fortwährend in Aufregung verbleiben und dann plötzlich in tiefen und gefährlichen Collapsus gerathen und dass wieder Andere zwar aus der Aufregung gleich in den Collapsus gerathen, aber erst aus diesem in den Mittelrausch versetzt werden. —

Noch auf eine sehr wichtige Wirkung der Chloroform-Inhalation macht *Chassaignac* aufmerksam, nämlich auf die dadurch herbeigeführte Verminderung der Blutung bei Operationen, eine Wirkung, die sehr zu berücksichtigen ist, die wir jedenfalls hier erwähnen müssen. Aus seinen vielfachen Versuchen und Beobachtungen hat er erkannt:

1) Dass die sedative Thätigkeit des Chloroforms während der sogenannten Toleranzperiode eine Verminderung der Zahl der Pulsschläge und der Thätigkeit des Herzens bewirkt und ausserdem eine Stasis des Blutes in den Venen erzeugt, und also die Blutung sowohl aus den durchschnittenen Arterien als aus den durchschnittenen Venen bedeutend vermindert.

2) Dass diese Verminderung der Blutung bei grossen Operationen, wo viele Gefässe durchschnitten werden müssen, wahrhaft von Nutzen sein kann, und

3) dass es überhaupt als Regel gilt, erst einige Zeit nach vollendeter Operation den Verband anzulegen, damit keine gefährliche Nachblutung eintrete, dieses besonders dann nothwendig wird, wenn Chloroform angewendet worden, weil die augenblicklich stillstehende Blutung bei Wiederkehr der Empfindung des Kranken und der vollen Thätigkeit seines Herzens und seiner Gefässe von Neuem und mit grösserer Kraft sich wieder herstellen kann.

Manche Menschen werden nach der Anwendung des Chloroforms von einem Frösteln ergriffen, welches bei einigen von kurzer Dauer ist, bei andern aber zu vollständiger und fast tödtlicher Kälte sich steigert, sobald nicht Seitens der Kunst gegen diese gefährliche Erscheinung angekämpft wird. Ich habe, sagt *Chassaignac*, mehrmals Gelegenheit genommen, in der chirurgischen Gesellschaft in Paris auf diesen Zufall aufmerksam zu machen. Das erste Mal beobachtete ich im Hospitale St. Antoine an einem Kranken, welchem ich den Bilateralschnitt mit dem Dupuytrenschen Lithotom gemacht hatte. Der Kranke war bereits ins Bett zurückgebracht worden; kein besonderer Zufall war eingetreten, er hatte sein Bewusstsein vollkommen wieder und ich hatte meinen Assistenten empfohlen, auf ihn zu achten. — Als ich eben das Hospital verlassen wollte, fiel es mir ein, ihn noch einwal anzusehen. Ich fand ihn von einem so starken Frösteln ergriffen und zu tiefer Prostration so geneigt, dass ich nicht im Geringsten zweifelte, den Tod in $\frac{1}{2}$—1 Stunde herankommen zu sehen. Ich beeilte mich sofort alle Mittel anzuwenden, um Wärme wieder hervorzurufen. Ich benützte Reibung mit heissem Branntwein und Kampher, heisse Betttücher, Wärmeflaschen an die Füsse, heissen Wein innerlich. Anfänglich hatten diese Mittel nur geringe Wirkung, allmählich aber gelang es mir, die Wärme in den Gliedmassen wieder herzustellen, und als ich das Hospital verliess, war der Kranke in vollkommen gutem Zustande und wurde auch geheilt. Ein eintretendes Frösteln während oder gleich nach der Chloroform-Inhalation ist ein Symptom von grosser Bedeutung, rasch steigert sich dieses Frösteln zur wirklichen Kälte, die dann ebenso ernst ist, als die Kälte der Gliedmassen bei der asiatischen Cholera und es muss demnach nach jeder Chloroform-Inhalation der Kranke so lange im Auge behalten werden, bis volle Reaktion, sich kundgebend durch Wärme der Haut, lebhaften Puls, freie Athmung u. s. w. sich hergestellt hat.

Höchst eigenthümlich ist in mehreren Fällen, dass der Tod in dem Augenblick des Beginnens der Operation eintrat. Es scheint demnach, dass das Chloroform, wenn es auch die Empfindung aufhebt, dennoch den Reflexeinfluss des traumatischen Eingriffs in den Organismus nicht beseitigt und diese unter Mitwirkung der Anästhesie den Tod herbeiführt, die durch eine der beiden Einflüsse allein nicht eingetreten sein würde. —

Von 44 durch *Snow* zusammengestellten Todesfällen durch Chloroform, welche genau beobachtet wurden (*Berend* a. a. O.), fanden 7 statt, nachdem der Kranke ganz bewusstlos geworden, und der Arzt gerade im Begriff war, die Operation zu beginnen; 12 traten ein während der Vollziehung der Operation und 8 nachdem die Operation, die nur von kurzer Dauer gewesen, vollendet war, worauf dann erst erkannt wurde, dass der Kranke dem Tode erlegen sei. In 2 oder 3 von diesen letzten Fällen war die Vermuthung sehr begründet, dass der Kranke wahrscheinlich schon todt war, als die Operation ihren Anfang nahm. In den 17 übrigen Fällen war die Anwendung des Chloroformdampfes in ihrer vollen Wirkung durch plötzlichen Eintritt beunruhigender Symptome unterbrochen worden. In einigen dieser Fälle trat der Tod schon ganz früh während der Inhalation ein und ehe noch der Kranke die gewöhnlichen Zeichen der Chloroformwirkung gezeigt hatte, und es ist überaus wichtig zu bemerken, dass in alle Fällen, wo der Hergang genau beobachtet worden, die Symptome wirklicher Gefahr ganz plötzlich eintraten, mochten sie sich während der Inhalation oder nach Unterbrechung derselben eingestellt haben.

Die Kritik über die

Erscheinungen, die für Zeichen eines Chloroformtodes gehalten werden,

lasse ich hier nach *Berend* (zur Chloroform-Frage, Breslau 1852, p. 16 u. ff.) folgen. der dieselbe sehr eingehend bespricht. — Ich halte mich bei den statistischen Notizen an die von *Berend* beobachteten Fälle, da *Weber* bei der von ihm fortgesetzten Kasuistik auf die Sektions-erscheinungen zu wenig Rücksicht genommen hat und ich auch bei den später von mir zusammengestellten Fällen ein ganz ähnliches Ver-hältniss wie *Berend* gefunden habe. Diese sind die Fälle 38—47 der früher angeführten Tabelle.

Die am häufigsten sinnlich wahrnehmbaren Zeichen bei den durch Chloroform Verstorbenen sind vor Allem:

1) Eine nach Consistenz und Farbe abnorme Beschaffenheit des Leichenblutes, das
    a) dünnflüssig,
    b) dunkler als gewöhnlich ist,
    c) im venösen Gefässsystem Gas enthält.
2) Eine eigenthümliche Beschaffenheit des Herzens, das
    a) schlaff, zusammengefallen,
    b) leer,
    c) blässer als normal ist.

In den 20 Todesfällen nach Chloroform, bei denen genauere Sek-tionen angestellt worden sind, finden sich nach *Berend* die genannten Symptome in Betreff der Häufigkeit ihres Vorkommens der Angabe nach folgendermassen vertheilt:

Abtheilungen der Chlorof.-Kasuistik,	Zahl der Fälle mit Sektionsangabe,	Blut		Herz		Gasbläschen in d. Gefässen
		dunkel,	flüssig,	schlaff,	blutleer,	
I.	10	9	8	9	5	4
II.	4	2	1	1	1	1
III.	3	2	3	1	1	—
IV.	3	2	2	1	2	2
Summa	20	15	14	12	9	7

Diese Tabelle eröffnet dem Leser einen Blick in die nummerische Bedeutung der einzelnen, von Manchem als diagnostische Sektionskriterien des Chloroformtodes bezeichneten Erscheinungen. Ziehen wir zuvörderst die drei ersten Phänomen in Betrachtung, für deren Werth die Zahlen allerdings zu sprechen scheinen.

Was die *dunkle Beschaffenheit des Blutes* betrifft — die eine Entmischung desselben durch Chloroformdunst darthun soll — so ist man gewöhnt, bei dieser Erscheinung an grossen Kohlenstoff-Gehalt, an einen Ueberfluss von Blutfarbstoff und Blutzellen und namentlich an gehemmten Athmungs- und Cirkulationsprocess zu denken. — Sollte es aber wirklich nöthig sein, an die grosse Fraglichkeit der Ursache der Farbenverschiedenheit des Blutes zu erinnern? Mit Gewissheit lässt sich jetzt noch nicht einmal bestimmen, ob die hellere Farbe des im lebenden Körper cirkulirenden arteriellen, die dunklere des venösen Blutes mehr in einer physikalischen oder chemischen Veränderung des Blutes begründet sei. So dankenswerth auch die Bemühungen von *H. Nasse, Henle, Scherer, v. Baumhauer, Harless, Popp* und Anderen in diesem Gebiete sein mögen, so stellen sie es doch gerade als nur zu gewiss heraus, dass mehr verschiedene Einflüsse auf die Blutzellen einwirken können, um eine bestimmte Farbennuance des Gesammtblutes hervorbringen zu können. Um wie viel nichtssagender wird daher die Bedeutung einer dunklen Beschaffenheit des Leichenblutes erscheinen müssen, das doch immer schon durch äussere Einflüsse wesentliche Veränderungen erlitten hat, und dessen Farbe darum kaum zu einem irgend nennenswerthen Schlusse auf einen bestimmten vorhergegangenen Process berechtigen möchte. Lassen sich doch kaum von einer mikroskopischen Untersuchung des Leichenblutes grosse Vortheile für die medicinische Diagnostik erwarten, eben weil solche Veränderungen der Blutkörperchen, wie man sie in dem Blut mancher Leiche angetroffen hat, im frischen Blut nie vorkommen. Erscheint es daher nicht sehr gewagt, wenn man aus der häufigen Beobachtung dunklen Leichenblutes bei nach Chloroform Verstorbenen den Beweis entlehnen will, dass das Chloroform einen bestimmten entmischenden Einfluss auf das Blut geäussert habe?

Um bei der Werthbestimmung *der Flüssigkeit des Leichenblutes* möglichst objektiv und unpartheiisch zu Werke zu gehen, müssen wir die Erfahrung in Erinnerung bringen, die *Herrich* und *Popp's* Werk: „Der plötzliche Tod aus innern Ursachen, Regensburg 1848" über diesen Gegenstand geliefert hat. Wenn wir uns dieser,

von den besten Kritiken als werthvoll und gediegen anerkannten
Leistung zuwenden, so erfüllen wir eine Forderung jeder Erfahrungs-
Wissenschaft, die es zur Pflicht macht, das vorhandene Material zuverlässiger Erfahrungen bei Beurtheilung eines einschlagenden Gegenstandes nicht zu übersehen. *Herrich* und *Popp* haben aber dem Flüssigbleiben des Leichenblutes bei plötzlich Verstorbenen eine ganz besondere Aufmerksamkeit gewidmet, und es möchte wohl kaum eine Frage sein,
dass die Data, die sie uns in dieser Hinsicht bieten, mehr Beachtung
verdienen, als so manche voreilige Theorie über räthselhafte Vorgänge
im Organismus. Aus einer (pag. 366) gegebenen Tabelle geht hervor, dass die Leichenöffnung völlig flüssiges Blut ergab:

1) bei langsamer Todesart unter 1182 Fällen 52 Mal, also auf
   100 Fälle 4;

2) bei rascher Todesart unter 116 Fällen 36 Mal, also auf 100
   Fälle etwa 31;

3) bei plötzlicher Todesart unter 88 Fällen 21 Mal, also auf 100
   Fälle etwa 24.

Unter 1386 Fällen verschiedener Todesart, bei welchen sie überhaupt die Beschaffenheit des Blutes bemerkt haben, haben sie es also
109mal völlig flüssig gefunden. Diese Zahl 109 schliesst aber 57 bei
theils rascher, theils plötzlicher Todesart ein. Auf diese beiden Todesarten kommt mithin mehr als die Hälfte aller Fälle, in welchen völli-
ges Flüssigbleiben des Blutes sich aufgezeichnet findet. Daraus lässt
sich aber mit vollem Rechte der Schluss ziehen, dass Flüssigkeit des
Blutes in Leichen um so häufiger gefunden wird, je rascher das Le-
bensende eintritt. *Herrich* und *Popp's* Erfahrungen lassen nun zwar
über die Beziehung, in der das Flüssigbleiben des Blutes zum raschen
Tode steht, keine Entscheidung zu. Ob die Erscheinung Ursache --
welche Vermuthung *Herrich* und *Popp* als bestätigt ansehen — oder
Folge des raschen Todes sei, müssen wir für fraglich halten. Das
ist aber ausgemacht, dass die in *Herrich* und *Popp's* Erfahrungen bei
plötzlicher oder rascher Todesart sich herausstellende Verschiedenartig-
keit der dem Flüssigbleiben des Leichenblutes vorangehenden äusseren
Einflüsse und der ihm gleichzeitigen krankhaften Veränderungen entschieden darthut, dass die Beziehung zwischen Flüssigkeit des Leichenblutes und Raschheit des Todes — an und für sich d. h. abgesehen
von dem nächsten Anlasse desselben — als ein Moment von hoher
Wichtigkeit anzusehen sei.

Wenden wir diess Ergebniss auf den vorliegenden Gegenstand an, so ist es nicht gleichgültig zu wissen, wie oft unter den Todesfällen noch Chloroform die beobachtete Flüssigkeit des Leichenblutes mit Raschheit des Todes zusammentraf.

Die Gesammtzahl der Fälle, bei welchen Flüssigkeit des Leichenblutes beobachtet wurde, ist nach unserer obigen Tabelle 14.

An Fällen, in welchen flüssiges Leichenblut mit Raschheit des Todes zusammentrifft, bietet

1) die I. Abtheilung unserer Chloroform-Kasuistik   8
2) die II.   1
3) die III.   .   3
                 12

In 10 weiteren Fällen mit genaueren Sektionsresultaten finde ich 9 mal flüssiges oder sehr flüssiges Blut verzeichnet, wo zugleich der Tod als sehr rasch eintretend bezeichnet ist, die längste Dauer war ohngefähr nach 10 Minuten.

Wir sehen mithin, dass in allen Fällen, 3 ausgenommen, flüssiges Blut mit Raschheit des Todes zusammenfällt. Träfen diese beiden Ausnahmen solche Fälle, in denen der Tod durch Chloroform einen hohen Grad von Wahrscheinlichkeit bietet, so würden sie, als Beispiele von Vorhandensein flüssigen Leichenblutes bei nicht rasch erfolgtem Chloroformtod, dem Zusammenhange dieser Leichenerscheinung mit dem raschen Eintritte des Todes widersprechen. Unseres Erachtens gehören aber diese beiden Fälle *(Giersch* und *Reineke)* zur Reihe derer, in welchen der Tod durch Chloroform aus dem Grunde mindestens zweifelhaft ist, weil der tödtliche Ausgang, auch ganz abgesehen vom Chloroform, eine anderweitige völlig ausreichende Erklärung findet.

Liegen gewichtige Gründe vor, die dazu auffordern, die gedachten beiden Fälle aus der Reihe der durch Chloroform veranlassten Todesfälle gänzlich zu streichen, so sprechen die Akten nur da von Wahrnehmung flüssigen Leichenblutes, wo der Tod durch Chloroform ein äusserst rascher war.

Erwägen wir das unter gleichzeitiger Berücksichtigung der erwähnten, von *Herrich* und *Popp* gefundenen Thatsachen, so werden wir davon abstehen müssen, eine Leichenerscheinung, die zuverlässigen Erfahrungen gemäss, abgesehen von ihrem Kausalmoment, vorzugsweise mit dem raschen Eintritte des Todes in Connex zu stehen scheint, als Beweis einer durch Chloroform bedingten Mischungsveränderung des Blutes ohne Weiteres gelten zu lassen. Damit soll freilich durchaus nicht behauptet sein, dass der eingeathmete Chloroformdunst Flüssigkeit des Leichenblutes überhaupt nicht veranlassen könne. So wenig man es für unwahrscheinlich halten darf, dass fremdartige Beimischungen zum Blute den Faserstoff seiner Gerinnungsfähigkeit berauben könne, so wenig lässt sich die Möglichkeit bestreiten, dass durch Aufnahme des Chloroforms ins Blut ein eigenthümliches, die Nichtgerinnung bedingendes Mischungsverhältniss desselben herbeigeführt werden könne. Da aber das wirkliche Statthaben eines solchen als möglich zugegebenen Vorganges chemisch noch gar nicht dargethan worden ist, so braucht man nur der Fraglichkeit der speziellen Bedeutung des hier in Rede stehenden Leichensymptomes eingedenk zu sein, um sich zu sagen, dass das häufige Vorhandensein desselben bei der Ableitung des Chloroformtodes von direkter Einwirkung des Anaestheticums auf das Nervensystem durchaus nicht räthselhafter erscheine, als wenn wir eine Entmischung des Blutes voraussetzen.

Das Blut, sagt *Casper* (a. a. O. p. 615), ist in der Mehrzahl der Fälle bei Menschen und in den drei Fällen der von uns frisch secirten Kaninchen, dunkel, schwarz oder kirschroth gefärbt, und mehr oder weniger flüssiger als gewöhnlich gefunden worden. In den 12 von *Berend* gesammelten Fällen fand sich diese Blutbeschaffenheit nicht weniger als zehnmal, während in zwei Fällen des Blutes gar keine Erwähnung geschieht. Aber auch in den andern weniger konstatirten oder weniger genau beobachteten Fällen ist mehrfach das kirschrothe, besonders flüssige Blut hervorgehoben worden. Die Beobachtungen an Menschen reden sonach der Behauptung von *Velpeau*, *Girardin*, *Varrier*, *Gruby* und Anderer, welche das Blut bei Thieren, selbst im Venensystem arteriell, also heller, gefunden haben wollen, nicht das Wort und zeigen vielmehr übereinstimmend eine sogenannte grössere Carbonisation des Blutes. Sehr beweisend sind dafür auch noch die beiden Fälle von *Langenbeck* und *Dohlhoff*, in denen im Leben, während der Chloroform-Narkose, wie bei der Sektion ein „dintenartiges, flüssiges‟ oder ein „dunkles flüssiges‟ Blut gesehen worden ist. Dies Sektionsergebniss ist also als ein fast konstantes zu erachten; nicht aber ist es desshalb ein spezifisches, da es sich auch nach andern Todesarten, namentlich nach manchen Vergiftungen, vorfindet.

Ich habe, sagt *Chassaignac* (*Behrend* a. a. O.), bei Vollziehung von Operationen an Menschen, welche unter dem Einflusse des Chloroforms sich befanden, namentlich aber bei Amputationen des Ober- und Unterschenkels, oft beobachtet, dass der aus den Arterien kommende

Blutstrahl statt einer hellen Scharlachfarbe eine tief dunkle Farbe, ähnlich der des venösen Blutes zeigte. Diese Farbe bewies deutlich, dass das Blut bei seinem Durchgange durch die Lungen nicht eine hinlängliche Durchlüftung oder Oxygenation erlitten hatte und dass darin die Asphyxie sich kundgab. Es zeigt sich dieses aber nicht nur in Fällen, wo die Anwendungsweise des Chloroforms eine unvorsichtige oder mangelhafte gewesen, sondern auch da, wo Vorsichtsmassregeln gebraucht wurden, um Asphyxie zu vermeiden. Daraus lässt sich also schliessen, dass selbst bei sehr wohlgeleiteter Chloroform-Inhalation das Blut der Kranken nicht vollständig und nicht der Norm gemäss die nöthige Umänderung aus dem venösen in den arteriellen Zustand erfährt. Man kann demnach wohl sagen, dass das Chloroform eine kyanotische Beschaffenheit des Blutes erzeugt, welche während der Periode des Collapsus den höchsten Grad erreicht und in dem Masse, wie nachher die Respiration sich wiederherstellt, allmählich sich verliert. Es ergibt sich hieraus aber auch die grosse Gefährlichkeit des Collapsus und die Nothwendigkeit, es nicht bis zu diesem Zustand kommen zu lassen.

Man könnte viel genauere Einsicht in diese Wirkung des Chloroforms auf das Blut erlangen, wenn man in graduirten Röhrchen, während der verschiedenen Stadien der Anästhesie, das aus den Arterien des Operirten kommende Blut in kleinen Quantitäten auffinge; die Abstufung der Farbe des Blutes in den verschiedenen Röhrchen würde sich dann deutlich vor die Augen stellen.

Welche wichtigen Schlüsse aus dieser allmählich dunkleren Färbung des Arterienblutes sowohl für den Operateur behufs der Fortsetzung oder Unterbrechung der Chloroform-Inhalation als auch für die Beurtheilung gerichtlich-medizinischer Fälle gezogen werden können, braucht kaum gesagt zu werden.

3) *Luftblasen im Blute* habe ich, sagt *Casper* (a. a. O. p. 617), selbst in einem Obduktionsfalle gefunden (und lufthaltiges Blut ist ausserdem noch 7mal unter den 20 Fällen von *Berend* erwähnt). Bekanntlich erzeugen sich, wie überhaupt durch den Zersetzungsprocess, so auch im zersetzten Blute Gase, deren Vorhandensein man in verwesten Leichen in den Venenstämmen in Form von Luftblasen, die die Blutbahn unterbrechen, deutlich wahrnimmt. Ich hatte desshalb in einem gerichtlichen Falle, der eine stark verweste Leiche betraf, den bezüglichen Antheil der Verwesung bei der Neubeit der Sache als möglich und zweifelhaft hinstellen müssen. Auch die anderweitig

erzählten Fälle geben zu diesem Zweifel Anlass. In einem Falle in Paris war der Tod der Chloroformirten am 26. Mai erfolgt, die Sektion 27 Stunden nach dem Tode und ausdrücklich wird „der Fäulniss und des Leichengeruchs" des Körpers erwähnt; im 2ten Falle, in Langres in Frankreich, starb die chloroformirte Frau am 23. August, also im heissesten Sommer, und die Leiche wurde erst 33 Stunden nach dem Tode geöffnet; nichts ist erfahrungsmässiger, wenn gleich es nicht erwähnt wird, als in einem solchen Sektionsfalle schon starke Verwesung vorauszusetzen; der dritte Fall ereignete sich allerdings im Winter bei einer Engländerin, die am 23. Februar chloroformirt starb, und 26 Stunden nach dem Tode secirt ward. Hier ist Verwesung noch nicht vorauszusetzen, und zu bedauern, dass über den Zustand der Leiche, die z. B. möglicherweise sehr warm gelegen haben konnte, nichts mitgetheilt worden ist. Gewiss aber war allgemeine Verwesung nicht vorhanden in den Fällen von *Langenbeck* und *Dohlhoff*, in welchen beiden gleichfalls lufthaltiges Blut in den Leichen gefunden wurde. Auffallend muss hiernach sein, wenn *Stanelli* (a. a. O. p. 5) über diese Frage anführt: Da man bei Operationen an Chloroformirten aus den durchschnittenen Arterien und Venenenden Gasbläschen hervorkommen gesehen hat (?), so scheint die Vermuthung nahe zu liegen, dass bei einer Uebersättigung des Organismus mit Chloroform dieses aus dem Blute innerhalb der Gefässwunde leicht in Gasform ausgeschieden werden dürfte, und alsdann durch Störung des Mechanismus der Herzthätigkeit, wie alle in den Blutkreislauf eingedrungenen Luftbläschen den Tod herbeiführen musste. Wenn ich Kaninchen eine Zeit lang concentrirte Chloroformdämpfe einathmen liess, so dass die Respiration bald bedeutend beschleunigt wurde, die Thiere lebhaft zu schreien anfingen und dann zu athmen aufhörten, und ich eröffnete kurze Zeit darauf die Brusthöhle, so fand ich in dem reichlich mit Blut angefüllten Herzen eine Menge Gasbläschen, welche namentlich in den durchscheinenden Herzohren wie Lungenemphysem sich ausnahmen. Auch in den Kranzgefässen des Herzens fand ich mehrmals kleine perlenartig an einander gereihte Gasbläschen, welche durch kleine Blutpartikelchen von einander getrennt waren und die man durch Druck von aussen hin- und herbewegen konnte. Ob diese Gasbläschen Chloroformgas gewesen, mag ich nicht entscheiden; durch den Geruch habe ich es nicht erkennen können. Eröffnete ich dagegen die Brusthöhle erst nach 24 Stunden, so fand ich nie eine Spur solcher Gasbläschen, sondern es zeigten sich immer nur mehr oder minder grosse Coagula im Herzen. Liess ich dagegen ein Kaninchen mit atmosphärischer Luft vermengtes Chloroformgas und in solchem Masse einathmen, dass es ganz allmählich nur bewusstlos wurde, und brachte es dann unter die Bedingungen, dass es an einem Respirationshinderniss sterben musste, so fand ich in dem blossgelegten Herzen nie eine Spur von Gas vor. — In unsern obigen Versuchen (der drei Kaninchen) ist nun zwar allerdings auch „mit atmosphärischer Luft vermengtes Chloroformgas" angewendet worden, wie dasselbe bei Operationen immer der Fall, wenn, wie wohl allgemein geschieht, das Anaestheticum auf einen Schwamm oder ein Tuch gegossen und vor Nase und Mund gebracht wird, und würde hiernach eine Uebereinstimmung mit den eben citirten Experimenten vorliegen. In, den entgegengesetzten Fällen, in den Fällen von Anwendung „concentrirter Chloroformdämpfe" soll nur die sofort nach dem Tode angestellte Sektion lufthaltiges Blut, die 24 Stunden später verrichtete keine Spur eines solchen ergeben haben. Es ist indess gar nicht abzusehen, wie und auf welchem Wege Gas, das früher in den Venen und im Herzen vorhanden gewesen, nach 24 Stunden daraus verschwunden sein könnte?

Bei der hier geschilderten Sachlage und nach dem, was die bekannt gewordenen Sektionsfälle und eigenen Experimente gelehrt haben, muss ich, bis weitere Aufschlüsse durch Erfahrung und Beobachtung über diese Luftblasen im Blute gewonnen werden, bei der Ansicht stehen bleiben, dass diese Erscheinung hauptsächlich dem Verwesungsprocess zuzuschreiben ist, der *nach dem Chloroformtode besonders früh einzutreten und das Blut zuerst und vor allen andern Organen zu zersetzen scheint,* wonach es erklärlich war, dass man selbst in noch frischen Leichen schon das verwesungszersetzte, lufthaltige Blut gefunden hat.

Gorré betrachtete die spontane Entwicklung von Gas im Cirkulationsapparate als das wahrscheinliche Ergebniss einer unter den gegebenen Umständen statthabenden, noch unerklärten Wirkung der ätherischen Mittel auf das Blut.

Auch *Weber* (a. a. O. p. 23) hält die Gasblasen im Blut für ein Leichenphänom, seines Wissens nach hat man diese Gasblasen bei keiner Sektion einer chemischen Analyse unterworfen, wenn auch im Blute das Vorkommen von Aether und Chloroform erwiesen ist.

Berend hält die Gasblasen im Blute weder in symptomatischer Hinsicht, noch auch als Aufklärungsmomente des Chloroformtodes für werthvoll. Ueber dieselbe ist es in der französischen Akademie der

Medizin zu lebhaften Streitigkeiten gekommen. Nach den von *Berend* zusammengestellten 20 Fällen sind 7 in denen das Blut lufthaltig war, und kann man drei Reihen unterscheiden. Die erste umfasst 3 Fälle von sogenannter chronischer Chloroform-Vergiftung, bei welchen allein der operative Eingriff ein so bedeutender war, dass man alle Ursache hat, die Abhängigkeit des nicht rasch erfolgten Todes vom Chloroform für höchst zweifelhaft zu halten (die Fälle sind: der des Dr. *Giraldes*, *Giersch* und *Reinecke*). Die zweite Kategorie umfasst drei Fälle, in denen Gründe vorliegen, das lufthaltige Blut von Leichenfäule abzuleiten (Maria Stock, Mde. Labrunn, J., berliner Dame). Zur dritten Kategorie endlich gehört ein Fall, in welchem die Ursache des lufthaltigen Blutes allerdings räthselhaft, d. h. auf die oben angedeuteten Ursachen nicht zurückzuführen ist. (Martha G. Simmons.) *Berend* hält sich nicht für berechtigt, das lufthaltige Blut für ein Ergebniss der bei dem Tode durch Chloroform statthabenden direkten Wirkung des Mittels auf das Blut anzusehen. Dagegen spricht theils die relative Seltenheit des Vorkommens jener Erscheinung, theils die — mit Ausnahme eines Falles — vollkommen begründete Zulässigkeit einer anderweitigen Erklärung derselben.

Herz.

Popp und *Herrich* (a. a. O.) haben unter 90 Fällen nur 19mal *Schlaffheit des Herzens* gefunden, also unter 5 Fällen einmal.

In den mehrfach besprochenen 20 Fällen nach *Berend* ist das Herz 16mal als „schlaff“, „zusammengefallen“, „eingeknickt“, „der Ventrikel nicht konvex sondern konkav“ gefunden worden. Es gehört sonach dieser Befund zu den sehr beachtenswerthen. *Casper* sagt: Als Verwesungsphänom kann ich denselben in keiner Weise ansprechen, denn ein eigentliches ganz plattes Zusammenfallen der Herzwände auf einander, wie ich es selbst in einem Chloroformfalle in der allerdings faulenden Leiche gefunden, sieht man noch andere Todesarten in weit mehr verwesenen Körpern niemals. Die Welkheit dieses Herzens war so auffallend, dass wir sogleich beim Oeffnen des Herzbeutels unsere umstehenden Zuhörer darauf aufmerksam machen und versichern konnten, einen ähnlichen Befund bei unseren so zahlreichen Leichenöffnungen niemals angetroffen zu haben. Das nicht erweiterte, nicht erweichte, in keiner Beziehung kranke Herz der ganz jungen, sehr starken und kräftigen Frau lag welk und wie gedrückt platt zusammengefallen in seinem Beutel. Diesen so auffallenden Befund der Verminderung der Spannkraft des Herzmuskels, der sich schon beim ersten Anblick durch Eingesunkensein der Wandungen kund giebt, fordert wohl mit Recht auf, der bekannten erschlaffenden Wirkung des Chloroforms auf andere Muskeln eingedenk zu sein.

Berend sagt über die Schlaffheit des Herzens, **dass man diese** Erscheinung für wichtig genug halten könne, um sie bei dem Vorgang des Chloroformtodes in den Vordergrund treten lassen zu können. Für so wahrscheinlich aber auch bei solchen Erscheinungen der Causalnexus zwischen Chloroformtod und Schlaffheit des Herzens zu halten sein möchte, so wenig dürfte doch diese Wahrscheinlichkeit einen Grund abgeben, den Umstand ausser Acht zu lassen, dass Schlaffheit des Herzens auch ausser solchem Connex angetroffen wird. Oder lässt es sich verkennen, dass Blutleere, Morschheit, Verdünnung oder fettige Degeneration, dass ferner die durch Verwesung bedingte Fäulniss Ursachen der Schlaffheit des Herzens abgeben könne? — *Popp* und *Herrich* haben dieselbe allein bei Typhus unter 92 Fällen 47mal nachgewiesen.

Blutleere des Herzens ist unter den 20 Fällen zehnmal als vollständig leer bezeichnet, mehrmals mit dem Zusatz: „auch nicht einen Tropfen Blut enthalten die Höhlen“ oder „das Herz ist wie ausgewaschen“; in 4 Fällen sind die Herzohren oder einzelne Ventrikel leer. Im Ganzen also ist unter den 20 Fällen 14mal das Herz ganz oder theilweise leer.

Berend sagt von der Blutleere des Herzens, dass sie gewiss nicht des Weitern zu besprechen sein dürfte, da jeder zugeben wird, dass diese Erscheinung zu verschiedene Ursachen haben kann und grösstentheils für ein völlig nichtssagendes Moment zu halten ist.

Blässe der Muskulatur des Herzens ist nur bei 6 Fällen von den 20 erwähnt, ist dagegen öfters in den später bekannt gemachten Fällen beobachtet worden. Ich erwähne dieser, früher vielleicht übersehenen Erscheinung, da sie in der neueren Zeit öfters als früher beobachtet worden ist.

Die Erscheinungen in den übrigen Organen sind viel negativer und haben für den Chloroformtod keine Bedeutung, da sie nichts für denselben charakteristisches bieten.

Geruch nach Chloroform ist so selten beobachtet worden, dass sein Fehlen durchaus nicht für die Nichtanwendung spricht. Findet man denselben bei einer Leiche, so ist er doch immer nur ein höchst unsicheres Zeichen und könnte uns am Ende nur zeigen, dass der Gestorbene vor seinem Tode Chloroform eingeathmet hat.

Die Sektionsergebnisse sind, wie wir sehen, sehr wenig charakteristische und wir müssen bekennen, dass bis jetzt aus ihnen keine Aufklärung über den Tod durch Chloroform erlangt worden ist, und da auch der chemische Nachweis des Chloroforms im Blute Verstorbener keine apodiktische Gewissheit über den wirklichen Eintritt des Todes durch dieses Mittel ergiebt, so kann besonders die gerichtliche Medizin in vorkommendem Falle in Verlegenheit kommen.

Gefährlichkeit des Chloroforms bei den verschiedenen Operationen.

Charles Kidd[1]), welcher in seiner kleinen Schrift über Chloroform (p. 63) die Behauptung aufgestellt hatte, dass die grossen Operationen unter Chloroform besser ertragen werden, dass Operationen an den Sphinkteren, Sehnenschneiden der Finger und Zehen unter Chloroform wahrscheinlich mehr Gefahr darböten, als die grösste Amputation oder Ovariotomie, wurde von *Paget*, welcher an dieser Behauptung zweifelte, veranlasst, aus seinen Notizen dafür die beweisenden Zahlen zusammenzustellen und er kam dabei zu den folgenden, sehr merkwürdigen, grossentheils die obigen Behauptungen bestätigenden Resultaten (Medic. Times and Gaz. 1860, Vol. I. p. 482). *Kidd* zählte ungefähr 125 bekannte Todesfälle (Aether und Chloroform) auf, davon 50 von *Snow*, 35 von ihm selbst gesammelt und 40 von *Scoutetten* ohne nähere Details. Folgende Tabelle weist nach

Art der Operation:	Zahl der Todesfälle:		
	Snow	*Kidd*	Summa
Fisteln, Hämorrhoiden, Cauterisation	13	4 =	17
Entfernung eines Nagels, Operation an Zehen und Fingern — Phalanx	9	5 =	14
Zahnextraktion	6	4 =	10

---

1) Archiv für klinische Chirurgie. Berlin 1862. III.

Art der Operation:	Zahl der Todesfälle:		
	Snow	*Kidd*	Summa
Entfernung von Geschwülsten	7	4 =	11
Resektion, grosse Amputationen, Ovariotomie, geburtshilf. Operation, Ligatur grosser Gefässe etc.	—	—	—
Kleine Amputationen (darunter 6 mit tödt- lichem Verlauf vor der Operation) .	4	5 =	9
Schiel-Augen—Augenlid-Operationen . .	2	4 =	6
Operation am Hoden, Katheterisiren etc. .	6	3 =	9
Reponiren von Luxationen	2	3 =	5
Eingeklemmter Bruch	1	— =	1
Delirium tremens	—	3 =	3
	50	35 =	85
Dazu *Scoutetten*			40
Summa			125

Bei näherer Betrachtung dieser Tabelle stellt sich nun die merkwürdige Thatsache heraus, dass, während bei Amputationen, Resec-
tionen, Ovariotomie u. s. w., keine Todesfälle durch Chloroform statt-
fanden, volle zwei Dritttheile davon bei Operationen an der Sphinc-
tera, Sehnenschneiden, Strabismus, Zahnextraktionen u. s. w., entstanden. Es geht also daraus hervor, dass die Gefahr bei kleinen Operationen grösser ist, als bei grossen.

In Folge dieser Thatsachen habe ich von den von mir aufgefun-
denen und zusammengestellten 115 Todesfällen bei Chloroformanwen-
dung die folgende Tabelle zusammengestellt, die die Art der Operation aufführt.

1848.	1.	Hannah G r e e n e r.	Eingewachsener Nagel.
	2.	Arthur W a l k e r.	Selbstanwendung.
	3.	Maria S t o k.	Abscess.
	4.	Martha S i m m o n s.	Zahnextraktion.
	5.	P e t r o i l l e F.	Sarkom.
	6.	Dr. A n d e r s o n.	Zahnextraktion.
	7.	Daniel S c h l y g.	Exartikulation des Schenkels.
	8.	Dr. *Giraldes* Fall.	Armamputation.
	9.	Walter B a d g e r.	Zahnextraktion.
	10.	Junge Frau.	Finger-Amputation.
	11.	*Roux* Fall, Frau.	Achseldrüsenexstirpation.
	12.	Dr. C a r r u t h e r.	Selbstanwendung.

1848.	13. Dr. *Reid*, Dame.	Neuralgie.
	14. Johnston.	—
	15. Johnston.	—
	16. *Green's* Fall.	Schenkelamputation.
	17. *P. Didey's* Fall.	Geringfügige Operation.
	18. Dr. *Droste*.	Beinamputation, Tetanus.
	19. Patrik Coyle.	Fistel.
	20. Scherer, Mädchen.	Zahnextraktion.
1849.	21. Reinecke.	Fussamputation.
	22. John Griffith.	Hämorrhoidalknoten.
	23. Samuel Brennett.	Zehenamputation.
	24. John Schorter.	Nagelexstirpation.
	25. J. Verrier.	Fingeramputat. (nicht gemacht).
	26. Mde. Labrunn.	Zahnextraktion.
	27. Mde. J.	Zahnextraktion.
	28. Michel Gallard.	Bruchoperation.
	29. *Green's* Fall.	Unterschenkelamputation.
	30. Mädchen.	Augapfelexstirpation.
	31. Dr. Adam.	Selbstanwendung.
	32. Abby Pennok.	Selbstanwendung.
	33. Robert Mitchell.	Delirium.
	34. *Snow*, junger Mann.	Tumor-Exstirpation.
	35. Mann.	Schenkelamputation.
	36. Junger Mann.	Eingewachsener Nagel.
	37. Denonvilliers.	Hernia incarcerata.
	38. Dr. Esmarch.	Schenkelamputation.
	39. Dänischer Soldat.	Schenkelamputation.
1850.	40. William Bryan.	—
	41. Giersch.	Schulterblattexstirpation.
	42. B. R.	Cauterisation.
	43. Alex. Skott.	Fingeramputation.
	44. James Smith.	Selbstanwendung.
	45. Dr. *Ross's* Fall.	Armamputation.
	46. Kind des Hilger.	Telangiectasie.
	47. Dr. Palm.	Brustkrebs.
	48. Dr. Baur.	Unterschenkelamputation.
1851.	49. Mde. Simon.	Zahnextraktion.
	50. M. W.	Zahnextraktion.
	51. Thomas Hutton.	Hodenexstirpation.

1852.	52. *Heath's* Fall.	Oberschenkelamputation.
1853.	53. Vallet, Mann.	Atherom der Wange.
	54. Valeix, Mann.	Hämorrhoidalknotenreposition.
	55. Triquet.	Wangenkrebs.
	56. Berg.	Bruchoperation.
	57. Walter.	—
	58. Dummreicher.	Kniestreckung.
	59. Dr. Quain.	Herniotomie.
	60. Dr. Paget.	Cauterisation.
	61. White.	Cauterisation.
	62. Dr. Dunsmure.	Harnröhrenstriktur.
1854.	63. Lewis.	Brustkrebs.
	64. Harrison.	Armluxation.
	65. Erichsen.	Catheterismus.
	66. Richard.	Uteruspolyp.
	67. Birket.	Unterschenkelkrebs.
	68. Hawkins.	Brustamputation.
	69. Mann.	Phimose.
1855.	70. Roberts.	—
1856.	71. Monat.	Oberschenkelamputation.
	72. Mann.	Phalanx-Necrose.
	73. Mackenzie.	Unterschenkelamputation.
	74—77. Zahnarzt, Frau und 2 Kinder.	Selbstanwendung.
1857.	78. Paget.	Geschwulst an der Scapula.
	79. Allan.	Oberschenkelamputation.
1858.	80. Powell.	—
	81. Dr. Binz.	Narbenexcision.
	82. Prichard.	Caries des Ellenbogens.
	83. Marjolin.	Cauterisation.
	84. Knabe.	Strabismus.
1859.	85. Richet.	Luxation.
	86. Maisonneuve.	Luxation.
	87. 88. Verwundeter.	—
	89. Manec.	Luxation.
	90. Critschett.	Strabismus.
	91. Mann, London.	Incision in den Penis.
	92. Mann, London.	Unterschenkelamputation.
	93. Mann, London.	Delirium.

1859.	94.	Linhard.	Cancroid.
	95.	Büchner.	Selbstanwendung.
1860.	96.	Amerika.	—
	97.	Amerika.	Circumcision bei Schanker.
	98.	Alte Frau.	Delirium.
	99.	Arzt zu Alloa.	Eingewachsener Nagel.
	100.	Lancet.	Eingewachsener Nagel.
	101.	Mann.	Oberschenkelamputation.
	102.	Mann.	Catheterismus.
	103.	Dr. Peake.	Geschwür.
	104.	Barbosa.	Kleine Geschwülste.
	105.	Foster.	Lipom.
	106.	Dr. *Kidd.*	—
	107.	Dr. *Kidd*, Dame.	Neuralgie.
	108.	Fano.	Eingewachsener Nagel.
	109.	Cincinnati.	—
	110.	Frau.	Zangenoperation.
	111.	*Nourse* und *Field.*	Hämorrhoidalknoten.
	112.	Lane.	Brandnarbe.
1861.	113.	Dr. Lamm.	Selbstanwendung.
1862.	114.	Frankreich.	Eingewachsener Nagel.
	115.	Cubitt.	—

Nach diesen 115 Fällen stellt sich das Verhältniss der Gefährlichkeit der Chloroform-Anwendung in Betreff der Grösse der Operation etwas anders als bei *Kidd,* indem wir hier unter den namhaft gemachten Fällen 18mal grössere Amputationen etc. aufgeführt finden. Dieses Verhältniss ändert sich aber wieder, wenn wir die 48 Fälle der Betrachtung zu Grunde legen, die wir als solche bezeichnen müssen, in welchen das Chloroform allein oder wenigstens mit hoher Wahrscheinlichkeit die Ursache des Todes war. Die erste Zahlenreihe bezeichnet die einzelnen Operationen, wenn wir alle 115 Fälle betrachten, und die zweite Reihe nur die Fälle, aus denen oben erwähnte 48 Chloroformtodesfälle, von denen genaue Sektionen vorliegen.

Selbstanwendung	11	4.
Operation nicht angegeben . .	11	3.
Delirium	3	—.
Neuralgie	2	—.
Amputationen und Exartikulationen des Ober- und Unterschenkels .	15	4.
Amputationen des Schulterblattes, Armes	3	—.
Amputationen und Exartikulationen an Fingern und Zehen . . .	5	3.
Luxationen	4	1.
Kniestreckung	1	1.
Caries des Ellenbogens	1	1.
Operationen an den Geschlechtstheilen	7	5.
Operationen an den Augen . .	3	1.
Operationen von eingewachs. Nägeln	7	2.
Operationen v. Fisteln, Abscess etc.	4	1.
Operationen von Drüsen und Geschwülsten	11	6.
Operationen v. Hämorrhoidalknoten	3	2.
Operationen von Taxis und Herniotomie	4	1.
Operationen von Krebsgewächsen	6	4.
Cauterisation	4	3.
Zahnextraktionen	9	6.
Zangenoperation	1	—.
Summa	115	48.

Wenn wir also in der zweiten Reihe die Fälle von Selbstanwendung und die 3 Fälle abrechnen, in denen die Operation nicht angegeben ist, so bleiben noch 41 Todesfälle durch Chloroform übrig und von diesen sind grosse Operationen nur 4: Amputationen an den Unterextremitäten. Der von *Kidd* aufgestellte Satz bewahrheitet sich auch hier, dass die Chloroformirung der Kranken bei grossen Operationen leichter ertragen wird, als bei kleinen Operationen. Daher muss man auch bei kleinen Operationen mit dem Chloroformiren der Kranken vorsichtiger sein und dieselben nicht jeder Kleinigkeit wegen der möglicherweise schädlichen Wirkung der Anaesthetica aussetzen.

Ueber den Einfluss der Sensibilität auf die Cirkulation während der chirurgischen Anästhesie von Vigouroux.

Seit 12 Jahren nimmt die Frage von der Anästhesie einen ungeheuren Platz in der Literatur ein, und namentlich haben die mit ihrem Gebrauch verknüpften Zufälle berühmte Diskussionen in der Academie de Médicine und der Société de Chirurgie hervorgerufen; die Frage ist in eigenen Schriften und zahlreichen Journalartikeln besprochen worden und im verflossenen Jahre war sie unter den Preisfragen der Academie de médicine.

Trotz dieser Anstrengungen ist sich die Zahl der Unglücksfälle, die sich fast periodisch und unter den geübtesten Händen ereigneten, gleich geblieben und *Hervet de Chègoin* stellte daher 1859 die Frage an die Soc. de Chirurgie, ob es nicht besser sei, auf den Gebrauch des Chloroforms zu verzichten, als sich einer so drohenden und bis jetzt nicht vorzusehenden Gefahr auszusetzen. Seitdem sind neue Unglücksfälle geschehen und die Wissenschaft ist noch immer nicht fertig mit der Frage. *V* will nicht alle ihre Seiten, sondern nur eine seither vernachlässigte Betrachtung hervorheben. Wenn man die geschilderten Fälle (*V.* hat nur die französischen, 31) berücksichtigt, muss dabei folgendes auffallen: 1) in ziemlich vielen Fällen ereilte der Tod den Operirten in einer für die Ohnmacht sehr günstigen Stelle, nämlich im Sitzen. 2) Der Puls verschwand im Moment der Operation, die ohne Aufhebung des Bewusstseins eine sehr schmerzhafte gewesen sein würde. 3) Die betreffenden Affektionen der Kranken waren sehr oft nicht besonders bedeutend, aber ihre Operation ausserordentlich schmerzhaft.

Der Zusammenhang der Sensibilität mit der Cirkulation ist bekannt; man hat zu allen Zeiten den Schmerz als eine Ursache der Ohnmacht aufgeführt und *Bichat* rieth den Puls zu untersuchen, um zu entscheiden, ob Schmerzen angegeben würden, oder wirklich vorhanden wären. Die Reflexwirkung des Schmerzes auf den Vagus lässt sich mit einem galvanischen Strom vergleichen, der bekanntermassen die Herzaktion unterbricht oder verlangsamt.

V. stellte Experimente an, nicht um den von *Cl. Bernard* genügend aufgeklärten Einfluss der Sensibilität auf das Herz zu analysiren, sondern um zu entscheiden, ob diese Wirkung auch während der Aufhebung der Hirnthätigkeit durch die Anästhetika fortbestehe, und in der That ist diese letztere Frage zu bejahen, ja die Wirkung ist noch deutlicher in der chirurgischen Anästhesie und *V.* spricht geradezu aus, dass die Mehrzahl der in der chirurgischen Anästhesie beobachteten Todesfälle (womit freilich der Tod von aufs Aeusserste chloroformirten Thieren nicht zusammengeworfen werden darf) auf Rechnung der durch den Schmerz unterbrochenen Herzthätigkeit kommt.

Manche Schriftsteller haben die Ohnmacht nach Gebrauch der Anästhetica für besonders bedenklich erklärt aus dem Grunde, weil es hier unmöglich sei, den Schmerz für Anregung der Herzthätigkeit zu verwenden, aber wie gesagt, die Wirkung des Schmerzes ist hier erhöht. Also ergeben sich 2 Indikationen, um den Eintritt der Ohnmacht zu verhindern. 1) Verminderung des schmerzhaften Eindrucks, 2) Verhinderung seiner Fortleitung. Man wird daher womöglich operiren, ohne die vollständige Chloroformnarkose zu erwarten, die nicht nothwendig ist, damit der Kranke kein Bewusstsein der Schmerzen hat, deren Aeusserung durch Reflexbewegungen der Glieder ausserdem eine Ableitung des Schmerzes ist, und man wird bei der Operation den Schmerz berücksichtigen (trotz der Anästhesie) und also Verfahren vermeiden, die ihn jäh und sehr heftig machen.

Um die erste Indikation zu erfüllen, bietet ausserdem die lokale Anästhesie in der Kälte, der Elektrizität, der äusserlichen Anwendung von Aether und Chloroform oder ihrer Dämpfe, die vielleicht mit Unrecht (?) vernachlässigte Compression der Nerven und ihrer Narkotisirung durch subkutane Injektion Mittel und es wäre gewiss zweckmässig, örtliche und allgemeine Anästhesirung zu verbinden, wo man dann nicht nöthig hätte, die letztere bis zum Aeussersten zu treiben (Comptes rendus).

Durch die nachfolgenden Zahlen weist *Kidd* nach, dass in Betreff des Stadiums oder des Grades der Betäubung entschieden am gefährlichsten das Stadium der Erregung, des heftigen Widerstandes ist, ehe der Patient unempfindlich und für die Vornahme der Operation geeignet wird. Bei 121 Todesfällen trat nämlich der Tod in den folgenden Stadien ein:

Stadium und Grad der Betäubung:	*Snow.*	*Scoutetten.*	*Kidd.*	Summa
Bei Anwendung des Chloroforms für beabsichtigte Operationen oder unmittelbar vor der Ausführung der letzteren	18	22	14 = 54	
Während des Verlaufs der Operation .	22	6	14 = 42	
Nach der Operation, d. h. entweder durch das Chloroform allein verursacht, unmittelbar nach jener, oder in Folge der combinirten Einwirkung des Chloroforms und der Operation, kurze Zeit nach der letzteren	6	12	7 = 25	
	46	40	35 = 121	

Unter 133 Todesfällen war die relative Frequenz je nach dem Geschlechte

	Snow.	*Scoutetten.*	*Kidd.*	Summa
Männer	30	32	28 = 90
Weiber	20	16	7 = 43

Protrahirter Chloroformtod.

Mit diesem Namen können wir eine Reihe von Todesfällen nach Chloroform im Gegensatz zu den plötzlich — akut — eintretenden bezeichnen. Bei diesen trat der Tod erst längere Zeit nach beendetem Chloroformiren ein und es vergingen $^3/_4$ Stunden bis fast 14 Tage, ehe der Tod eintrat. Alle diese Fälle (unter den 115 von mir zuzammengestellten sogenannten Chloroform-Todesfällen sind es 15 chronische, d. h. protrahirte), aber gehören nicht, mit Ausnahme des 2ten, zu den Fällen, bei denen man mit Sicherheit oder hoher Wahrscheinlichkeit den Tod aus der Anwendung des Chloroforms folgern kann. Ich lasse zunächst zwei Krankengeschichten folgen, nach denen die Patienten dem Cloroform nicht erlagen, sondern sich wieder erholten und genasen.

Ein genau beobachteter Fall von *Aran* (Bull. de Therapeut. XLII. 297) ist bei der Seltenheit prolongirter Chloroformvergiftungen von besonderem Interesse. Ein 31jähriger Maler, welcher von heftiger Bleikolik befallen war, wurde mit Chloroform in äusserlicher Anwendung auf den Leib, in innerlicher und zugleich Klystierform behandelt. Nach 8tägiger Fortsetzung dieses Verfahrens waren die Koliken bereits verschwunden und hatte sich normaler Stuhl eingestellt, als der Kranke durch einen Missgriff in der Nacht aus einer reines Chloroform enthaltenden Flasche trank und eine starke Portion verschluckte. Er fühlte sofort heftige Hitze und Brennen im Rachen, Oesophagus und Magen, beeilte sich, weil er seinen Irrthum erkannte, eine grosse Menge Wasser zu trinken und versuchte zu brechen, was aber nur unvollkommen gelang. Zehn Minuten darauf bekam er Knirschen mit den Zähnen und fing an, ununterbrochen zu reden, setzte sich aufrecht im Bette, hatte glänzende Augen, ein lebhaft bewegtes Gesicht und schien seine Umgebung nicht zu kennen, sang bald, bald hielt er Reden; aber Zerren, Kneifen und Stechen machte keinen Eindruck auf ihn. Auf Fragen schien er zu hören und antwortete mit einem unartikulirten Ton, um alsbald seinen Gesang oder seine Rede wieder aufzunehmen. Die Muskeln des Gesichts und der Glieder zitterten, die Hand machte automatische Bewegungen gegen den Mund, als wolle er daran etwas wegreissen. Die Pupille war beweglich, weder erweitert noch verengt. Das Gesicht erloschen; der Puls hatte 72—80 Schläge, 20—30 Minuten nachher legte sich der Kranke hin und fiel in einen Schlaf, der anfangs nicht sehr tief war, aber es immer mehr wurde und in eine vollkommene Betäubung mit Schnarchen, allgemeiner Anästhesie und Erschlaffung der Glieder überging. Die Bulbi standen nach oben, die Pupillen blieben wie früher, die Lider waren herabgesunken, die Respiration zeigte kein Hinderniss. Etwa 4 Stunden nach der Einführung des Chloroforms öffnete der Kranke hin und wieder die Augen, aber ohne zu sprechen, schnarchte nicht mehr und schien auch seine Umgebung zu erkennen. Als man ihn eine Stunde darauf ins Bett brachte, schwankte er auf den Beinen und erschien wie ein Trunkener. Wieder niedergelegt, verfiel er alsbald in einen ruhigen Schlaf, aus dem er nach mehreren Stunden erwachte, nur etwas erschöpft mit eingefallenem und entstelltem Gesicht. Er erholte sich in einigen Tagen.

Ein in England vorgekommener noch länger dauernder Fall wird ohne Citat (in dem Canstatt'schen Jahresbericht für 1852, V. 150) mitgetheilt. Ein 22 Jahr alter Mensch, der betrunken zu sein schien, trat in eine Barbierstube ein, wo er sich auf eine Bank warf und einschlief. Zwei Stunden später wollte man ihn wecken, aber er befand sich in Coma, seine Haut war kalt, die Pupillen weit geöffnet, für Licht unempfindlich; die Respiration war sehr ruhig, der Puls hatte

65 Schläge und war sehr klein, der Athem roch nach Chloroform. Der comatöse Zustand wurde immer tiefer und es vergingen in dieser Lage, wo die Haut kalt und bleich, der Athem schnarchend ward, noch 10 Stunden. Der Puls hatte kaum 50 Schläge, war sehr schwach und unterdrückt. Am andern Morgen erholte sich der Kranke unter heftigen Kopfschmerzen, fieberhaften Bewegungen und diese Symptome währten nicht lange. Man erfuhr nunmehr, dass er an 4 Unzen Chloroform gekauft und auf einmal getrunken hatte.

Die Fälle, in denen der Kranke chloroformirt worden und dann später gestorben war, sind folgende (deren spezielle Daten in der Chloroform-Kasuistik einzusehen sind):

1) Petronille F. (Chl.-Cas. Nr. 4) Tod nach 60 Stunden.
2) Dr. Anderson (5). Am 10. März 1848 chloroformirt, gestorben am 15. März.
3) Daniel Schlyg (7). Tod nach $^3/_4$ Stunden.
4) Dr. Giraldes, Mann (8). Tod in der folgenden Nacht 3 Uhr.
5) Junge Frau in Hyderabad (10). Tod nach 5 Stunden.
6) *Johnston's* Fall (15). Tod unter Krämpfen nach 48 Stunden.
7) Dr. *K. King's* Fall. Tod nach 40 Stunden.
8) Reinecke (21). Tod nach 8 Stunden.
9) Mann in Liverpool (23). Chloroformirt am 24. Januar, starb am 7. Februar.
10) Michel Gallard (29). Tod nach 15 Stunden.
11) Robert Mitchell (32). Tod nach 2—3 Stunden.
12) Giersch (41). Tod nach Erbrechen nach 17 Stunden.
13) *Linhard's* Fall (94). Tod nach $8^1/_2$ Stunden.
14) Frau (Zangenoperation) (110). Tod nach 17 Stunden.
15) *Casper*, Frau mit Fractura comminuta. Tod nach 11 Tagen.

Wir verkennen durchaus nicht, sagt *Berend* (a. a. O. p. 31), dass die Möglichkeit einer partiellen, causalen Beziehung des Chloroform zum Tode selbst in Fällen dieser Art nicht unbedingt zurückgewiesen werden kann, obgleich bei ihnen der zumal nicht rasche Tod theils durch den hohen Grad des operativen Eingriffs, theils durch körperliche Zustände der chloroformirten Individuen fast alles Auffallende verliert. Aber für reine Chloroformtodesfälle wird sie sicherlich Keiner erklären können. Stirbt ein Chloroformirter gleich nach oder gar während der Inhalationen, so berechtigt schon a priori die Raschheit des Todes zu der Muthmassung, dass das Chloroform den Tod veranlasst habe. Bei mangelnder Raschheit des Todes gehört aber doch wohl zur Begründung derselben Muthmassung wenigstens das, dass der Tod in keiner Weise eine andere Erklärung zulasse. Unseres Wissens existirt aber kein Beispiel von chronischer Chloroform-Vergiftung, bei welchem in diesem Sinne die Abhängigkeit des Todes vom Chloroform unbestritten wäre. Hier und da scheint man freilich das Statthaben einer chronischen Chloroform-Vergiftung für eine völlig ausgemachte Sache zu halten. — Von der Willkür, mit der man einen solchen Process voraussetzt, liefert namentlich ein Aufsatz in *Casper*'s Wochenschrift (1850 Nr. 21) ein sehr eklatantes Beispiel. Da ist schon von einer Curmethode gegen chronische Chloroform-Vergiftung die Rede. —

Casper macht daselbst die gerichtlichen Aerzte und Wundärzte auf die chronische Chloroform-Vergiftung aufmerksam, indem er mittheilt, dass kürzere oder längere Zeit nach einer Operation unter Erscheinungen, die etwas Fremdartiges hatten und einer anhaltenden Nachwirkung des Chloroforms zuzuschreiben wären, der Tod erfolge, und theilt einen dahin einschlagenden Fall mit. Leider ist der grösste Theil der Todesfälle nach Chloroform, die erst nach Stunden eintraten, nur oberflächlich beschrieben und die Sektion nicht genau genug gemacht worden, so dass man nicht besondere Symptome für dieselben anführen kann, sind ja auch doch die Zeichen des akuten Chloroformtodes nichts weniger als sicher und constant, und *Casper* sagt mit Recht, dass die Annahme einer chronischen Chloroform-Vergiftung dem ärztlichen Gutachten in vorkommendem Falle neue Schwierigkeit bereiten würde. Wenn es aber unter Umständen schon schwierig ist, zu entscheiden, ob der gewöhnliche, plötzliche Tod vorkommenden Falles auf Rechnung des Anaestheticums zu schreiben, oder etwa auf die an sich höchst bedeutenden Verletzungen, oder den besonders schweren oder schmerzhaften operativen Eingriff u. s. w., wie viel verwickelter kann die Sachlage werden, wenn vollends Tage seit der Inhalation verflossen und wenn dann zahlreiche andere Momente wirksam geworden sind. —

Chassaignac (Berend a. a. O. p. 41) sagt: Bei manchen Menschen hat das Chloroform noch Nachwirkungen, welche in den nächsten 16—48 und mehr Stunden bisweilen eine gefährliche Wendung nehmen. Es scheint, dass in solchen Fällen der den Lebenskräften durch das Chloroform angethane Eintrag zu tief ist, als dass er von

Kranken überwunden werden könnte. Er erholt sich anscheinend von der eigentlichen Anästhesie, aber er verbleibt in einem solchen Zustande von Halbrausch und Prostration, dass er dem Tode in Kurzem anheimfällt, ohne dass etwa eine tödtliche Blutung oder ein Eindringen von Luft in die Venen als Ursache gewirkt hätte. Es lässt sich mit einem Worte der Tod aus nichts Anderem herleiten, als aus der tödtlichen Wirkung des Chloroforms. Diese Ansicht *Chassaignac's* wird aber durch die Worte von *Berend*, die ich anführte, widerlegt, und *Chassaignac* gesteht selbst zu, dass sich Bestimmtes noch nicht angeben lasse, sondern dass dieser Punkt noch sehr der weiteren Untersuchung bedürfe.

Es thut wirklich Noth, sagt *Berend*, durch Hinweisung auf die Vieldeutigkeit der Thatsachen, denen die Annahme einer chronischen Chloroform-Vergiftung ihren Ursprung verdankt, an die Fraglichkeit der Realität eines solchen Vorganges zu erinnern.

Jedenfalls sehr interessant sind die beiden Krankengeschichten, wo ebenfalls eine lang dauernde Wirkung des Chloroforms vorliegt, beide Patienten blieben am Leben. Jedenfalls ist es nöthig, auch in solchen Fällen Kranke sorgfältig im Auge zu behalten und vorkommenden Falles streng zu untersuchen, welchen Einfluss das Chloroform und welchen andere Ursachen haben, wenn ein Chloroformirter nach Stunden oder Tagen stirbt. —

Aeussere Bedingungen des Chloroformtodes.

Nicht nur in wissenschaftlicher, sondern auch in forensisch-praktischer Beziehung, schreibt *Casper*, ist es von dem grössten Interesse, dass auch die äusseren Bedingungen und Umstände genau erforscht werden, welche diesen eigenthümlichen Tod begünstigen und über welche bis jetzt leider! noch sehr wenig irgend Sicheres bekannt ist. Namentlich die Anschuldigung gegen Aerzte wegen fahrlässiger Tödtung durch Chloroform würde eine genaue Kenntniss jener Bedingungen erst allein ein sicheres Urtheil begründen können. Dunkel und eigenthümlich sind dieselben gewiss, wie schon die Erwägung lehrt, dass etwa nur unter je 10,000, ja vielleicht unter 100,000 Chloroformirten, die der Anästhesirung unter im Ganzen ziemlich gleichen Bedingungen ausgesetzt werden, Einer stirbt.

Was darüber bekannt geworden, möchte bis jetzt folgendes sein:
1) Die Verschiedenheit der angewendeten Präparate ist keine so erhebliche, dass ihr nach Analogie mit andern Giften ein irgend wesent-
licher Einfluss zugeschrieben werden könnte. Im Uebrigen ist im
Allgemeinen Gleichheit des Präparates in sämmtlichen Apotheken des
preussischen Staates erzielt und aus andern Quellen darf bei uns das
Mittel auf erlaubtem Wege nicht bezogen werden.

2) Eine andere und namentlich bei gerichtsärztlichen Fällen
nothwendig zur Sprache kommende Frage betrifft die Dosis in der
Anwendung des Chloroforms. Wo beginnt in Betreff der unvorsich-
tig bedeutenden Dosis die strafbedrohte Fahrlässigkeit des Arztes und
Operateurs? Leider steht in dieser Hinsicht noch gar nichts fest.

A. S. Taylor theilte in der medizinischen Gesellschaft zu Sheffield
1851 einen Fall mit, in welchem ein junger Mann von 22 Jahren
anscheinend betrunken in eine Barbierstube kam, sich auf ein Bett
setzte und in tiefen Schlaf versank. Da er nach mehreren Stunden
nicht erwachte, wurde ein Arzt, Dr. *Gleadell*, gerufen, welcher den
Mann in vollständigem Coma mit erweiterten, gegen das Licht unempfindlichen Pupillen und ruhiger Respiration fand; die respirirte Luft
verbreitete einen starken Geruch nach Chloroform. Das Coma wurde
immer tiefer und der Patient blieb noch zehn Stunden in diesem
eigenthümlichen Zustande. Die Haut war farblos, sehr kalt, die Respiration stertorös, der sehr schwache, degressible Puls machte kaum
50 Schläge. Am folgenden Morgen war von allen diesen beunruhi-
genden Erscheinungen nur noch starker Kopfschmerz und etwas Fieber vorhanden, allein es zeigten sich keine weiteren üblen Folgen.
Der Patient gestand selbst, dass er, in der Absicht, sich das Leben
zu nehmen, vier Unzen (128 Gramm) Chloroform sich gekauft und
mit einem Zuge hinunter getrunken habe.

Dr. *Aran* theilte am 24. März 1852 in der Société médicale des Hôpitaux zu Paris folgenden, dem vorstehenden sehr ähnlichen Fall mit.
In seiner Station in der Pitié verschluckte ein Patient aus Versehen
35—40 Gramm Chloroform auf einmal und dies führte keine weitere
Folgen herbei, als einen mehrstündigen, tiefen Schlaf. — Von 40
Tropfen bis zu Unzen wurde das Chloroform angewendet und *Chri-
stison* berichtet von einer Entbindung, wo sich die Frau 13 Stunden
lang in der Narkose befand und wobei 8 Unzen Chloroform ohne
Nachtheil für Mutter und Kind verbraucht wurden. Ich habe bei
einer Operation eines Mädchens $2\frac{1}{2}$ Stunde und unter Verbrauch von

mehr als 2 Unzen Chloroform die Narkose unterhalten und bei schweren geburtshülflichen Operationen (Perforation, Embryotomie, Entwickelung zweier mit Brust und Unterleib verwachsener vollkommen ausgetragener Zwillinge) 3, 4 und 5½ Stunden unter Verbrauch mehrerer Unzen Chloroform die Kreissenden anästhesirt und alle befanden sich den Umständen nach wohl. — Der von *Büchner* erwähnte Kranke, ein 40jähriger Photograph, hatte in einigen Tagen 4—5 Schoppen Aether oder 8—30 Unzen Chloroform verbraucht. Es ist also so gut als nichts gesagt, wenn *Blondin*, *Guerin* und *Roux* (Gazette médic. 1849. S. 63) behaupten und lehren, dass man die Dosis des Chloroforms modifiziren und die „normale Dosis", sowie die Dauer der Inspiration verringern müsse bei Weibern, Schwachen, Herz- und Lungenkranken u. s. w., da bis jetzt noch Niemand anzugeben vermag, welches die normale Dosis sei, und da es allgemein bekannt ist, dass die Substanz täglich von Zahn- und Wundärzten keineswegs mit scrupulöser Vorsicht und nach Tropfen abgemessen angewandt wird, ohne dass tödtliche Wirkung eintritt.

3) Was die Lage oder Stellung der Menschen während der Einathmung betrifft, so wird auch deren Verschiedenheit nicht von Erheblichkeit sein, die grosse Mehrzahl der Todesfälle ereignete sich bei sitzender oder halbliegender Stellung des zu Operirenden. Die beste Lage ist die horizontale mit etwas erhöhtem Oberkörper, aber bei der nöthigen Vorsicht und wenn es die Operation nöthig macht, kann der Kranke selbst auf dem Bauche liegend chloroformirt werden, natürlich ist dann doppelte Vorsicht nöthig, damit das Gesicht nicht in die Kissen sinke und Erstickung erfolge.

4) Die beste und zweckmässigste Anwendungsweise ist die *Simpson*'sche, mittelst Tuch oder Schwamm das Chloroform einathmen zu lassen, da die namentlich von *Snow* dringend empfohlene Anwendung eines Inhalators auch nicht jede Gefahr beseitigt und tausend und abertausend Menschen auf die *Simpson*'sche Methode chloroformirt worden sind und chloroformirt werden, ohne dass ihnen ein Nachtheil daraus entstanden ist. Es ist aber nöthig, dass man im Anfang langsam und vorsichtig inhaliren lässt, mit Unterbrechungen. Durch häufige Unterbrechungen vermochte *Gruby* Hunde und Kaninchen mehrere Stunden lang ohne Nachtheil in der Anästhesie zu erhalten, während, wenn die Einathmung ohne Unterbrechung auch nur 1—4 Minuten fortgesetzt ward, die Thiere starben, wie die in unseren obigen Versuchen, bei denen gleichfalls die Anästhesirung nicht unterbrochen wurde.

(*Casper* p. 627. 628). Und trotz alledem und trotz aller Unterbrechung starb unsere Berlinerin erst nach der dritten, Samuel Bonnet erst nach der zweiten Applikation, zwei Stunden nach der ersten.

Faure (Gaz. des Hôpit. 79. 1859) lässt das Chloroform nur durch ein Nasenloch einathmen, während durch das andere atmosphärische Luft einströmt. Jede Gefahr soll bei dieser Methode zeitig verhütet werden können, keine Luftwegereizung, keine Kopfkongestionen treten ein.

Dr. *Delabarre* (Wiener medizinische Wochenschrift 1860) schlägt die Anwendung des Tschibuk als Anästhesirungsapparat vor, um allen Gefahren der Anästhesirung zu entgehen und doch vollkommen zum gewünschten Ziele gelangen zu können. Sein Tschibuk ist zu diesem Zweck mit einem Hahn versehen, durch dessen graduelles Aufdrehen er je nach Bedarf mehr oder weniger betäubenden Chloroformdampf mit der atmosphärischen Luft, welche der Kranke einathmen soll, mengen kann. Die Länge der Caoutschukröhre ist gleichgültig, der Durchmesser darf aber nie weniger als einen Centimeter haben, damit die Inspiration leicht vor sich gehen könne. Man lässt den Patienten zuerst ganz reine Luft einathmen und nur nach und nach Dämpfe hinzutreten. Als Vortheile dieser Methode werden angeführt:

1) Die Patienten können nie mehr Dampf einathmen, als ihre Constitution verträgt, da mit dem Aufhören der Sensibilität auch die Möglichkeit jeder weiteren Aspiration beseitigt ist.

2) Der Kranke wird hierdurch auch von jener Beängstigung bewahrt, die ein allzustarkes plötzliches Zuströmen der Dämpfe veranlasst.

3) Das Zuströmen der Dämpfe kann in jedem Augenblick modifizirt oder auch völlig unterbrochen werden.

Unter der Anwendung dieser Methode soll das Bewusstsein nur allmählich schwinden.

Die Pariser Akademie der Medizin hat das Chloroform-Thema zum Gegenstand ihrer Verhandlungen gemacht und durch zehn Sitzungen in lebhaften Debatten sich damit beschäftigt. In der öffentlichen Sitzung vom 31. Oktober 1848 wurde der Commissions-Bericht erstattet, in welchem folgende Vorsichtsmassregeln für den Gebrauch des Chloroforms empfohlen werden, bei deren Befolgung man „vollkommen sicher" (??) gehe und die, wie folgt, lauten:

1) Man unterlasse oder unterbreche die Inspiration bei erwiesener Contraindikation, wie bei Lungen- und Herzkranken, und stelle vor

Allem den Gesundheitszustand der Respirations- und Cirkulations-Organe fest.

2) Man achte während der Inspiration darauf, dass die Chloroformdämpfe gehörig mit atmosphärischer Luft gemischt und dass die Respiration frei bleibe.

3) Man hebe die Inspiration sogleich auf, wenn die Anästhesie bewirkt ist, wobei man sie wieder beginnen lassen kann, wenn es während der Operation erforderlich wird. Die Akademie hat diesen Vorsichtsmassregeln noch folgende hinzugefügt:

4) Man gebrauche das Chloroform nicht rein (?) und nicht in zu grossen Dosen.

5) Man wende das Chloroform nur nach der Verdauung an, um die Störungen dieser Funktion zu vermindern.

— — —

Das Chloroformiren der Kranken.

Die Anwendung der Anaesthetica geschieht entweder (namentlich beim Aether, *Bardeleben*, Lehrbuch der Chirurgie I. p. 40 ff.) mittelst besonderer Apparate oder in der Art, dass man den Kranken ein mit den betäubenden Flüssigkeiten benetztes Tuch vor Mund und Nase hält. Letzteres Verfahren ist insbesondere für die Anwendung des Chloroforms und der holländischen Flüssigkeit vollkommen ausreichend und den meisten Kranken angenehmer, als die mysteriösen Apparate. Unter diesen letzteren sind übrigens die von *Luer* und *Charrière* erfundenen die zweckmässigsten und bekanntesten.

Das anzuwendende Chloroform muss ganz *rein* sein (siehe oben pag. 4).

Der zu betäubende Kranke befindet sich am besten in liegender Stellung mit etwas erhöhtem Oberkörper, ohne Einengung des Unterleibes. Der verderbliche Einfluss von Druck auf den Unterleib und den untern Theil der Brust hat *Giraudet* durch Experimente spezieller nachgewiesen (*Weber* p. 38). Bei chloroformirten Kaninchen, Hunden und Vögeln konnte man durch blossen Druck auf den Unterleib den Tod sehr beschleunigen, die Unterbindung der Phrenici bedingte noch schnelleren Tod. *Moreau* geht offenbar zu weit, wenn er schon während des Chloroformirens zur Abwendung der Gefahr durch mechanischen Druck auf den Unterleib künstliche Respiration unterhalten will. Die Betäubung muss ein besonderer sachverständiger Gehülfe übernehmen. Ohne einen solchen darf man selbst kleinere Operationen in der Chloroform-Narkose nicht ausführen, weil, während man mit der Operation selbst beschäftigt ist, dem Betäubten etwas zustossen kann. Dieser Gehülfe muss während der ganzen Zeit sorgfältig die Athemzüge und den Puls des Kranken beobachten. *Weber* räth daher, stets den oberen Theil der Brust zu entblössen, um die Athemzüge genau beobachten zu können.

Das zusammengefaltete Tuch, welches man mit 30—60 Tropfen Chloroform benetzt, dem Kranken vor Mund und Nase hält, muss allmählich genähert werden; niemals darf man den Zutritt der Luft ganz absperren, und sobald der Patient oberflächlich oder krampfhaft und stürmisch athmet, muss man es ganz entfernen. Die Quantität des Chloroforms, welche verbraucht werden darf, lässt sich nicht im Allgemeinen bestimmen. In manchen Fällen reicht man mit einer halben Drachme, selbst noch weniger aus, in andern wird eine ganze Unze und darüber verbraucht. Jedoch darf nicht vergessen werden, dass sehr viel davon in die Luft geht, namentlich wenn der Kranke unruhig ist und nicht gleichmässig athmet. Jedenfalls unterbricht man die Inhalation nicht blos sobald der gewöhnliche Grad von Unempfindlichkeit erreicht ist, sondern auch sobald üble Zufälle eintreten.

Als solche sind namentlich anzuführen: kleiner äusserst frequenter oder sehr langsamer aussetzender Puls, unregelmässige oberflächliche Athemzüge, plötzliche Blässe des Gesichts und Erschlaffung des ganzen Körpers. Sobald sich derartige Symptome zeigen, muss man sogleich frische Luft einathmen lassen und die Brust des Kranken mit kaltem Wasser in starkem Strahl bespritzen. Die Wirkung des kräftigen Wasserstrahls ist so viel stärker als die des Besprengens mit Wasser, dass *Bardeleben* es für eine unerlässliche Vorsichtsmassregel hält, eine mit kaltem Wasser gefüllte Spritze (sogenannte Wundspritze) bei jeder Chloroform-Betäubung zur Hand zu haben. Dem Bespritzen muss sogleich kräftiges Abreiben mit einem trockenen Tuche folgen. Zuweilen ist es nöthig, die Einathmung in dieser Weise mehrmals zu unterbrechen, bis endlich unter tieferem schnarchendem Athmen Schlaf und Empfindungslosigkeit eintritt. Wenn die Funktionen der Cirkulation und des Athmens sich nicht sofort herstellen, muss man die Operation sogleich unterbrechen und alles muss aufgeboten werden, dass sie sich wieder herstelle. Hat die Respiration einmal ausgesetzt, der Puls gestockt, so ist es oft zu spät — es darf nicht dahin kommen; jedes Schwanken des einen oder des andern Phänomens fordert zur

äussersten Vorsicht auf.　　Doch sind Schwankungen im Pulse im
Allgemeinen weit weniger gefährlich, als solche im Athem (*Weber*).

Erbrechen macht nur eine stärkere Erhebung des Kopfes und Vorkehrungen zum Auffangen des Erbrochenen nöthig. Ist es vorüber,
so kann sogleich mit der Inhalation weiter fortgefahren werden. Das
Erbrechen soll nach Dr. *R. Fischer* in Luzern dadurch verhütet werden, dass man den Kranken ohngefähr 15—30 Minuten vor der Anwendung des Chloroforms ein Glas Wein trinken lässt, bei welchem
Verfahren überhaupt die gefahrdrohenden Erscheinungen bei Chloroform-Narkose etwas seltener vorzukommen scheinen. Krämpfe stellen
sich während der Betäubung fast nur bei Solchen ein, die an den
regelmässigen Genuss grosser Mengen von spirituösen Getränken gewöhnt sind. Bei diesen würde man nie zum Ziele gelangen, wenn
man bei jedem Krampfanfalle die Inhalationen unterbrechen wollte;
die Krämpfe werden vielmehr am schnellsten beseitigt und die Anfangs gewöhnlich sich einstellende tobende Form der Betäubung in
einen ruhigen Schlaf umgewandelt, wenn man fort und fort Chloroform einathmen lässt, natürlich unter steter Beachtung der Beschaffenheit des Pulses und der Athemzüge.

Die Form, unter welcher die Betäubung auftritt, ist eine sehr verschiedene. Man kann mit *Dieffenbach* eine ohnmächtige, eine heitere,
eine alberne und eine tobende Form annehmen. Nicht selten beginnt
das Toben erst mit der Operation; die Kranken schreien und klagen
heftig über Schmerzen, ohne aber nach dem Erwachen eine Erinnerung daran zu haben. In andern Fällen halten sich die Kranken während der Operation ganz ruhig oder sprechen von Dingen, die mit
ihrem jetzigen Zustande in gar keinem Zusammenhange stehen, behaupten aber nachher, dass sie alles ganz genau gefühlt und alle
Schmerzen mit grosser Heftigkeit empfunden haben. Ein genaueres
Examen ergiebt jedoch, dass sie in der That nichts gefühlt haben.
So kann man z. B. nach einer Exartikulation den Operirten, wenn er
die angeblich empfundenen Schmerzen schildert, leicht dahin bringen,
dass er die Schmerzhaftigkeit der Durchsägung des Knochens besonders hervorhebt, während doch eine solche gar nicht stattgefunden
hat. Von allen diesen Formen ist die ohnmächtige am günstigsten
für die Ausführung der Operation. Wir haben es jedoch nicht in
unserer Gewalt, die eine oder die andere hervorzurufen; es ist sogar
unmöglich, nach der Individualität oder anderweitigen Verhältnissen

voraus zu bestimmen, welche Form wahrscheinlich auftreten werde, vielmehr variirt dies bei denselben Menschen zu verschiedenen Zeiten.

Zuweilen bleibt, unabhängig von den etwaigen Wirkungen der Operation in Folge der Anwendung eines Anaestheticums mehr oder weniger lange Zeit ein Uebelbefinden, Kopfschmerz, Brechneigung oder auch wohl Erbrechen zurück, selten jedoch über 24 Stunden.

Malgaigne räth mit Recht, nur nach Vollendung der Verdauung, also nie bei vollem Magen, die Betäubung vorzunehmen. Durch Berücksichtigung dieser Vorschrift wird man namentlich das Erbrechen während und nach der Operation verhüten können. Manche Aerzte empfehlen bei schwächlichen, durch Eiterungen entkräfteten und dyskrasischen Personen kein Chloroform zu reichen. Grade bei diesen, so wie bei kleinen Kindern, hat *Bardeleben* es häufig angewandt, ohne nachtheilige Wirkungen zu sehen; er möchte bei ihnen die Aufregung und Angst vor und während der Operation für gefährlicher halten, als das Chloroform. Es muss ferner für vollständige Freiheit der Respiration und der Cirkulation gesorgt werden: Befreiung von beengenden Kleidungsstücken, Korsets, selbst Halsbinden aller Art (*Weber*).

Dass man bei Operationen im Munde oder in der Nase, bei denen voraussichtlich dem Kranken Blut in den Schlund laufen wird (welches dann auch in den Kehlkopf eindringen könnte), ferner bei Solchen, die schon mit dem Erstickungstode kämpfen (wie im Croup oder bei Anwesenheit fremder Körper in den Luftwegen), endlich auch in Fällen, wo es darauf ankommt, dass der Kranke während der Operation von seinen Empfindungen Rechenschaft gebe (manche Fälle von Lithotripsie) — die Betäubung unterlassen muss, versteht sich fast von selbst. Wo es sich darum handelt, eine gespannte Sehne deutlich zu fühlen, um sie isolirt zu durchschneiden, wird die Erschlaffung der Muskeln der Operation hinderlich und es ist daher wünschenswerth die Anästhetica nicht anzuwenden (subkutane Schnitte, Klumpfuss).

Fernere Kontraindikationen sind: Krankheiten der Lungen (Emphysem, Bronchiectasie, Empyem, Tuberkulose; verdächtige Kranke müssen daher stets genau auskultirt werden), und des Herzens Anlage zum Schlagfluss und Anlage zu habitueller Ohnmacht; namentlich darf die Narkose nicht angewendet werden (*Yvonneau* a. a. O. p. 94, 95) bei grosser Entkräftung und Schwäche durch langes Hungern, langwierige Krankheiten, alte Eiterungen, nach grossen Blutverlusten durch Aderlass oder Blutungen, bei Individuen, die durch grosse moralische Schwäche einen niederen Grad vitaler Schwäche verrathen.

Ferner Fettleibigkeit, bei organisch-krankhaften Zuständen wichtiger Organe namentlich des Herzens, des Gehirns, der grossen Unterleibsorgane, zumal der Leber, Aneurysmen, bei konstitutionellen Dyskrasien, besonders Bleichsucht. Fernere Contraindikationen werden nach *Berend* durch die Eigenthümlichkeit der vorzunehmenden Operationen bedingt und zwar durch solche, die leicht und rasch auszuführen sind, durch solche, welche grossen Blutverlust unvermeidlich machen, und dann durch solche, die durch Mangel an Bewusstsein den Patienten gefährden können, wie z. B. bei manchen Arterienunterbindungen, z. B. am Halse, wo Mitunterbindung der Nerven zu vermeiden ist.

In den meisten Fällen gewährt die Anwendung der betäubenden Inhalationen nur dem Kranken einen Vortheil, indem sie ihm die Schmerzen erspart; bei mancher Operation aber wird die Ausführung dadurch bedeutend erleichtert und somit nicht nur dem Kranken, sondern auch dem Arzte eine Hülfe gewährt. Dies bezieht sich insbesondere auf diejenigen Operationen, bei denen der Widerstand gespannter Muskeln zu überwinden ist, indem diese während der Betäubung sich im Zustande der Erschlaffung befinden; so z. B. bei der Reposition eines eingeklemmten Bruches, oder einer Verrenkung. Bei diesen höhern Graden der Narkotisirung zur Erschlaffung der Muskulatur ist eine Beobachtung der Pupille und der Muskelkontraktilität, die man an den Augenlidern leicht bemessen kann, stets nothwendig, ausser der oben erwähnten Beobachtung des Pulses und des Athems.

Zu den bedenklichsten Symptomen (*Weber* p. 40), die grosse Vorsicht erheischen, gehören heftige Aufregung, ungestüme Muskelaktionen, wie sie bei kräftigen Männern nicht selten vorkommen, weil bei solchen sehr leicht das Athmen unterdrückt wird. Sinkt die Körpertemperatur, so ist dies ein Zeichen mangelnden Stoffwechsels. — Die Athmung muss befördert werden. Färbt sich das Blut dunkel, so gilt dasselbe. Zeichen äusserster Gefahr sind plötzliche Blässe oder Röthe des Gesichts mit Turgescirung der Venen, Verzerrung und Verfall der Gesichtszüge; Starrheit und Erweiterung der Pupillen.

Sehr interessant ist die Beobachtung über die Anwendung von Chloroform-Inhalationen auf dem Schlachtfelde (*Yvonneau* p. 83). In dem über den römischen Feldzug von *Jaquet* geschriebenen Feuilleton wird u. A. mitgetheilt, dass zwei französische Militärchirurgen, *Pasquier* und *de Santi*, nach dem mörderischen Gefechte an der Villa Pamphili vergebliche Versuche machten, mittelst des Chloroforms bei den Verwundeten, welche sie operiren sollten, Insensibilität zu erzeu-

gen. Die nervöse Aufregung war so gross, dass zahlreiche Assistenten kaum im Stande waren, die Patienten zu halten; die Chirurgen
mussten das Chloroform aufgeben. Es ist demnach zu fürchten, dass
die Anwendung der anästhesirenden Mittel mit der aus der Anwesenheit auf dem Schlachtfelde nothwendig resultirenden Aufregung sich
nicht verträgt. — Bei späteren, sekundären Operationen dagegen hat
sich das Chloroform auf das Vollständigste bewährt. —

Nie gebe man dem Kranken selbst den Apparat, das Tuch oder
den Schwamm mit dem Chloroform in die Hände, diess muss stets
von einem sachverständigen Assistenten besorgt werden.

Man chloroformire überhaupt nur da (*Berend* p. 37), wo die
etwa möglichen unerwünschten Zufälle durch die erlangte schmerzstillende Kraft reichlich aufgewogen werden, mithin nur bei bedeutenden, sehr schmerzhaften und solchen Operationen, die die Ein-
bildung des Kranken sehr erschrecken.

Aether oder Chloroform.

Um die durch das Chloroform hervorgerufenen Gefahren zu beseitigen, hat man in der neuern Zeit wieder mehrfach zum Aether
zurückgegriffen oder beide vereinigt einathmen lassen. Ein Bericht,
welcher von der Boston Society for Medical. Improvement behufs der
Beurtheilung der relativen Gefahren, mit welchen die Anwendung von
Aether und Chloroform verbunden ist, über diesen Gegenstand abge-
geben wurde, schliesst mit folgendem Resumé:

1) Die Einwirkungen aller Anaesthetica beweisen, dass sie deprimirende Operationen sind, kein Anaestheticum soll desshalb unvor-
   sichtig angewendet, noch darf von unzuverlässigen Personen damit umgegangen werden.
2) Es ist eine grösstentheils zugestandene Thatsache, dass der Aether
   unschädlicher sei, als Chloroform (36 Todesfälle nach Aether
   sind bekannt und zusammengestellt worden, so dass im Verhältniss zu der Häufigkeit der Anwendung des Chloroforms und
   des viel geringeren Gebrauchs von Schwefeläther die Zahl
   immer eine sehr grosse ist).
3) Man wird mit dem Aether bei nöthiger Umsicht in jedem Falle
   vollkommene Unempfindlichkeit erreichen und es erheischt kein
   Anästheticum bei seiner Anwendung so wenig Vorsicht als eben
   der Schwefeläther.

4) Von diesem ist kein eingetretener Todesfall während der Anwendung bekannt, für den nicht ein anderer gleich plausibler Grund hätte angenommen werden können, was bei denen durch Chloroform eingetretenen keineswegs der Fall ist (siehe oben Nr. 2).

5) Die Vortheile des Chloroforms bestehen bloss in der Bequemlichkeit und Annehmlichkeit des Mittels. Vor der Verbindung von Aether und Chloroform als nicht minder trügerisch, ist strenge zu warnen. Der Chloräther, eine Lösung von Chloroform in Alkohol ist ebenfalls zu verwerfen.

Dr. *Scheyer* bespricht das Chloroform und den Schwefeläther und kommt zu folgenden Schlüssen:

1) Die Wirkung des Chloroforms tritt durchschnittlich in $^3/_4$ der Zeit früher ein, als die mit Schwefeläther hervorgebrachte.

2) Sie ist, als eine das Nervenleben primär afficirende, eine ungleich intensivere.

3) Dabei ist sie für die Respirationsorgane eine mildere, unschädlichere.

4) Dieselbe ist im Allgemeinen zuverlässiger.

5) Es bedarf viel geringerer Quantitäten Chloroform als Aether, um Empfindungslosigkeit zu bewirken.

6) Dasselbe kann bei gehöriger Vorsicht während der Sitzung längere Zeit fortgesetzt werden.

7) Seine Anwendung ist für den Kranken und seine Umgebung angenehmer.

8) Sie ist zur Nachtzeit und bei Benützung von Lichtern nicht so feuergefährlich wie Aether.

9) Die Anwendungsweise ist leichter und für die Betheiligten angenehmer.

10) Chloroform bewirkt nur unerhebliche Nachwirkungen, dagegen

11) tritt leichter tödtliche Asphyxie ein.

12) Die Wirkung ist keine so nachhaltige wie beim Aether.

Die Société impériale de Médicine de Lyon hat in Anbetracht der Gefährlichkeit des Chloroforms (in der letzten Zeit sind wieder erschreckend viele Todesfälle durch Chloroform-Inhalationen vorgekommen) folgende Axionen aufgestellt:

1) Zur Erzielung der Anästhesie bei Operationen ist der Schwefeläther ebenso verwendbar wie das Chloroform.

2) Der Aether ist weniger gefährlich als das Chloroform.

3) Die Uebelstände des Aethers sind nicht sehr bedeutend und
   können Angesichts der Gefährlichkeit des Chloroforms nicht in
   Anbetracht kommen.
4) Der Aether soll daher im Allgemeinen dem Chloroform vorgezogen werden.

Um die Gefahr der Chloroform-Narkose zu vermindern, räth *Jackson* (Edinb. Med. Journal): das Chloroform zu $^3/_4$ Theilen mit Aether
zu mischen, wie es bereits von ihm früher empfohlen und von den
Franzosen und Sardiniern in der Krim bereits mit Glück ausgeführt
wurde. Die von andern erwähnte Selbstzersetzung des Chloroforms
hat *Jackson* ebenfalls beobachtet, trotzdem dasselbe mit aller Sorgfalt
bereitet war.

In der Sitzung der Niederrheinischen Gesellschaft für Natur- und
Heilkunde legte Prof. *Busch* den Bericht der Commission der Bostoner
medic. Gesellschaft über die angeblichen Gefahren, welche mit dem
Einathmen von Chloroformdampf verbunden sind, vor. Die Commission scheint dem Referenten zu weit zu gehen, wenn sie behauptet,
dass bei genügender Sorgfalt der Aether allein unter den Anästheticis
unbegrenztes Vertrauen verdiene. Jedenfalls ist aber Schwefeläther
unendlich weniger gefährlich als Chloroform. Vor Allem bietet er
nicht die Gefahr, wie das letztere, ganz im Anfange der Betäubung,
noch ehe Anästhesie eingetreten ist, plötzlich von einem Zustande der
Aufregung zum Tode zu führen, sondern er wird erst möglicher Weise
gefährlich durch die Quantität der eingeathmeten Dämpfe. Wenn es
daher möglich wäre, einen jeden Patienten durch eine nicht zu grosse
Quantität Aether zu betäuben, so wäre das gefährlichere Chloroform
ganz überflüssig. Dieses ist jedoch nicht immer möglich. In der
Bonner Klinik wird desswegen seit ungefähr $1^1/_2$ Jahren, da früher,
wenn auch noch kein Todesfall, doch schwere Asphyxie bei Anwendung des reinen Chloroforms vorgekommen waren, so verfahren, dass
die Narkotisirung mit Schwefeläther begonnen wird und, wenn derselbe nicht ausreicht, später kleine Quantitäten Chloroform (ohngefähr
$^1/_6$ der Flüssigkeit) hinzugefügt worden. Bei dieser Anwendung der
narkotisirenden Mittel ist keine Asphyxie vorgekommen.

Trotz aller dieser Bedenklichkeiten glaube ich aber doch, dass
das Chloroform nach wie vor das Hauptbetäubungsmittel bleiben wird.
Zu der enormen Verbreitung, die das Chloroform gefunden und zu
der so unendlich grossen Zahl der Fälle, in denen es angewendet worden ist und jährlich und täglich angewendet wird, steht die Zahl der

Todesfälle, die man mit Sicherheit oder hoher Wahrscheinlichkeit dem Chloroform zuschreibt, in einem gar zu kleinen Verhältniss. Man muss ferner bedenken, dass von den Hunderttausenden, die chloroformirt wurden, gewiss ein weit grösserer Theil der Angst, der Aufregung, der Furcht vor der Operation, den Schmerzen und der Unruhe vor der Operation und noch an den Folgen nach der Operation ohne Chloroform erlegen wären, dass also auch in dieser Beziehung die Vortheile des Chloroforms die Nachtheile bedeutend überwiegen.

— — —

Mittel zur Beseitigung eingetretener Lebensgefahr.

Wenn es (*Weber* pag. 40 und folgende) richtig ist, dass der Tod während der Chloroformnarkose vorzugsweise durch Ohnmacht oder Apnoe und Asphyxie erfolgt, so ergeben sich die Indikationen für das einzuschlagende Rettungsverfahren von selbst, denn es handelt sich offenbar in dem einen Falle um schleunige Herstellung der Herzbewegung, im andern um schleunige Herstellung der Athmung. Da aber nach dem Aufhören der Herzbewegung die Athmung baldigst ebenfalls erlischt, und dann das eingeschläferte Centralorgan auf keine äussern Reize mehr reagiren kann, so wird in allen Fällen die Herstellung oder die künstliche Unterhaltung der Respiration die wichtigste Indikation abgeben. Gehörig oxydirtes Blut ist das beste Reizmittel für die erlöschende oder erloschene Herzbewegung. Gelingt es, die Respiration so lange zu unterhalten, bis unter gleichzeitiger Anwendung anderer geeigneter Reizmittel das Nervensystem aus seinem Schlaf erwacht, die Medulla oblongata insbesondere die Regulirung der Respiration und unmittelbar auch die der Cirkulation wieder übernimmt, so ist die Rettung sicher.

Ohne allen Zeitverlust wird daher unter allen Umständen die Herstellung der Respiration die wichtigste Aufgabe für den Arzt sein und es frägt sich nur, welches ist der sicherste Weg, sie zu unterhalten.

Die künstliche Respiration kann auf verschiedenen Wegen unterhalten werden, entweder einfach mechanisch, oder chemisch, oder durch Erregung geeigneter Muskelactionen.

Die mechanische Unterhaltung der Respiration durch wechselndes

Einblasen von Luft durch den Mund des Kranken und Druck auf den Unterleib und den untern Theil der Brust zur Austreibung der verbrauchten Luft, ist das älteste und am allgemeinsten benützte Mittel. Es ist zu diesem Zwecke zunächst nothwendig, die Zunge vor dem Herabsinken zu verhindern und die Stimmritze von etwa eingedrungenem oder angesammeltem Schleim zu befreien (*Stanelli*, *Ricord*). Dann muss dafür gesorgt werden, dass die eingeblasene Luft auch gehörig in die Lunge gelange. Der Erste, welcher die Methode überhaupt empfahl, war *Lach* (de l'éther sulfurique, Paris 1847); er pries sie neben Frictionen als das vorzüglichste Wiederbelebungsmittel und verfuhr dabei so, dass er die Luft einfach von Mund zu Mund einblies, wobei natürlich eine nicht mehr ganz reine atmosphärische Luft eingeblasen wird. Aus diesem Grunde empfahl schon 1848 *Plouviez* (de Lille, Academie des sciences 17. Jan. 1848) das Einblasen atmosphärischer Luft mittelst eines Blasebalges und mit nachfolgender Exspirationsbewegung durch Druck auf den Unterleib, während *Ricord* (1850) durch einfache Insufflation von Mund zu Mund wiederholt in der Rettung von Kranken glücklich gewesen sein will. Da man dieser Methode den Vorwurf machen konnte, dass die Luft immer nur unvollkommen in die Lunge eindringen werde (*Maisonneuve*), so bediente sich *Bickersteth* in Liverpool eines Tubulus, den er in den Larynx einführte und eines mit demselben in Verbindung gebrachten Blasebalges. Da man, wie ich mich wiederholt überzeugt habe, an chloroformirten Thieren diese Operation mit Leichtigkeit ausführen kann, indem das Thier unter dem Einflusse des Chloroforms auf die Reizung des Kehlkopfes nicht reagirt, so lässt sich erwarten, dass dasselbe Manöver auch an Menschen sich ohne Schwierigkeit wird ausführen lassen. Am besten gelang *Weber* der Versuch, wenn er zuerst die Laryngotomie machte, an die im Larynx liegende Canüle einen elastischen Gummischlauch befestigte, der auf einen Blasebalg passte, und nun erst chloroformirte. Des Vergleichs wegen hebt *Weber* den folgenden Versuch hier heraus.

Nr. XXXIV. Am 6. Januar wurde ein starkes braunes Kaninchen auf die angegebene Weise durch Chloroform bis zum Tode betäubt. Nach 20 Minuten erlosch die Respiration; die Herzbewegung war sehr matt und stand noch $1\frac{1}{2}$ Minuten später fast vollkommen; 7 Minuten lang wurde darauf mittelst des Blasebalges Luft rythmisch eingeblasen und durch Druck auf den Leib entfernt. Das Herz erholte sich nach 3 Minuten, nach 7 Minuten athmete das Thier spontan. Nachdem es sich 10 weitere Minuten erholt hatte, wurde es von Neuem chloroformirt. Es bedurfte 12 Minuten, bis die Respiration vollständig still stand; noch 2 Minuten später war die Herzbewegung erloschen. Jetzt wurde von reiner Luft eingeblasen und das Thier erholte sich zum 2ten Male.

Andere empfehlen schon blos den einfachen Druck auf den Unterleib und die kurzen Rippen, um dadurch regelmässige Exspirationsbewegungen herzustellen, und auf diese Weise will sogar *Ulrich* in zwei Fällen (s. weiter unten) Lebensrettung beim Menschen bewirkt haben. Wenn nun allerdings zweifellos erwiesen ist, dass Alles, was die freie Bewegung des Zwerchfells hindert, den Tod beschleunigt, so genügt doch offenbar die blosse Compression des Unterleibs nicht, um künstliche Respiration zu bewirken. Zu dem Zwecke ist eine Inspiration nothwendiger als eine Exspiration; letztere, die aber schon durch die blosse Elasticität der Brustwandungen bewirkt wird, allein, hat keine Inspiration zur Folge und es ist gar nicht anders denkbar, als dass in den Fällen von *Ulrich* die Respiration nicht ganz erloschen war.

Anders verhält es sich mit der neuerlichst von *Marshall Hall* empfohlenen Methode der künstlichen Respiration (Lancet 1856 I. Nr. 9 und 15, II. Nr. 16. f.). Er legt den Körper auf den Bauch und dreht ihn sanft etwa 16mal in der Minute so um die Längenaxe, dass der Körper jedesmal völlig auf die Seite zu liegen kommt. Unter diesen Umständen fällt die Zunge nach vorn (während sie in der Rückenlage die Epiglottis herabdrückt) und Exspiration und Inspiration erfolgen durch wechselnde Belastung und Entlastung des Thorax und des Bauches. Er konstatirte, dass auf diese Weise ein beträchtliches Luftquantum aus- und einfährt, indem er sie durch ein mit etwas Wasser gefülltes gebogenes Glasrohr streichen liess. An einer Leiche wurden in der Rückenlage durch Drücken Respirationsversuche ohne Erfolg angestellt; als man dieselbe aber auf den Bauch legte, wurden 20 Cc. durch den eignen Druck des Leibes ausgeathmet und noch 10 Cc. mehr in Folge von Druck hinten auf den Thorax. Beim Wälzen wurden 30 Cc. inspirirt. Aehnliche Versuche hat *Bowles* angestellt, welche *Marshall Hall's* Angaben bestätigen. *Weber* hat sich selbst durch Versuche an Leichen wiederholt von der Richtigkeit derselben überzeugt. — Es hat sich zudem diese Methode bereits wiederholt als brauchbar bewährt, freilich bis jetzt nicht für Chloroformirte. *Paget* bediente sich ihrer, ohne den Kranken vom Tode zu erwecken, bei einem zu Tode chloroformirten Knaben. Bei Kaninchen, die *Weber* zu Tode chloroformirte, hat sie ihn ebenfalls im Stiche gelassen, wahrscheinlich weil diese Thiere zu leicht sind. Auch blosse mechanische Compression des Unterleibes genügt bei ihnen nicht. Immerhin verdient sie bei ihrer grossen Einfachheit volle Bedeutung und die Fälle, in welchen bei Asphyktischen durch diese Methode Rettung bewirkt wurde, sind sehr empfehlend. So rief *Badden* einen 13jährigen Knaben, der beim Baden in Folge eines Wadenkrampfes untergesunken war und beinahe 20 Minuten unter Wasser zugebracht hatte, durch *Hall's* Methode, die er 15 Minuten lang fortsetzte, ins Leben zurück. *Legat* kam zu einem Falle, in welchem man bei einem in der See Verunglückten seit einer Stunde vergeblich die gewöhnlichen Belebungsversuche in der Rückenlage gemacht hatte und die Hoffnung aufgab; *Legat* übte 18 Minuten lang die *Hall'*sche Respirationsmethode und rettete den Menschen.

Die zweite Hauptmethode der künstlichen Respiration, die man etwa zum Unterschiede von der vorigen die chemische nennen könnte, besteht in dem Einblasen von Sauerstoff. Diese Methode wurde zuerst von *Blanchet* (Gazette des Hôpitaux 30. Dez. 1847) empfohlen und dann von ihm gemeinschaftlich mit *Duroy* geprüft (L'union médicale 1850 Nr. 55. Archives générales 1850. S. 221). Sie fanden, dass man stundenlang Sauerstoff einathmen kann, dass derselbe, mit dem Chloroform zugleich geathmet, dessen Wirkung schwäche, und behaupteten, dass er ein sicheres Gegenmittel in der tödtlichen Chloroformnarkose wie in der Erstickung durch Kohlendunst sei. Auch *Jackson* und *Robinson* empfehlen das Einblasen von Sauerstoff als sicheres Gegenmittel. Die Ausführung geschieht wieder durch Einbringen einer Röhre in den Larynx, an deren Ende man eine mit Sauerstoff gefüllte Blase angebunden hat, die durch Druck allmählig entleert wird. In der jüngsten Zeit empfiehlt *Ozanam* die Sauerstoffeinblasungen gegen Chloroformnarkose, die Thiere, an denen er experimentirte, erholten sich viel schneller, als beim Einblasen der atmosphärischen Luft. Wird Aether oder Chloroform mit Sauerstoff inhalirt, so tritt die Anästhesie nach 2—3mal so langer Zeit ein, als wenn das betreffende Gas mit atmosphärischer Luft eingeathmet wird. Der Hauptnachtheil dieser Methode besteht nur darin, dass man — vor Allem in der Privatpraxis — keinen Sauerstoff vorräthig hat und wenn die Gefahr eingetreten, ihn nicht gleich zur Hand hat. In Kliniken, wo alle Tage zur bestimmten Stunde operirt und chloroformirt wird, kann man alle die empfohlenen Gegenmittel vorräthig und bereit halten, nicht aber in der Privat- — und vor Allem — in der Landpraxis, zu diesen kann man keine Sauerstoff entwickelnden Apparate mitnehmen.

Die dritte Methode der künstlichen Respiration, welche nach *We ber*'s Versuchen von allen die zuverlässigste zu sein scheint, besteht in der Erregung von Contraktionen des Zwergfells und wo möglich der übrigen Inspirationsmuskeln durch Faradisirung der Nervi phrenici, wie sie schon 1855 von *Duchenne* (recherches sur le diaphragma 1855. Paris) gegen Asphyxie durch Kohlendampf und Chloroform vorgeschlagen ist. Bei Thieren, besonders bei kleinen Thieren, wie Kaninchen, genügt oft schon die blosse Durchführung eines elektrischen Stromes durch den Körper, mag man nun die Pole appliciren wo man will, und wenn man durch Elektricität, wie z. B. *Jobert*, bis zum Erlöschen der Herzthätigkeit chloroformirte Thiere wieder ins Leben zurückgerufen hat, so geschah diess offenbar lediglich dadurch, dass der elektrische Strom ausser verschiedenen andern Muskelcontraktionen auch die der Inspirationsmuskeln zufällig mitbewirkte, und so durch denselben künstliche Athmung eingeleitet wurde. Sieht man sich den Bericht *Jobert's* über seine Experimente (Union medicale 1853. Nr. 104, 105) etwas näher an, so wird man sich sofort überzeugen, dass *Jobert* nur dann die Thiere rettete, wenn durch den Strom die Respirationsbewegungen und die des Herzens wieder in Gang gebracht wurden. Indess wird dadurch ganz überflüssiger Weise eine Reihe von tetanischen Muskelzuckungen erregt, die natürlich nicht vortheilhaft auf die Erhaltung des Lebens wirken können, und wenn man günstige Erfolge von der Electricität sehen will, so muss man dieselbe so anwenden, dass nur die respiratorischen Muskeln in Aktion versetzt werden. Dies erreicht man durch Faradisirung der Nervi phrenici bei grösseren und kleineren Thieren jedenfalls am vollkommensten. Man braucht aber nur, wenigstens bei kleinen Thieren, die Pole in die Nähe der Nerven zu bringen, wenn man diese auch nicht selbst trifft oder sie blossgelegt hat, um zu reüssiren. Bei Kaninchen erhielt *Weber* die schönste künstliche Respiration, wenn er direkt die beiden Phrenici mit dem einen, das Diaphragma mit dem andern Pole reizte; *Weber* benutzte dazu einen Bügel aus Kupferdraht, der in zwei Spitzen auslief, so dass man die beiden entblössten Nerven direkt berühren konnte, während der andere Pol mit einer in das Diaphragma von einer oder der andern Seite her eingestochenen Insektennadel in Verbindung gebracht wurde. Es erfolgte dann allemal nicht bloss Kontraktion des

Zwerchfells, sondern Aufblähen der Nüstern und Aktion sämmtlicher Inspirationsmuskeln. Eben so schön war der Erfolg, wo *Weber* eine in der Trachea steckende silberne Röhre (die er zur Tracheotomie vorher eingeschoben hatte) mit dem einen, die Diaphragma-Nadel mit dem andern Pole in Verbindung gebracht hatte. Aber es genügte, auch eine Insektennadel einfach an die Aussenseite des einen Sternocleidomastoideus unter die Haut einzuschieben, um denselben Erfolg zu haben. Die Application der mit einem Schwamme versehenen Electrode ist bei stark behaarten Thieren lange nicht so gut ausführbar wie die Acupunktur, weil die Haare dem Durchgange der Elektricität ein Hinderniss bereiten, doch kann man nach Abscheeren der Haare auch kräftige Inspirationsbewegungen mit solchen Electroden erreichen, deren eine über dem Verlaufe eines Phrenicus, die andere in die Herzgrube applicirt wird.

Bei Menschen ist eine jede Verletzung ganz überflüssig, man reicht hier mit der Applikation von den bekannten *Duchenne*'schen Electroden vollständig aus. Die zweckmässigste Methode erschien *Weber* dabei diejenige, die *Ziemssen* in seiner trefflichen Schrift „die Electricität in der Medicin" bereits ausführlich beschrieben hat (S. 49). Die volta-electrischen Induktionsapparate, besonders der *Du Bois*'sche Schlittenapparat mit einer beliebigen Batterie von 2— 3 Elementen, verdient vor dem Rotationsapparat den Vorzug. Die Elektroden werden mit Schwämmen armirt und ebenso wie die Haut mit lauem Salzwasser befeuchtet. Indem man die Haut mit der linken fixirt, wird die Elektrode fest aufgedrückt, wobei der Hals ruhig unterstützt werden muss. Der positive Pol wird auf den Nerven aufgesetzt.

Die Phrenici sucht man am äusseren Rande der Sternocleidomastoidei vor der Scalenis anticis oberhalb der Omohyoidei. Man suche sie nicht zu tief und drücke die Elektrode sanft gegen den äussern Rand des Sternocleidomastoideus hinein. Dazu benützt man grosse Schwämme, um zugleich mit dem Phrenicus alle von Plexus cervicalis und brachialis zu den respiratorischen Muskeln tretenden Zweige zu reizen, und somit eine möglichst vollständige Erweiterung des Thorax zu erzielen. Man lasse zu dem Behufe Kopf, Schulterblatt und Oberarm durch Gehülfen fixiren, damit die accessorischen Inspirationsmuskeln in den Stand gesetzt werden, zur Erweiterung des Thorax kräftig mitzuwirken. Man bedarf kräftiger Ströme und giebt der Reizung jedesmal die Dauer einer gewöhnlichen Inspiration (1—2 Sekunden), worauf die Exspiration bei geöffneter Kette abgewartet wird, um diese sofort zur erneuten Erregung einer Inspiration wieder zu schliessen.

Ziemssen führt dabei bereits einen verzweifelten Fall von Asphyxie durch Kohlenoxydgas an, bei dem die künstliche Respiration auf diese Weise erregt, den trefflichsten Erfolg hatte. Dieselbe wurde mit längeren Unterbrechungen (von $\frac{1}{2}$—1 Stunde), in denen man mit andern Reizen (Bespritzen mit Eiswasser und Abreiben des Körpers) abwechselte, über 12 Stunden fortgesetzt und bewirkte Genesung. Von Lebensrettung durch Faradisirung der Zwerchfellsnerven nach Chloroformtod ist *Weber* kein Beispiel bekannt geworden. Dagegen berichtet *Friedberg* (*Virchow's* Archiv) über eine Lebensrettung eines 4 Jahre alten Knaben von intensiver Chloroform-Asphyxie durch Faradisation, nachdem Besprengen mit kaltem Wasser, Liquor ammon. caust. als Riechmittel, direkte Reizung der Schleimhaut des Kehlkopfes, Frottiren und jähes Anschlagen des Thorax mit einer in kaltes Wasser getauchten Compresse, künstliche Respiration durch methodische Compression des Bauches — in frischer Luft — erfolglos geblieben waren. Der eine Stromgeber eines *Du Bois*'schen Apparates wurde auf den Nervus phrenicus, da, wo der Musculus omohyoideus an dem äussern Rande des Sternocleidomastoideus liegt, und der andere an der Seitenwand des Thorax im siebenten Intercostalraume angesetzt. Die Faradisation geschah abwechselnd rechts und links in der beiläufigen Dauer einer tiefen Inspiration. Nach zehnmaliger Unterbrechung des Stromes trat eine deutliche Wölbung der Oberbauchgegend ein, welche zunahm und zuletzt mit Schluchzen verbunden war. 20 Minuten waren vom Beginn der Asphyxie bis zur Wiederkehr des Pulses und der Respiration verflossen.

Man kann sich an sich selbst überzeugen, wie *Weber* dies mehrfach an sich selbst versucht hat, dass die angegebene Faradisirung der Zwerchfellsnerven sehr kräftige Zusammenziehungen des Zwerchfells und tiefe Inspirationsbewegungen bewirkt, und zwar selbst, wenn man seinen Willen der Inspirationsbewegung entgegensetzt. *Weber* hat es zu diesem Zweck am vortheilhaftesten gefunden, die eine Elektrode — die positive -- in eine mit Schwämmen versehene Gabel auslaufen zu lassen, so dass man gleichzeitig beide Phrenici berühren kann, während der negative Pol auf die Herzgrube aufgesetzt wird. Man empfindet, sowie man die Kette schliesst, nur bei oberflächlichem Aufdrücken eigentlichen Schmerz, der weit weniger empfindlich ist, wenn der Schwamm kräftig aufgesetzt wird. Es entsteht sofort eine sehr kräftige deutlich fühlbare Zusammenziehung des Zwerchfells und entsprechende Erweiterung des Thorax, somit Inspiration.

Sehr wichtig ist es, ja keinen constanten Strom durchzuleiten und somit Tetanisirung des Zwerchfells zu bewirken, sondern regelmässig die Kette zu öffnen und wieder zu schliessen und genau den Rhythmus der natürlichen Athmung einzuhalten.

Dass diese Art der künstlichen Respiration für die Wieder-erweckung zu Tode chloroformirter Thiere mit vollständigem Erfolge benutzt werden kann, beweisen nun zum Theil schon die Experimente *Jobert's* — dem es freilich dabei auf die künstliche Respiration nicht anzukommen schien, denn die Versuche der Commission der Société d'émulation zu Paris, die Versuche *Giraudet's*, der die künstliche Re-spiration nach dieser Methode als sicherstes Mittel empfiehlt, und end-lich die von *Weber* unabhängig von jenen Versuchen angestellten Experimente.

Unter 25 Versuchen, die *Weber* an Kaninchen mit Faradisirung der Phrenici anstellte, gelangen ihm 10; ein Versuch an einer Katze gelang ebenfalls, von jenen 25 müssen aber diejenigen abgerechnet werden, in denen längere Zeit nach dem Aufhören des Herzschlages die Elektricität angewandt wurde, und jene, in welchen der Strom mangelhaft wirkte, es stellt sich dann das Verhältniss viel günstiger, das erstere war der Fall in den vier ersten Versuchen und im 9ten, wo *Weber* das Haematodynamometer applicirte; das letztere im 16ten Versuche. Somit bleiben 19 Versuche übrig, von denen 10 gelangen, in 9 erhielt er zwar künstliche Respiration, aber nicht gleichmässig und nicht regelmässig, setzte sie vielleicht auch nicht regelmässig genug fort. Die längste Zeit, die nach Aufhören des Pulses verfloss, war im Maximum 3 Minuten, im Minimum 30 Sekunden; nach Aufhören der Respiration im Maximum $3\frac{1}{2}$, im Minimum 2 Minuten; die Dauer der künstlichen Respiration bis zum spontanen Eintritt derselben im Maximum 12, im Minimum 2, im Mittel 5 Minuten. Sehr aufmun-ternd waren die Versuche, in welchen wiederholt selbst dreimal und unmittelbar hintereinander die Wiederbelebung gelang. — Aus den *Weber*'schen Versuchen ergiebt sich mit hinlänglicher Sicherheit, dass die Faradisirung der Nervi phrenici die künstliche Respiration voll-kommen herzustellen im Stande ist. Es frägt sich nur, welche von den vorgeschlagenen Methoden die vorzüglichere ist. Die Praxis hat hierüber noch nicht mit hinreichender Sicherheit entschieden, indem man sich bisher fast ausschliesslich des Einblasens von gewöhnlicher

Luft und des damit abwechselnden Druckes auf den Unterleib bedient hat. Die erhaltenen Resultate sind ziemlich aufmunternd, indem allerdings in 19 Fällen von Rettung aus Lebensgefahr 13mal vorzüglich der künstlichen Respiration nach der erwähnten Methode die Rettung zu verdanken war; vorzüglich belehrend und merkwürdig ist namentlich der Fall von *Dupraz* und *Diday* (s. u. Nr. 10); dagegen wird auch in den meisten unglücklich abgelaufenen Fällen ausdrücklich der vergeblich versuchten künstlichen Respiration Erwähnung gethan. Freilich muss hier erwogen werden, dass sehr häufig die künstliche Respiration das letzte Mittel war, zu welchem man seine Zuflucht nahm, während *Weber's* Versuche auf das evidenteste nachweisen, dass jede Zögerung hier die Wahrscheinlichkeit der Errettung hinausschiebt. Es liegt auch auf der Hand, dass die Unterhaltung der Oxydation des Blutes die erste und nächste Bedingung ist, wenn der Kranke wieder zum Leben erwachen soll; mit dem Erlöschen des Stoffwechsels erlischt das Leben; er muss unterhalten werden, wenn das Nervensystem wieder zur Herrschaft gelangen soll und wenn selbst die künstliche Respiration nicht direkt zur Wiederbelebung beitrüge, so müsste sie dennoch in Anwendung kommen, damit die übrigen Mittel ihre Wirksamkeit zu entfalten vermögen. Ferner ist zu erwägen, dass die meisten Versuche mit blossem Einblasen Mund auf Mund ausgeführt würden, eine Methode, deren Unvollkommenheit auf der Hand liegt, da die eingeblasene Luft in der Regel schon zum Athmen gedient hat.

Ueber die vielversprechende *Hall's*che Methode und die Electricität muss erst die Zukunft entscheiden, einstweilen mag es genügen, die bei Thieren erhaltenen Resultate zu vergleichen.

In dieser Beziehung sind wiederum die Versuche der Commission der Société d'émulation sehr lehrreich; bei Anwendung des Einblasens von Sauerstoff gelang bei langsamem Chloroformtode die Rettung von 7 Hunden unter 9; die Zeit, die man gebrauchte bis zur Wiederkehr des normalen Athmens, betrug im Mittel 3 Minuten, im Maximum 7 Minuten. Bei Einblasen von blosser atmosphärischer Luft (mittelst eines Blasebalges durch eine in den Kehlkopf eingeführte Röhre (wurden von 11 Hunden 8 wieder lebendig und zwar wieder im Mittel in 3, im Minimo in 1, im Maximo in 7 Minuten. — Bei drei Kaninchen kam man schon nach 30 Sekunden und nach 2 Minuten zum Ziele. Was die Elektricität anbelangt, so haben wir die Versuche schon oben angeführt. Bei raschem Chloroformtode stellte die Commission weniger zahlreiche Versuche an; das Einblasen von atmosphärischer Luft

wurde bei 4 Hunden mit vollkommenem Erfolge benutzt, der Faradisirung der Phrenici bediente man sich bei einem Hunde mit demselben Erfolge.

In Bezug auf die Anwendung des Sauerstoffs sind noch die Experimente von *Beardsley* (Lancet 1856 I. S. 165) anzuführen. Derselbe setzte Mäuse unter Gläser, die mit Chloroformdampf erfüllt waren. Die meisten starben rasch, einige langsamer; brachte er die
Scheintodten unter Gläser mit Sauerstoff, so erholten sich einige allmählich, eine einzige sofort.

Nehmen wir nun *Weber*'s oben angeführte Experimente hiezu, so
scheint sich allerdings eine grössere Zuverlässigkeit der Methoden, wobei Luft eingeblasen wird, herauszustellen, indem *Weber* das Einblasen
von Luft in keinem Versuche im Stiche liess, wenn er auch nicht der
oft erwähnten Commission beistimmen kann, dass die Insufflation desshalb den Vorzug verdiene, weil sie die Luft direkt in die Lungen ein-
führe, während die Elektricität dies nur indirekt bewirke; denn offenbar nähert sich die durch die letztere bewirkte künstliche Respiration
mehr der natürlichen, als der durch Einblasen hergestellten.

Was die Furcht anbelangt, dass man durch Faradisirung die
Nervenkraft erschöpfe, so gilt dies offenbar nur dann, wenn man sich
zu starker, wahrhaft tetanisirender Ströme bedient und insbesondere
den Rhythmus der Respiration nicht sorgfältig einhält. Allerdings
kann ein zu starker Strom die Nervenkraft schliesslich erschöpfen,
während die richtige Anwendung der *Volta-Faraday*'schen Elektricität
Weber's Ansicht nach den Vortheil darbietet, dass sie zu gleicher Zeit
als zweckmässiges Reizmittel wirkt. Allerdings dürfte die Faradisirung in
ungeschickten Händen mehr Gefahr darbieten als die andern Methoden,
und dies leitet uns zu einem nicht unwesentlichen praktischen Ge-
sichtspunkte.

Eine Methode, die brauchbar sein soll, muss überall leicht anzuwenden sein, möglichst weniger Vorbereitungen bedürfen und zugleich
keine allzugrossen Schwierigkeiten darbieten. Aus diesem Grunde
möchten die Methoden des Einblasens von atmosphärischer Luft und
die mechanische von *Marshall Hall*, die man allenfalls mit einander
verbinden kann, vor der Faradisirung der Nervi phrenici den Vorzug
verdienen; eine Röhre — etwa ein silberner weiter Katheder, ein Blasebalg sind leicht und überall zur Hand; ein galvanischer Apparat dagegen muss überall mitgenommen werden; der letztere bedarf einiger
Regulirung in Bezug auf die Stromstärke und muss schon im Augen-

blick der Gefahr in Thätigkeit sein, also vorher in Gang gesetzt werden. Das Einführen der Röhre in den Larynx und das Aufsetzen der Elektroden bietet bei Chloroformirten, die gegen ersteres nicht reagiren, gleich wenig Schwierigkeiten Sicher wird man gehen, wenn man den elektrischen Apparat immer bei der Hand hat, um sofort die künstliche Respiration in der angegebenen Weise herstellen zu können, ohne jedoch überflüssige Muskelkontraktion zu erregen.

Die Frage, wodurch die künstliche Respiration lebensrettend wirke, scheint sich nach dem Vorstehenden einfach dadurch zu beantworten, dass nach Entfernung des Chloroforms die künstliche Respiration die Regeneration des Blutes unterhält, damit das Nervensystem allmählich durch die rasch von Statten gehende Ausscheidung des Chloroforms unter dem gewohnten Reize des Blutes und dem unterhaltenen Stoffwechsel wieder zur Herrschaft gelangt. Somit liegt der Nutzen in der Belebung der Haematose, indirect in Bekämpfung der Betäubung und Elimination des Chloroforms. Nun hat die erwähnte Commission in 2 Fällen an chloroformirten Hunden durch blosses Einblasen von Stickstoff, der von Sauerstoff freigewesen sein soll, Wiederbelebung der Thiere erlangt, während zwei andere Versuche fehlschlugen. Sie schliesst daraus, dass das Chloroform tödte, weil es nach Stillstand der Respiration nicht eliminirt werden könne, und dass die künstliche Respiration nur dadurch wirke, dass sie durch die eingeführten Gase die Bronchialnerven stimulire, bis die Athmung durch dieselben wieder regulirt werde. *Weber* hat die Versuche mit Stickstoff nicht wiederholt, muss es indess dahin gestellt sein lassen, ob die Versuche nicht auch mit Einführung von Sauerstoff verbunden waren, da unmöglich das Blut längere Zeit die Restauration von Sauerstoff — die *Weber* für das wesentlich rettende Moment hält — entbehren kann. —

Nach *J. Lister*, Prof. der Chirurgie an der Universität zu Glasgow, bietet den besten Anhaltspunkt, ob der Kranke zur Operation genügend vorbereitet ist, das Auge des Patienten; die Beschaffenheit der Pupille lässt keinen sicheren Schluss zu; sobald aber auf die Berührung des Augapfels mit der Fingerspitze kein unwillkührliches Blinzeln mehr erfolgt, so können wir daraus mit Sicherheit entnehmen, dass die Reflexthätigkeit im Allgemeinen aufgehoben ist. In diesem Zeitpunkte ist der Puls nahezu in normalem Zustande und die Respiration gewöhnlich entweder normal oder ganz leicht stertorös, wenngleich Personen, die zum Schnarchen geneigt sind, fast schon im Beginne der Einathmung ein Schnarchen hören lassen. — Wird nun die

Darreichung des Chloroforms weiter fortgesetzt, so stellt sich bald ein stark schnarchendes Athmen ein, welches immer mehr zunimmt, bis endlich der Zutritt der Luft in die Lungen vollständig abgesperrt wird, obgleich die Athembewegungen der Brustwand noch fortdauern. Bisweilen jedoch fehlt der die Gefahr voraus ankündigende Stertor und das Athmen wird mehr oder minder plötzlich gehemmt. Die genaueste Beachtung des Athmens ist das Wichtigste bei der Chloroformirung, nicht die des Pulses, welche leicht verführen kann. Sobald nämlich das stertoröse Athmen die Gefahr ankündigt, entferne man augenblicklich das mit Chloroform getränkte Tuch, fasse die Zungenspitze mit einer Arterien-Zange, oder im Falle sie nicht zur Hand ist, mit den Fingern und ziehe sie stark vorwärts; die Respiration geht dann mit einem Male wieder vollkommen frei von Statten, der beginnende Livor des Gesichtes verschwindet und die Gefahr ist beseitigt. *Lister* erklärt nämlich das Schnarchen bei der Chloroformirung, welches er von dem gewöhnlichen Gaumenschnarchen das laryngeale Schnarchen nennt, durch Vibrationen der die Spitzen der Giessbecken-Knorpel überragenden Schleimhaut-Wülste, d. h. der hintern Wände der aryteno-epiglottidealen Falten, welche während des stertoralen Athmens nach vorne bewegt werden, so dass sie die Basis des Kehldeckels berühren und bei vollständiger Obstruktion sich noch näher an den Letztern legen. Ein starkes Hervorziehen der Zunge unter solchen Umständen hat zur Folge, dass die den Verschluss herstellenden und an der Epiglottis anliegenden Schleimhaut-Partieen sich etwa ¹/₈ Zoll von derselben zurückziehen, so dass die Luft wieder frei durchtreten kann, während die Epiglottis selbst durch das Hervorziehen der Zunge nicht im Geringsten nach vorne bewegt wird.

Herzkrankheit betrachtet *Lister* mit *Syme* nicht als Gegenanzeige der Chloroformirung und beruft sich auf die Erfahrung des Letzteren, der in etwa 5000 Fällen nicht einen einzigen in der Chloroform-Narkose verloren hat (Prakt. Arzt. 1864. Mai Nr. 5).

Dies sind die vorzüglichsten Mittel zur Beseitigung der Lebensgefahr bei Unglücksfällen durch Chloroform, die übrigen Mittel kann man nach *Weber* eintheilen in:

a) energische Reizmittel,
b) Antidota, eigentliche Gegengifte.

Dass Reizmittel in Fällen, in denen die Respiration zuerst erloschen ist, wenig helfen können, liegt auf der Hand. Dagegen können sie von Nutzen sein, wo der Tod durch Syncope, also durch primären Stillstand des Herzens droht. Zu dem einfachsten Reizmittel gehört das Anspritzen von kaltem Wasser ins Gesicht und die Brust, das schon *Pirogoff* empfohlen hat.

Die Wirkung eines kräftigen Wasserstrahls ist so viel stärker als die des Besprengens mit Wasser, dass *Bardeleben* es für eine unerlässliche Vorsichtsmassregel hält, eine mit kaltem Wasser gefüllte Spritze, sogen. Wundspritze, bei jeder Chloroform-Betäubung zur Hand zu haben. Dem Bespritzen muss sogleich kräftiges Abreiben mit einem trockenen Tuche folgen.

Rob. Fowles (Lancet) empfiehlt starkes Schlagen mit dem in kaltes Wasser getauchten Zipfel eines Tuches auf Gesicht und Brust; diess Verfahren ist bei einer grossen Zahl von Fällen angewendet und hat vortreffliche Dienste geleistet: selbst wenn die Kranken bereits pulslos waren, begannen sie sehr bald tief zu inspiriren, und die Aktion des Herzens stellte sich bald wieder ein.

Wutzer in Bonn pflegte kaltes Wasser mit einer Spritze unter kräftigem Stosse in die Nase einzutreiben (*Weber* a. a. O. p. 54) und durch die energische Reizung der Ausbreitungen des Trigeminus den in tiefe Ohnmacht Gesunkenen wieder zu erwecken. *Weber* selbst aht sich dieses Mittels oft mit dem besten Erfolge bedient; meist schlagen die Kranken sofort die Augen auf und fangen an nach Luft zu schnappen. *Weber* hält dies Mittel für weit besser als die etwas rohe Methode von *Guérin*, den Pharynx mit kaustischem Ammoniak zu bepinseln, was fast nie hilft und, wie die Commission zeigt, auch bei Thieren ganz erfolglos ist.

Ferner werden empfohlen das Vorziehen der Zunge und das Aufrichten des den Eingang der Luftröhre verschliessenden Kehldeckels mit Einblasen von Luft in die Lungen verbunden, sodann die Tracheotomie; so rief *Broadbent* (The Lancet Sept. — Nov. 60) ein 23jähriges, stillendes, sehr herabgekommenes Weib durch diese Operation wieder ins Leben zurück. Die Kranke sollte amputirt werden. Nachdem sie zwei Drachmen Chloroform eingeathmet hatte und die Operation beginnen sollte, stockte plötzlich die Athem- und Herzbewegung und Patientin erschien trotz aller angewandten Mittel todt. In dieser kritischen Lage machte *B.* die Tracheotomie und unterhielt künstliches Athmen mittelst eines weiblichen Katheters. Allmählich stellten sich natürliche Athembewegungen ein, die Trachealwunde fing an zu bluten und nachdem Patientin anderthalb Stunden noch genau beobachtet und ihr drei Unzen Cognac gereicht worden waren, wurde sie ins Bett gebracht und genas vollkommen. Vier Wochen später wurde sie amputirt, nachdem sie mit dem Inhalator anästhesirt worden war, wozu man sechs Drachmen Chloroform verbrauchte. Die Heilung ging rasch vor sich, doch 6 Wochen nach der Operation erlag sie wiederholten Blutungen.

Ein sehr gutes Mittel sind auch die zuerst von *Maisonneuve* empfohlene starke Friktion der Herzgegend, oder auch starkes Schlagen auf den Rücken. *Weber* hat einen sehr bedenklichen Fall erlebt, in welchem ihm diese Methode raschen Nutzen darbot. Frau O. aus Aachen wurde von ihm unter Assistenz des Dr. *O. Lange* chloroformirt, indem er ihr eine Brandnarbe, die eine starke Contraktur des Vorderarmes bedingte, exstirpiren wollte. Während des Einschnittes fällt die bis dahin öfters ruhig eingeschläferte Kranke plötzlich pulslos hinten über, der Athem stockte, das Gesicht ist verzerrt, beide Pupillen sehr erweitert und starr. *Weber* schlägt sie mit voller Kraft wiederholt in den Rücken, während Dr. *Lange* die Spritze füllt, um ihr Wasser ins Gesicht zu spritzen; die Respiration hatte eine volle Minute, der Puls mehr als zwei Minuten ausgesetzt; erstere begann aber mit einem leisen Athemzuge nach den Schlägen auf den Rücken, und durch das Einspritzen des kalten Wassers in die Nase erfolgte kräftiges Athemholen, worauf auch der Puls wiederkehrte. Die Kranke kam zu sich und ist jetzt geheilt, erzählte aber nachträglich, dass sie zu habituellen Ohnmachten neige, was sie früher verschwiegen hatte.

Zu den empfehlenswerthen Reizmitteln gehören auch noch reizende Klystiere; der Einfachheit wegen verdienen Essigklystiere vor Tabaksklystieren, welche nicht immer zur Hand sind, den Vorzug. Sodann Venaesektion bei fortgesetzter künstlicher Respiration und alle Arten von Erwärmungsmitteln. *Robert* räth, sobald die Respiration stille stehe, die Füsse des Patienten nach aufwärts, den Kopf nach abwärts zu richten, ja das Individuum nach Umständen in eine ganz umgekehrte Stellung zu bringen. — *Cubitt* räth, bei Tod durch Herzlähmung (?) Nadeln in das Herz einzustossen und mittelst der direkt oder auch indirekt durch in den Magen eingeführten Drähte den elektrischen Strom auf die Herzmuskel zu leiten! —

Die übrigen empfohlenen Reizmittel hier anzuführen, sagt *Weber*, würde durchaus überflüssig sein; im Allgemeinen können die Reizmittel bei schlimmeren Fällen von Syncope nur neben der künstlichen Respiration und mit ihr empfohlen werden; bei Apnoe sind sie ganz nutzlos und es ist eine blosse und gefährliche Zeitverschwendung, wenn man erst die ganze Reihe der empfohlenen Reizmittel durch versuchen wollte, ehe man zur künstlichen Respiration überginge. *Diese* muss das Erste sein, die Reizmittel können zwischendurch zugleich verwandt werden. Die unten folgende Uebersicht der bisher vorgekommenen Rettungen aus Lebensgefahr beweist, dass eben Reizmittel und in Fällen von tiefer Ohnmacht schon allein ausreichen, während bei Apnoe die künstliche Respiration das eigentlich lebensrettende Mittel ist.

Was endlich die Antidota anbetrifft, so können wir dieselbe mit wenigen Worten erledigen (*Weber* a. a. O. p. 56). Wenn *Beretti* 1848 das Morphium, *Klencke* das Strychnin und die Nux vomica empfehlen, so sieht man beim erstern wenigstens den Grund der Empfehlung nicht ein, auch hat bereits *Clemens* (deutsche Klinik 1850) die Nutzlosigkeit beider sogenannten Gegengifte nachgewiesen, indem er sie völlig wirkungslos fand. Den wunderlichsten Einfall hatte *Fabre*, indem er Aetherinhalationen als Gegenmittel empfahl. Seine Experimente — der Zahl nach 117 — bewiesen hinlänglich seine gänzliche Unerfahrenheit im Anstellen von Versuchen. Er chloroformirte Thiere, indem er ihnen eine Blase mit Chloroform vorband; waren sie scheintodt, so nahm er die Blase ab, und liess sie nun Aether mit atmosphärischer Luft einathmen, worauf sich die Thiere natürlich zuweilen wieder erholten. *F. Kauppe* (Zeitschrift f. Natur- und Heilkunde Ungarns, 1860) lenkt, gestützt auf einen Fall von tiefer langdauernder Chloroformnarkose bei der Exartikulation des Ringfingers eines Soldaten, die durch das Einathmen von Liquor mineral. Hoffmann bald beseitigt wurde, die Aufmerksamkeit der Collegen auf dieses Mittel und fordert zu Versuchen bei vorkommenden Anlässen auf. — Ob der Vorschlag von *John Lizars* in Edinburgh, Salzlösung in die Venen zu injiciren, wenn man solches bei Choleraasphyxie versuchte, je ausgeführt worden ist, weiss *Weber* nicht. Das Verfahren scheint ihm jedes physiologischen Grundes zu entbehren.

Dass man bei Ohnmächtigen die Horizontallage des Körpers (*Nelaton*) mit Vortheil anwendet, dass man Schleim, der etwa den Larynx verstopfen könnte (*Stanelli*) mit eingeführtem Finger befestigt, und ähnliche naheliegende Hülfsmittel zur Errettung anwendet, ver-

steht sich von selbst; ebenso begreift es sich aber, wie diese Hülfsmittel niemals als eigentliche Rettungsmethoden aufgezählt werden
können. —

Als Schluss dieser ersten allgemeinen Betrachtungen über das
Chloroform lasse ich eine Uebersicht der Fälle, in welchen Rettung
aus Lebensgefahr, welche während der Narkose eintrat, gelang, nach
Weber folgen und schliesse mich aufs wärmste dem Wunsche *Weber*'s
an, dass nach den angegebenen Regeln die lebensgefährlichen Fälle
seltener, die Fälle von Rettung aus Lebensgefahr nun häufiger
werden mögen, als die Todesfälle durch die Verwendung des Chloroforms als Anaestheticum.

1) 1851. Medical. Times. 1851. 22. Novbr. *Stanley* chloroformirte im Bartholomäus-Hospitale in London einen Kranken 12 Minuten
ohne Erfolg. Es wird reines Chloroform aufgeschüttet und vorgehalten. Im Augenblick des Einschnittes ist der Puls verschwunden,
die Respiration unverändert. Der Kranke kommt allmählich wieder
zu sich ohne künstliche Respiration.

2) 1852. Bulletin de thérap. Mars 1852. *Beyran* chloroformirte
einen 48jährigen Fischer behufs einer Amputation des Penis. Nachdem der Kranke 4 Grammes Chloroform eingeathmet, wird er ohnmächtig und pulslos. Die Respiration ist sehr langsam. Man lässt
frische Luft zu, spritzt kaltes Wasser an. Reiben. Ammoniakpinseln
in die Nase. Künstliche Respiration durch eine Röhre. Galvanische
Reizung auf Kopf und Zwerchfell. Der Kranke in einen Kessel mit
heisser Luft gesetzt, gibt nach $2^1/_2$ Stunden das erste Lebenszeichen
durch Bewegung der Oberlippe.

3) 1852. L'Union médicale N. 145. *Coffin* rettete eine chloroformirte Artistin dadurch, dass er die Asphyxie durch Einblasen von
Luft und Druck auf den Unterleib zu verscheuchen suchte. Er zog
die Zunge mit dem Kehlkopf vor und suchte durch die Stimmritze
Luft einzublasen.

4) 1853. Gaz. d. hôpit. S. 330. *Chassaignac:* Bei einem Chloroformirten hörte der Puls auf und der Mund war fast verschlossen;
Einblasen von Luft und Cauterisation des Pharynx liessen sich nicht
ausführen. Mit einem starken Spatel wurde der Mund geöffnet, der
Finger in den Hals geführt. Der Kranke erwachte.

5) 1853. Ebendort S. 330. *Ricord* chloroformirte ein junges
Weib; dasselbe hört plötzlich auf zu athmen. Der Puls ist unfühlbar,

der Herzschlag nicht wahrnehmbar. Durch Einblasen von Luft, Mund auf Mund, erwachte die Kranke.

6) 1853. Ebendort. *Ricord* rettete durch Einblasen von Luft auf dieselbe Weise einen Kranken, dessen Puls stillstand. Er erwähnt daselbst noch mehrere solcher Fälle.

7) Ebendort S. 357. *Maisonneuve* öffnete bei einem jungen chloroformirten Mädchen mittelst des Troikarts einen Abscess, stiess dabei eine Arterie an, es folgt auf einen grossen Blutverlust eine tiefe Ohnmacht mit Stillstand des Pulses und der Respiration. Durch Friktion der Herzgegend und allgemeine Flagellation bei tiefliegendem Kopfe wird die Kranke wieder erweckt.

8) 1853. Daselbst. *Maisonneuve* chloroformirte eine magere, alte, 65jährige Frau, die durch vorangegangene Blutung erschöpft war, wegen Uterinkrebs. Der Blutverlust bei der Operation ist bedeutend. Der Puls steht still; drei Minuten weiter hört auch die Respiration auf nach einigen tiefen Athemzügen. Durch starke Friktion der Herzgegend und aller Glieder, die man so weit trieb, bis die Oberhaut abging, kam die Kranke nach $^5/_4$ Stunden wieder zu sich.

9) 1853. Bulletin de thérapie. Aug. 15. *Boisset* rettete bei einer Zangenoperation eine chloroformirte 30jährige Frau, die pulslos mit offenem Munde dalag, durch Einblasen von Luft, Mund auf Mund.

10) 1854. Gaz. hebdomat. u. Gaz. d. hôpit. 1854. 17. Oct. Nr. 123. *Dupraz* und *Diday* chloroformirten eine Kranke wegen eines hysterischen Krampfanfalles. In einer Viertelstunde wurden 10 Grammes Chloroform verbraucht. Nach einer Pause von 5—6 Minuten wurde von neuem Chloroform vorgehalten. Nach 2 Minuten verfiel die Kranke in völlige Erschlaffung. Der Puls schlug noch mit der nämlichen Kraft und Regelmässigkeit, aber die Respiration war völlig aufgehoben. Frische Luft. Energische Friktionen der Brust. Ammoniak, künstliche Respiration, Mund auf Mund mit Verschluss der Nase und methodischer Compression des Thorax nach jedesmaligem Lufteinblasen. — Fortdauernde Reibung. Nach $1^1/_4$ Stunden hatte sich das Gesicht entfärbt, die Extremitäten waren kühl, der Puls schwach, und sowie man mit der künstlichen Respiration einige Momente aufhörte, im Erlöschen. Das Lufteinblasen wurde methodisch fortgesetzt. Mit brennenden Schwefelhölzchen machte man oberflächliche Verbrennungen im Epigastrium. Es erfolgten einige natürliche Inspirationen, doch musste zu ihrer Unterhaltung das Einblasen fortgesetzt werden. Man führte einen Löffel mit brennendem Alkohol

über die Brust. Endlich stellte sich durch die künstliche, fortwährend angefachte natürliche Respiration her, es folgte ein zweistündiger ruhiger Schlaf, aus welchem die Kranke vollständig erwachte. $1\frac{1}{4}$ Stunde hatte man die Respiration blos künstlich unterhalten, eine halbe Stunde hatte sie geschwankt, der Puls hatte nicht aufgehört zu schlagen.

11) 1854. Archives générales. S. 7. *Bickersteth* zählt folgende Fälle von Rettung auf. Ein Kind, welches zum Steinschnitt chloroformirt worden, und bei der Operation kaum ein Paar Tropfen Blut verloren hatte, wurde plötzlich blass; die Respiration stand still. Der Herzschlag war weder zu fühlen noch zu hören. Die Pupille erweitert. Durch künstliche Respiration gelang vollständige Rettung.

12) Ebenda. Ein Kind von einigen Monaten hörte, nachdem durch Einathmen von Chloroform Gefühllosigkeit herbeigeführt war, auf zu athmen. Die Lippen waren blau. Auch hier gelang die Rettung durch künstliche Respiration.

13) 1854. Ebenda. Einem jungen Menschen sollte ein Finger in der Narkose amputirt werden. Er athmete kurz und rasch. Plötzlich erlosch die Respiration, der Puls verschwand. Durch künstliche Respiration, wobei ein Finger in den Mund des Kranken eingeführt wurde, hob sich der eine Minute lang verschwundene Puls wieder. Nach fünf Minuten künstlicher Respiration erfolgte dieselbe auf natürlichem Wege wieder.

14) 1854. Ebenda. Bei einer Dame wurde die Narkose zur Amputation einer Brust angewandt; sie athmete rasch und unvollständig ein; plötzlich hörte das Athemholen ganz auf. Grosse Blässe. Pulslosigkeit. Bei vorgezogener Zunge wurde künstliche Respiration angewendet. Rettung.

15) 1854. Ebenda. *Paget* chloroformirte einen Menschen wegen Tetanus. Plötzlich wurde das Gesicht bleich, die Lippen blau, die Respiration mühsam; der Puls stand still; einige Sekunden später hörte das Athmen ganz auf. $1\frac{1}{2}$ Minuten später beginnt unter künstlicher Respiration das Herz wieder zu schlagen und der Kranke wurde gerettet. —

16) 1855. L'union médicale 1855. S. 251. *Duchenne* erzählt folgenden Fall: Ein durch wiederholtes Nasenbluten ganz anämischer junger Mann wurde von *Andral* chloroformirt. Nach Anwendung einer starken Dose hörte die Respiration auf. Der Puls wurde unfühlbar, der Herzschlag war nicht zu hören. Es wurde kaltes Wasser

angespritzt, die Finger in den Larynx gebracht, alle Reizmittel vergeblich angewendet. Endlich wurde eine künstliche Respiration durch methodische Compression des Bauches und der Brust versucht. Nach 6 Minuten stellte sich nun spontane Inspiration ein und damit begann die Respiration sich herzustellen. Der Puls blieb noch eine ganze Stunde sehr klein, hob sich aber allmählich.

17) 1856. Würtembergisches medic. Correspondenzblatt Nr. 43. *Röser* chloroformirte eine 48jährige Frau, die zugleich ein Herzleiden hatte, wegen Brustkrebs. Es hörte plötzlich die Respiration auf, dann stand der Puls still. Bei zugehaltener Nase wurde durch den Mund der Kranken Luft eingeblasen, und durch den Druck auf die Bauchwand die Exspiration bewirkt. Die Respiration stellte sich nach langer Zeit von selbst wieder ein.

18) 1858. *Ulrich* über Lebensrettung bei Asphyxie nach Chloroformirung. Wien 1858. Ein 29jähriger Mann athmete zur Beseitigung einer Harnröhrenstriktur 2—3 Drachmen Chloroform ein. Nach einer Viertelstunde wurde das Athmen mühsam und blos noch durch das Zwerchfell bewirkt. Der Puls war beschleunigt, sehr schwach. Es folgten 4—5 abdominale Athemzüge; endlich hörte die Respiration ganz auf. 2—3 Minuten darnach war der Puls völlig verschwunden, der Herzschlag nicht zu hören, die Gesichtszüge leichenähnlich. 1--2 Minuten lang wurde rhythmische Compression des Unterleibes mit flach aufgelegten Händen fruchtlos angewendet; darnach aber stellte sich spontan die Respiration her.

19) 1858. Ebenda. Bei einem 29jährigen sehr ängstlichen Mann wurde zur Operation der Klumpfüsse Chloroform angewandt. Plötzlich hörte das Athmen auf, der Puls stand still, das Gesicht war dunkelroth. Eine Viertelstunde wurde methodische Kompression des Unterleibes zur Nachahmung der Respiration angewandt. Rettung.

20) 1858. Siehe oben p. 170.

21) Siehe oben p. 169.

22) Prakt. Arzt 1860. p. 194. Bei intensiver Chloroform-Asphyxie eines 4 Jahre alten Knaben rettete H. *Friedberg* durch Faradisation das Leben, nachdem Besprengen mit kaltem Wasser, Liqu. ammo. caust. als Riechmittel, direkte Reizung der Schleimhaut des Kehlkopfes, Frottiren und jähes Anschlagen des Thorax mit einer in kaltes Wasser getauchten Compresse, künstliche Respiration durch methodische Compression des Bauches — in frischer Luft — erfolglos geblieben waren. Der eine Stromgeber eines *Du-Bois-Raymond'*schen

Apparats wurde auf den Nervus phrenicus, da, wo der Musc. omohyoideus an dem äusseren Rande des Sternocleidomastoideus liegt, und der andere an der Seitenwand der Thorax im siebenten Interkastelraum angesetzt. Die Faradisation geschah abwechselnd rechts und links in der beiläufigen Dauer einer tiefen Inspiration. Nach zehnmaliger Unterbrechung des Stromes trat eine deutliche Wölbung der Oberbauchgegend ein, welche zunahm und zuletzt mit Schluchzen verbunden war. 20 Minuten waren vom Beginn der Asphyxie bis zur Wiederkehr des Pulses und der Respiration verflossen.

Anwendung des Chloroform

in der innern Medizin.

Als Inhalationen oder beim inneren Gebrauche.

Das Chloroform hat nicht bloss als Betäubungsmittel bei Operationen einen grossen Ruf erlangt, es wird in der Neuzeit auch vielfach in der Therapie angewendet, und hat in der Behandlung gewisser pathologischer Zustände ausserordentliche Dienste geleistet. Unter diesen Zuständen begreift *Yvonneau* (l. c. p. 96 u. ff.) die Affektionen des Nervensystems entweder des gesammten oder einzelner oder mehrerer seiner unzähligen mit unsern Organen in Verbindung stehenden Abtheilungen, Affektionen, welche die Harmonie der verschiedenen Funktionen unseres Organismus stören.

Welcher Theorie hinsichtlich der physiologischen Wirkung der anästhesirenden Mittel, wenn sie in Form von Inhalationen in den menschlichen Organismus eingeführt werden, man auch huldigen möge, jedenfalls muss man zugeben, dass diese Medicamente zunächst auf die Respirations- und Cirkulations-Organe wirken. Dadurch muss die Innervation der verschiedenen Gewebe, aus welchen diese Reihe von Organen zusammengesetzt ist, unter dem Einflusse dieser direkten, dieser unmittelbaren Wirkung mehr oder weniger tiefgehend modifizirt werden. Es ist demnach wohl rationell zu folgern, dass die Inhalation von Aether und Chloroform zur Behandlung mancher funktionellen Läsionen der verschiedenen Brustorgane mit Vortheil angewendet werden könne.

Yvonneau bespricht, ehe er zu den direkten nervösen Krankheiten übergeht, die durch die Inhalation bei der Behandlung einer Krankheit von wesentlich entzündlichem Charakter erhaltenen Resultate.

In deutschen Zeitschriften sind sehr viele Fälle (über 200) von Pneumonie mitgetheilt worden, welche mit Chloroform-Inhalationen behandelt wurden. Aus diesen Thatsachen geht hervor, dass die Substanz den Gang der Entzündung in der Lunge in günstiger Weise zu modifiziren vermag. Von 193 von den Doktoren *Wachern, Baumgärtner, Helbing* und *Schmidt* behandelten Individuen starben nur 9. Dr. *Varrentrap* zu Frankfurt behandelte von 23 Patienten 19 ausschliesslich mit Chloroform; nur ein einziger unterlag. In *Harless* Zeitschrift für rationelle Medizin wird die Anwendungsweise des Chloroforms bei Pneumonie näher angegeben. Die Kranken athmeten die Dämpfe alle zwei, drei oder vier Stunden, 12—15 Minuten lang ein, doch nicht so lange, dass das Bewusstsein schwand. Alle Patienten waren erwachsen und die Pneumonie hatte durchschnittlich fünf Tage gedauert, als die Inhalationen vorgenommen wurden. Bei allen rief das Chloroform zuweilen schon nach der ersten, nie aber später als nach der dritten oder vierten Inhalation Schweiss hervor; der Brust- oder Seitenschmerz verlor sich allmählig; die Respiration ward freier, normaler, der Husten legte sich und in allen Fällen wurde die Expektoration leichter und weniger und copiös. Vom dritten oder vierten Tage nach dem Beginne der Inhalation an wich das Fieber rasch und es stellte sich ein wohlthuender, erquickender Schlaf ein.

Valentini gibt das Chloroform zu 30 Tropfen abwechselnd mit atmosphärischer Luft so lange einzuathmen, bis eine nie bis zur Narkose zu steigernde Anästhesie und Schläfrigkeit sich des Kranken bemächtigt. Wenn die pneumonischen Beschwerden sich dann von Neuem erheben, also etwa nach 2—3 Stunden, wird eine neue Inhalation bewerkstelligt und diess während der Höhe der Krankheit so viele Tage fortgesetzt, als das Bestehen der subjektiven Beschwerden ihre Abstumpfung fordert. Wichtig ist es, dem Kranken tiefe Einathmungen anzuempfehlen. Die Dyspnoe wird in der Regel vermindert, die Respiration und meist auch der Puls verlangsamt, weniger wird der Husten besänftigt. In obiger Dosis gebraucht, kann die zweistündliche Anwendung auch Laienhänden überlassen werden. Contraindicirt ist es bei Kindern, die, so lange sie beim Bewusstsein sind, sich zu sehr widersetzen und dadurch auch aufregen, unnöthig bei alten und sehr geschwächten Leuten, bei denen die subjektiven Beschwerden der Pneu-

monie meist gering sind. Besonders glaubt *Valentini* das Chloroform
für die jugendlichen Individuen der Militärpraxis anempfehlen zu dürfen, in welchen auch *Ullmann* in vielen Fällen schon entschieden
palliativen Nutzen von diesem Mittel gesehen hat, wenn es allerdings
auch in andern völlig im Stiche lässt.

Hutava verordnete in 12 Fällen von Pneumonie nach dem Vorgang *Baumgärtner*'s Einathmungen von 20—30 Tropfen Chloroform
stündlich in der ersten Zeit Tag und Nacht hindurch. Ohne dass
irgendwie Blutentziehungen angewendet wurden, war in allen Fällen
der Erfolg günstig und die Reconvalescenz schnell. —

Breithaupt wendete das Chloroform bei entzündlichen Brustkrank-
heiten vielfach an. Ihm leistete es in den ersten Stadien der Pneumonie wenig und ist nicht als spezifisches Mittel anzusehen, sondern
nur als Adjuvans oder Symptomaticum. Es nützt besonders da, wo
in Folge beträchtlicher Ansammlung von Exsudat in den Lungenzellen und kleinen Bronchien die Dyspnoe einen hohen Grad erreicht
hat und Lungenparalyse droht hier, wo gewöhnlich, aber meist auch
eben so nutzlos die erregenden und den kleinen Kreislauf noch mehr
obstruirenden Mittel, wie Arnica, Benzoë, Kampfer u. s. w. angewandt
werden, scheint das Chloroform die intentirte Wirkung viel sicherer
und milder herbeizuführen und erleichtert mindestens den Tod, wenn
er sich nicht abwenden liesse, anstatt ihn, wie jene zu erschweren.

Der erste Erfolg der Inhalation ist stets, dass die Kranken, die
zu ersticken glauben und deren Sensorium sich bereits zu trüben beginnt, tiefer und freier athmen, zunächst wohl nur, weil das Gefühl
des Schmerzes und der Beängstigung von ihnen genommen ist. Mit
der freieren Inspiration und Expression der Lunge aber müssen nothwendig auch freiere Cirkulation des Blutes in den Lungen, Lösung
des Exsudats, bessere Oxydation des Blutes und deren Folgen Hand
in Hand gehen. Den besten Beweis für diese nächste und wichtigste
Wirkung des Chloroforms, die der Milderung der Dyspnoe, liefert
seine Anwendung in den asthmatischen Anfällen der Lungenschwind-
süchtigen. Hier, wo Epispastica, Analeptica, Opiate u. s. w. angewendet werden, nicht selten aber zu den vorhandenen Beschwerden
noch neue hinzufügen, ist nach *Breithaupt*'s Erfahrungen das Chloroform vermöge seiner beruhigenden und zugleich belebenden Wirkung
kaum durch irgend ein anderes Mittel zu ersetzen.

Hinsichtlich der Wirkungen der Chloroform-Inhalationen bei gewissen functionellen Läsionen der Lungen und des Herzens muss

Yvonneau gestehen, dass er in Wahrheit nur von derartigen Wirkungen des Chloroforms bei nervösen Formen solcher Läsionen gehört hat.

Dr. *Carrière* zu Strassburg theilt im Bulletin de thérapeutique einen Fall dieser Art mit. Ein 19jähriges blondes Mädchen, von lymphatischer Constitution und nervösen Temperaments, seit mehreren Monaten nicht menstruirt, wurde von einem, mit pfeifenden, denen des Keuchhustens sehr ähnlichen Inspirationen begleiteten und gleich jenen anfallsweise wiederkehrendem Husten befallen; derselbe verschlimmerte sich allmählig, die Anfälle wurden häufiger und dauerten länger. Die physikalische Exploration gab nur negative Zeichen, was *Carrière* auf einen nervösen Husten schliessen liess und ihn zur Anwendung einer Reihe von Mitteln veranlasste, von denen einige eine bald vorübergehende Besserung hervorbrachten, während die übrigen gänzlich unwirksam blieben. Er kam dann auf den Gedanken, die anästhesirenden Mittel anzuwenden, und er nahm den Augenblick, in welchem die Anfälle sehr rasch hinter einander kamen und die Patienten in hohem Grade angriffen, wahr, um sie vorzunehmen. Nach 5—6 Inspirationen wurden die Inhalationen suspendirt; einige Augenblicke später aber wiederholt, und dies geschah dreimal, um die Entstehung von Anästhesie zu vermeiden. Den Abend über hatte die Kranke etwas Kopfschmerzen und Schwindel, hustete aber nicht. Am folgenden Morgen früh stellten sich einige Hustenanfälle ein, am Abend wurde das Verfahren vom vorigen Tage wiederholt und zwar diesmal ohne alle unangenehmen Folgen; der Husten blieb aber aus und ist seit dieser Zeit gänzlich verschwunden. So genügte eine zweimalige Anwendung des Chloroforms, jede von nicht ganz zwei Minuten Dauer, um eine Affektion zu beseitigen, welche länger als vierzehn Tage einer ziemlich energischen Kur Widerstand geleistet hatte. (*Yvonneau* l. c.)

Jacquart gab Chloroform in einer Reihe von Fällen bei Keuchhusten zu 8—30 Tropfen täglich und zwar gewöhnlich etwa 2—4 Wochen lang fortgesetzt, bis die Anfälle sich dauernd niedriger hielten. Aus den Krankengeschichten kann man den Schluss ziehen, dass wohl nicht gerade die Dauer der Krankheit herabgesetzt wurde, dass aber gewöhnlich ziemlich rasch die Zahl der täglichen Anfälle abnahm, in etwas selteneren Fällen zugleich auch ihre Heftigkeit, bisweilen endlich nur die Heftigkeit und nicht die Zahl (Gaz. de Paris 13. 1862). *Churchill* und *Pape* empfehlen ebenfalls Inhalationen von kürzerer Dauer bis zum Gefühl beginnenden Kehlkopfreizes gegen Keuchhusten der Kinder. *Yvonneau* gab das Chloroform innerlich und zwar bis 32 Gram seines Chloroform - Syrups (s. später), sehr viele Kinder haben 15—20 Gram täglich und alle mit gutem Erfolg bekommen.

Dr. *Laloy* zu Belleville (Union medical. 24. April 1849) heilte einen an Krampfasthma leidenden Patienten durch Chloroform-Inhalation vollkommen. In demselben Jahrgang der gedachten Zeitung hat *Leriche* in Lyon den Fall eines gleichfalls an Asthma leidenden jungen Priesters mitgetheilt, welcher durch die täglich drei- bis viermal wiederholte Inhalation von 20 Tropfen Chloroform von seinen spasmodischen Zufällen sehr bald befreit wurde.

Gegenwärtig habe ich einen Kranken in Behandlung, der an sehr hochgradigem Asthma leidet, gegen das schon alle Narkotika vergebens angewendet wurden, die einzige Hilfe und Linderung des Kranken besteht in Chloroform-Inhalationen, die Patient, so oft ein Anfall kommt, sofort anwendet und dann jedesmal Ruhe findet, oft genügt ein ein- bis zweimaliges Einathmen von 30—50 Tropfen, um auf längere Zeit Ruhe zu schaffen, öfters aber auch muss Patient ein bis zwei Tage hinter einander mehrmalige Inhalationen vornehmen, ehe die asthmatischen Beschwerden gelindert oder gehoben werden.

Dr. *Greenhalgh* und *Chandler* empfehlen ebenfalls Chloroform gegen krampfhaftes Asthma.

Dr. *Brown* hat gleichfalls Chloroform-Inhalationen bei einer Dame angewendet, bei welcher in Folge einer akuten Bronchitis Husten, Aufregung und Schlaflosigkeit zurückgeblieben waren. Auf die Inhalationen folgte ein sehr erquickender Schlaf von zweistündiger Dauer. Nach dem Erwachen stellte sich die Aufregung nochmals ein, sie war aber weniger stark und bald wurde die Patientin gänzlich davon befreit (the Lancet Decbr. 1847).

Innerlich geben das Chloroform *Guillot*, *Formby*, *Simpson*, *Dowault*, *Uyttenhoeven*, *Canstatt*, *Rapp* u. A. als Hypnoticum, namentlich bei Bronchitis acuta und chronica, Bronchopneumonie (von einer Mixtur 10 Tropfen in sechs Unzen Salepschleim oder Mucilaga alle zwei Stunden einen Caffeelöffel voll zu nehmen) oder dieselbe Gabe auf zweimal in Zwischenräumen von einer Stunde am Abend (in 2—3 Tagen muss man mit der Gabe steigen). Gegen das den Husten der Phthisiker oft begleitende Erbrechen giebt man 8—15 Tropfen Chloroform in vier Unzen Syrupus gummosus für 24 Stunden. — Ebenso bei Asthma.

Gegen Laryngospasmus, Laryngismus stridulus empfiehlt *Cox* vor allem die Chloroform-Inhalationen, welche die Anfälle abkürzen und ihre Häufigkeit und Heftigkeit mildern sollen. Ebenso wurde der Krampf der Glottis in mehreren Fällen durch Chloroform-Dämpfe glücklich beseitigt.

Bei einem mit Lungenemphysem, — mit Asthma komplicirt — behafteten Patienten machte *Yvonneau* täglich 2—3mal Chloroform-Inhalationen. Die Anfälle verschwanden und blieben eine lange Zeit aus. Seitdem hat er bei einem und demselben Individuum Inhalation von Sauerstoff (die er früher mit günstigem aber nicht anhaltendem Erfolg auch allein anwandte) und Chloroform wiederholt und stets mit gutem Erfolg angewendet.

Das auf einem krampfhaften Zustande des Zwerchfells beruhende Schluchzen, Schlucken (singultus) sah *Yvonneau* wie durch Zauber-schlag auf Chloroform-Inhalation verschwinden. *Marage* empfiehlt das Chloroform innerlich angewendet gegen dasselbe Leiden und zwar in folgender Formel:

Rp. Ol. Amygd. dulc. ℥ij
Chlorof. gtt. XX
Syr. Diacod. ℥j
Syr. menth. pip. Ʒiij

MDS. 3stündl. einen Löffel voll zu nehmen.

Amédée Latour theilt ebenfalls einen sehr interessanten Fall dieser Art in der Union médicale vom 30. Dezember 1847 mit, und Dr. *Voltolini* sah einen anhaltenden heftigen Singultus bei einem 15jährigen Mädchen durch Chloroform-Narkose cessiren.

Wir müssen ferner noch einer fast augenblicklichen Heilung er-wähnen, welche *Yvonneau* (l. c.) in einem Falle von einer durch Er-kältung auf einem Balle entstandenen nervösen Aphonie bei einem 16—17jährigen jungen Mädchen durch Inhalation von Aether sofort bewirkte.

Einen ähnlichen Fall theilt *S. C. Reed* (Lancet I. 1. 1861) mit. Ein 19jähriger Arbeiter hatte sich im Januar 1860 erkältet und Hei-serkeit und Empfindlichkeit des Halses mit Vergrösserung der Sub-maxillardrüsen zugezogen. Vesicantien, salinische Abführmittel, Mer-kurialien, später Jodkali und Chinarinde hatten keinen Erfolg. Als *Reed* im Dezember 1860 den Kranken genauer untersuchte, fand er ausser der Heiserkeit und jetzt seit acht Monaten bestehende völlige Sprachlosigkeit, die linke Mandel wenig geschwollen und die Unterkiefermuskeln rigid, den übrigen Gesundheitszustand vortrefflich. Wegen der rigiden Beschaffenheit der Muskeln wurde der Kranke chloroformirt, und die Wirkung war in der That überraschend, indem sofort die Sprache sich wiederfand, nachdem sie, wie gesagt, acht Monate ganz verloren gegangen war. Nach acht Tagen war der Kranke in Folge vielen Sprechens wieder etwas heiser geworden, doch blieb die Sprachfähigkeit bis jetzt erhalten. Da die Wirkung des Chloroform so entschieden war, und der Kranke nach eigenem Aussagen leicht in Furcht gesetzt werden konnte, so ist *Reed* geneigt, Hysterie als Ursache der Aphonie anzunehmen.

Aphonia nervosa heilte Dr. *Poirier* durch Chloroform. Ein Mädchen von 30 Jahren, von sehr lebhaftem Temperament, bekam nach heftiger Gemüthsbewegung plötzlich eine vollständige Aphonie, die nach keinem Mittel wich. Auf eine Venaesection wurde Patientin ohnmächtig und als sie erwachte, war die Stimme da, ein Recitiv wurde ebenso gehoben, und daher kam *Poirier* auf den Gedanken, durch Chloroform-Narkose einen synkopeähnlichen Zustand hervorzurufen mit dem günstigsten Erfolge; als Patientin erwachte, war die Aphonie vollständig geschwunden. In zwei späteren Anfällen trat derselbe Erfolg ein (Presse méd. belge 1860. 18).

Carrière in Strassburg wendete gegen eine weit gefährlichere Krankheit, bei welcher die kräftigsten Arzneimittel fast stets ihre Dienste versagen, gegen die Angina pectoris, die anästhesirende Inhalation an, nachdem er die verschiedenartigsten Mittel bei seinen Patienten angewendet hatte. Kaum waren einige Inspirationen gemacht worden, als der Schmerz nachliess und fast sogleich ganz verschwand; die Krise dauerte nicht volle fünf Minuten und endete ohne Angstgefühl, ohne kalten Schweiss und ohne die gewöhnliche Abmattung und Betäubung zu hinterlassen. Von diesem Augenblicke an wurden die Anfälle oder das Drohen von Anfällen immer seltener und die ersteren verschwanden bald gänzlich.

Das Chloroform ist ferner von merkwürdigem Erfolge gewesen bei einer Reihe von Neurosen, deren ursprünglicher Charakter ein allgemeiner Spasmus ist, so bei spontanem Tetanus, Chorea, Delirium etc., und hier ist besonders hervorzuheben, dass es in diesen Krankheiten eine sehr lange Zeit hindurch und in bedeutenden Dosen angewendet werden konnte.

Dr. *Gaillard* heilte durch Chloroform binnen 14 Tagen einen Tetanus. Er liess die Temperatur der Atmosphäre in der Wohnung des Kranken ziemlich erhöhen und konstant erhalten. Dabei liess er dem Kranken Chloroform theils im Getränk, theils als Inhalation verabreichen. Der Kranke brauchte ein Kilogramm Chloroform während der ganzen Krankheit, wovon 14 Gramm auf das Getränk, der Rest auf die Inhalationen entfiel. Diese wurden so oft wiederholt, als sich die Krisis einer tetanischen Starre manifestirte. Sie dauerte Anfangs 20—25 Minuten, bis Bewusstlosigkeit und Erschlaffung der Muskeln eintrat. Kurz nach jeder Inhalation wurde die früher röchelnde, schwere Respiration ruhig und tief, der Puls normal, und es dauerte dieser erträgliche Zustand bis zum Erwachen des Kranken.

Cary in London (Union médicale 7. März 1848) schritt nach vergeblicher Anwendung von Purgantien, Chinin, Aether etc., da das Schlingen verhindert und das Zwerchfell allem Anschein nach der Sitz sehr schmerzhafter Contractionen war, zum Gebrauch des Chloroforms, am Morgen des sechsten Tages. Die Inhalationen währten zwei Minuten; vollständige Narkose siebzehn Minuten lang. Nachmittags wurde dieselbe Menge Chloroform angewendet und die Inhalation eine halbe Stunde lang ohne Unterbrechungen fortgesetzt. Dadurch wurde Schlaf von zweistündiger Dauer hervorgerufen, und der Patient glücklich geheilt. Ebenso heilte *Gorré* einen Fall von spontanem Tetanus durch Chloroform - Inhalationen schnell, nachdem er den verschiedensten Mitteln hartnäckigen Widerstand geleistet hatte; doch setzte er den Gebrauch des anästhesirenden Mittels noch drei Wochen lang täglich fort. Dr. *Russell* zu Pattersmoille beobachtet auch Heilung von Tetanus durch Chloroform-Inhalation (American Journal of medical science Mai 1851).

Bei Katalepsie beobachtete *Bainbridge* Erschlaffung des gesammten Muskelsystems und Nachlass des bestehenden Trismus, so dass den Kranken wenigstens Medicin eingeflösst werden konnte, wenn auch das Uebel nicht gehoben wurde. Ebenso liessen bei Chorea die Muskelbewegungen nach *Emmett* fast unmittelbar nach, ohne jedoch ein definitives Resultat zu erhalten. *Harris* dagegen (Lancet 1848) wendet bei einem an Chorea leidenden siebzehnjährigen, mit tonisirenden sowohl, als mit abführenden Mitteln vergeblich behandelten Jüngling Chloroform-Inhalationen an, welche vierzehn Tage hindurch täglich fortgesetzt wurden und Anfangs eine halbe, dann eine ganze und zuletzt anderthalb Stunden dauerten, der Kranke wurde dadurch völlig geheilt. Bei einer grossen Reihe von an Chorea leidenden Kranken habe ich ebenso vielfach Chloroform angewendet, dasselbe aber nur

in den Fällen wirklich bewährt gefunden, wenn die Chorea auf rein
nervöser Grundlage beruht. Die heftigen Muskelaktionen liessen in
allen Fällen nach, in einigen traten längere Pausen ein, als vor der
Anwendung des Chloroform stattgefunden hatten. Heilung sah ich
meist nur da eintreten, wo ein lebhafter Schreck etc. die Ursache
rein nervöser Krämpfe war. Beiläufig kann ich für die Behandlung
der Chorea nicht warm genug die Anwendung der Solutio arsenicalis
Fowler empfehlen. Die furchtbarsten Fälle von Chorea mit den
enormsten Muskelaktionen habe ich mit dem genannten Mittel in 3
bis 4 Wochen vollkommen geheilt. —

Delirium tremens ist eine von den Krankheiten, in denen das
Chloroform den meisten Erfolg hat; hier wirkt es wie Opium, welches
von so günstigem Erfolg in dieser Krankheit ist. Dr. *J. B. Warwick*
theilt im Lancet (January 1848) einen derartigen Fall mit: eine 45-
jährige Frau litt seit 24 Stunden an Delirium tremens, ohne dass die
angewandten Mittel gewirkt hätten. Darauf schritt der Arzt zur Anwendung von Chloroform-Inhalationen, wodurch ein Schlaf von zehn
Minuten langer Dauer hervorgerufen wurde. Man wiederholte die
Einathmungen zwei Stunden lang alle Viertelstunden. Der Puls fiel
von 100 auf 80 Schläge. Zum Schluss gab man der Kranken 100
Tropfen Laudanum; sie schlief darauf drei Stunden und war vollkommen wiederhergestellt. Aehnliche Fälle berichten *Hooper*, *Gill*,
Bocamy. *Griffith* liess Chloroform-Inhalation bei an Säuferwahnsinn
Leidenden mehrmals täglich wiederholen und schon nach zwei
Tagen waren die Anfälle beseitigt. Ich selbst habe folgenden interessanten Fall beobachtet. Ein hiesiger Fleischermeister W., der an
periodischer Trunksucht litt und alle 3—4 Monate dem Drange zu
trinken (für 20—25 Sgs. Rum oder Arac täglich) nicht widerstehen
konnte, hatte von mir in den ersten Anfällen Opium und Morphium
bekommen, beide Mittel aber wirkten in den letzten Fällen nicht
mehr; ich hatte 3 Gran Opium pro Dosi, später 3 Gran Morphium
stündlich gegeben, so dass W. 18—24 Gran erhalten hatte, ohne
Schlaf zu finden, ich wandte nun Chloroform-Inhalation an, und nachdem ohngefähr 2 Drachmen eingeathmet worden waren, trat ein
kurzer Schlaf ein, auf die zweite Einathmung von derselben Dosis
aber trat mehrstündiger ruhiger Schlaf ein und mit dem Erwachen
vollkommene Genesung. Ich wendete in den späteren Anfällen daher
Chloroform sofort an, doch trat ruhiger, Genesung bringender Schlaf
nur dann ein, wenn vorher mehrere Gran Morphium gegeben worden

waren. *Simpson* gab das Chloroform auch innerlich als schlafmachendes Mittel, ich habe es auch in dieser Weise angewendet, aber viel besseren Erfolg von Chloroform-Inhalation mit Morphium erzielt. —

Chloroform gegen Colica hepatica, Gallenstein und Neurose empfiehlt Prof. *E. Bouchut* und zwar giebt er dasselbe in Alkohol gelöst: einen Theil Chloroform in acht Theile Alkohol (dem einzigen Lösungsmittel für Chloroform), welche Auflösung man nach Belieben mit Wein, Wasser, Syrup vermischen kann. Durch dieses Mittel werden bei Gallensteinen nicht allein die Schmerzen und Krämpfe gemindert, sondern auch das Cholestearin des Gallensteins besser als durch Aether (*Duvande*) gelöst. *B.* verordnet diese Mischung innerlich und namentlich auch in Klystierform gegen Chorea, Vertigo epileptica und Neuralgie. *Yvonneau* wendete das Chloroform bei einer rheumatischen Kolik an mit fast augenblicklicher Heilung durch Anwendung von 4 Gramm Chloroform in ein Eigelb suspendirt und als kaltes Klystier applicirt; er gibt es überhaupt bei Gastralgien und Enteralgien, so namentlich bei Bleikolik, über deren Behandlung mit Chloroform zuerst *Aran* und *Blanchet* berichten. Dr. *Clairtan* zu Dijon wendete Chloroform in Gallertkapseln, namentlich gegen Bleikolik, mit dem besten Erfolg an, aber ebenso helfend auch bei andern Neuralgien. Ein Umstand, welcher der Beachtung werth ist, ist der, dass bei Gastralgie das Chloroform zu allen Tageszeiten genommen werden kann, mag nun der Magen Nahrungsmittel enthalten oder nicht. In allen Fällen räth *Yvonneau*, das Chloroform beim ersten Auftreten des Schmerzes zu nehmen, gleichviel ob längere Zeit oder unmittelbar nach der Mahlzeit. Eine Dame konnte den Brechreiz während der Schwangerschaft nur durch Chloroform stillen.

Eine Mischung von 10 Tropfen Chloroform mit Zuckerwasser und in einem Lavement von 40 Tropfen auf 200 Gramm Wasser und Eigelb beseitigte die Schmerzen. Ebenso thaten 40 Tropfen mit Potio gummosa gegen die spastischen Contraktionen des Oesophagus bei einem jungen Mädchen, welches zwei Tage lang keine Nahrung hatte nehmen können, sehr gute Dienste.

Neuralgien wie Prosopolgie, Ischias, hysterische Krämpfe, lassen auf Chloroform-Inhalation oder Einreibungen von Chloroform (in Ol. provinciale gelöst) nach, wenn auch dauernde Heilungen durch dasselbe selten zu erzielen sind. So *Baran* gegen Nervenschmerzen und

Krämpfe, namentlich hysterische mit anderen antihysterischen Mitteln in Tropfenform, z. B.

> Rp. Tinct. Valer. ʒij—iij
> Liqu. Ammon. succ. ʒj
> Chlorof. Ɔij
> MD. 25—30 Tropfen beim Beginn des Anfalls, wenn die Krämpfe nicht aufhören. — Wiederholung der Gabe in kurzen Zwischenräumen (*Rapp.*).

Ackerley behandelte eine Mania hydrophobica erfolgreich, mit Chloroform-Inhalation und *Mackenzie*, *Arnault*, *Snow* gehen so weit letztere gegen scrophulöse Photophobie zu empfehlen.

Dr. *Vernois* wendete das Chloroform innerlich bei Diarrhoe und den Prodromen der Cholera mit Erfolg an. Dr. *Hewelett* theilt im Provinc. medic. and surg. Journ. die Heilung dreier Kinder von Cholera durch Chloroform mit, welche mit einem aus Terpentin und Seife bestehenden Linimente, dem acht Tropfen Chloroform auf die Unze zugesetzt waren, und mit einer sechs Tropfen Chloroform und Opiumtinktur enthaltenden Mixtur glücklich behandelt worden waren.

Im Guy'-Hospital zu London betrachtete man das Chloroform vor allen stimulirenden Mitteln als das den besten Erfolg habende, wenn es in wiederholten Dosen von zehn Tropfen gegeben wurde. In derselben Zeit hat auch *Yvonneau* das Chloroform bei einer grossen Anzahl Cholerakranken gegeben. Durch den Magen in fractionirten und oft wiederholten Dosen angewendet, wirkt dieses Medikament zugleich als allgemein stimulirendes und als anästhesirendes Mittel, als welches letztere es die Heftigkeit der tonischen Krämpfe bedeutend zu mildern scheint. *Yvonneau* hat es hier in Dosen bis zu 2 und 4 Gramm gegeben.

In neuerer Zeit bediente sich *Hill* des Chloroforms in ausgezeichneter Weise gegen Cholera: der Kranke wird im Bett mit warmen Decken und heissen Kleiensäckchen bedeckt, mit erwärmtem Flanell frottirt und mit Opodeldoc eingerieben, zum Getränk erhält er Grog (heisses Wasser, Rum, Zucker) und gleichzeitig lässt er Chloroform einathmen und erhält den Kranken so lange unter Einwirkung dieses Mittels, bis alle Gefahr drohende Erscheinungen nachlassen. Der gleichzeitige Gebrauch anderer Mittel ist dabei zu vermeiden. Vorsicht ist natürlich räthlich, um mit der Anwendung des Chloroforms nicht zu weit zu gehen. Ist das Frost- oder Krampfstadium in jenes der Reaktion glücklich hinübergeleitet, so macht letzteres vermöge ihrer Heftigkeit öfters Blutentziehungen nöthig. Nach *Clutterbuck* beseitigt Chloroform sehr schnell die tonischen Krämpfe der Cholerakranken. Nach Dr. *Moffat* müssen die Chloroform-Inhalationen möglichst bald nach dem ersten Auftreten der Krankheit angewendet werden; denn wenn die Kräfte erst durch das Erbrechen und die Diarrhoe erschöpft sind, so können sie keine Dienste mehr leisten und die Anästhesie verzögert nur das traurige Ende. — Der durch eine genügend frühe Anwendung des Chloroforms herbeigeführte Zustand von Anästhesie muss eine ziemlich lange Zeit, deren Dauer von den individuellen Umständen bedingt ist, hindurch erhalten werden. Wenn nach dem Erwachen des Kranken aus der Insensibilität die Symptome sich wieder einstellen, so muss man sogleich wieder zum Chloroform greifen, und selbst nach der Heilung muss man den Kranken noch sorgfältig überwachen, denn die Cholera entsteht zuweilen auf die unerwartetste Weise von Neuem. Der Kranke darf während der Anästhesie keineswegs sich selbst überlassen bleiben und nach *Moffat* müssen die schlimmsten Symptome ausserdem noch besonders berücksichtigt und behandelt werden. —

Von *Brady* wurde das Chloroform auch innerlich gegen die Cholera im asphyktischen Stadium mit ausgezeichnetem Erfolg gebraucht.

> Rp. Chlorof. ℨj
> Ol. Tereb. ℥j
> Aq. destill. ℨiij
> MD. $\frac{1}{2}$—1—2stündlich einen Theelöffel voll in einem Weinglas verdünnten Branntwein zu nehmen.

Aehnlich wendeten es *Stedmann*, *Plimmer*, *Wilson* an, von *Boynton* wurde es in einer Lösung von Alkohol gegeben.

Saurel und *Aran* sahen schöne Erfolge vom innerlichen Gebrauch des Chloroforms bei nephritischen Schmerzen, bei dem Durchpassiren von Harnsand und grossen Harnkonkrementen durch die Uretheren zu 30 Tropfen in fünf Unzen Wasser esslöffelweise, bei den gewöhnlich damit verbundenen hartnäckigen Stuhlverstopfungen unter Zusatz von 2 Tropfen Crotonöl und 20—30 Tropfen zum Klystieren. Nach *Rhodes* heilte Chloroform-Inhalation mit Kohlensäure nach dreimaliger Wiederholung die Harninkontinenz eines 78jährigen Mannes. In letzterer Zeit habe ich sehr gute Wirkung des Chloroform bei zwei Patienten gesehen, die wegen in der Urethra eingeklemmten bohnengrossen Steinen sehr heftige Schmerzen hatten, und den Urin nicht lassen konnten, weil die Urethra von den Steinen vollkommen verschlossen waren. Beide Patienten, Partikulier W. und Gasthausbesitzer Z. hatten nur kurze Zeit Chloroform inhalirt, als die Steine aus der Harnröhre getrieben wurden, und der Urin nun freien Abfluss fand. —

Dr. *Bonafont* (*Yvonneau* l. c. p. 108) hielt in einer Sitzung der medizinisch-chirurgischen Gesellschaft zu Paris (1852) einen Vortrag über seine Versuche, welche er im Sommer und Herbst 1849 im Hospital zu Arras an fünfzehn Wechselfieberkranken, von denen 10 an Tertiana, 5 an Quotidiana litten, mit den anästhetischen Mitteln angestellt hat. Die Individuen befanden sich im Alter von 22—24 Jahren, der eine Patient war 34 Jahre alt. Acht von ihnen hatten das Fieber zum ersten, zwei zum zweiten, und drei zum dritten Mal. Im Durchschnitte waren sie 24 Tage im Spitale gewesen. Bei den ersten zwei Kranken, sagt *Bonafont*, wendeten wir Chloroform an und zwar mit vollständigem Erfolge; dann aber ersetzten wir diese Substanz, theils aus Furcht vor etwaigen schädlichen Wirkungen derselben, theils wegen der Schwierigkeiten, welche die Kranken machten, durch Aether, welcher dieselben Wirkungen hatte, somit den Vorzug verdient. (?) Den Patienten machte es wahres Vergnügen, die Aetherdämpfe einzuathmen; sie zogen dieselben dem Gebrauch des schwefelsauren Chinins bedeutend vor. Die Zeit, zu der die Kranken ätherisirt werden müssen, lässt sich vielleicht noch nicht ganz genau bestimmen; doch erschien es uns, als wir Gelegenheit hatten, 2—8 Stunden vor dem Anfalle zu ätherisiren, am Besten, die Inhalationen sechs Stunden vorher vorzunehmen. Werden die anästhesirenden Mittel früher angewendet, so kommt der Anfall ein oder zwei Stunden früher, ohne viel von seiner Intensität zu verlieren; noch später wird der Anfall verringert, aber nicht verhindert. Die Wirkung der Anästhesie hinterlässt im Organismus gar keine Spuren, und nach einer Stunde sind die Kranken, eine leichte Schwere im Kopfe abgerechnet, eben so wohl, als vorher. Der 10., der 13. und der 14. Kranke, welche sechs Tage hinter einander ätherisirt worden, befanden sich nach dem sechsten Male eben so wohl, als nach der ersten Anästhesirung. Bemerkenswerth ist der Umstand, dass, wenn der Anfall vollständig verhindert ist, neue Aetherisirungen der Kranken unnöthig sind; während hingegen andere fiebervertreibende Mittel noch einige Zeit hindurch fortgebraucht werden müssen, damit die Anfälle nicht wieder zurückkehren. Keiner von den erwähnten Patienten hat einen neuen Fieberanfall bekommen, selbst nicht, seitdem sie das Hospital verlassen haben; uns ist unter ihnen noch kein einziges Recidiv zu Gesicht gekommen.

1857 empfahlen in Spanien *Poblacion* und *Maestre* das Chloroform gegen Wechselfieber und *Ramon Alienza* gab es auch, da bei der Häufigkeit dieser Krankheit Chinin bald nur verfälscht oder gar nicht zu haben war. Er hat 160 Kranke jeden Alters (von sechs Jahren an), Geschlechtes und Standes so behandelt, namentlich aber nervöse Personen, die schon zwei, drei und mehr Anfälle von Quotidiana, Tertiana, Quartana duplicata gehabt hatten. Die Patienten erhielten zunächst ein Brech- und Abführmittel und dann alle zwei Stunden vom Beginn des Anfalls an einen Esslöffel folgender Mischung:

> Rp. Chlorof. ℈ij
> Aq. font. ℥ij
> Syr. Papav. ℥ß
> MD. 2stündlich einen Esslöffel.

Nach dem ersten Anfall empfand der Kranke sofort ein Gefühl von Wärme im Magen und eine geringere Lebhaftigkeit aller Schmerzen. Eine wahrnehmbare Erleichterung zeigte sich nach dem zweiten Löffel und so successiv weiter, so dass bei den meisten Kranken der Anfall auf die Hälfte oder ein Dritttheil der ursprünglichen Dauer gebracht wurde, und alle schmerzhaften Empfindungen nachliessen. Die Apyrexie trat sehr schnell ein. Verfasser konnte nicht alle Fälle von Wechselfieber ganz heilen, nur fünfzehn Fälle heilten vollständig ohne weitere Mittel, sonst kamen die Anfälle immer wieder, sowie die Kranken die Mixtur wegliessen. Dies ist der einzige Nutzen, den *Alienza* vom Chloroform gesehen hat, der aber schon gross genug ist, da kein anderes Mittel in solchem Falle gleich günstigen Erfolg hatte, auch weicht nach vorherigem Gebrauch der Chloroform-Solution das Wechselfieber dem Chinin viel leichter und auf geringere Dosen als bei Kranken, die vorher kein Chloroform bekommen hatten, auch waren die Rückfälle selten und niemals wurden üble Zufälle dabei beobachtet. Daher hat er diese gemischte Behandlungsweise adoptirt. (*Froriep's* Notizen. 1861. Nr. 7.)

Maestre gibt gegen das Wechselfieber zwei Gramm Chloroform in einer Mixtur, welche er in 24 Stunden auf sechsmal nehmen lässt, und steigt bis zu vier Grammes, die Anfälle werden darauf schwächer und hören sodann ganz auf. Haben sie dreimal ausgesetzt, so beginnt man die Dosis zu verringern, und lässt ohne Unterbrechung das Chloroform noch 20 Tage fortnehmen. 19 Beobachtungen stützen *Maestre's* Empfehlung. Besonders geeignet scheint ihm Chloroform bei aufgeregtem Nervensystem und in den Fällen, wo Chinapräparate nicht vertragen werden.

Auch *Delioux* und *Martini* geben das Chloroform gegen Wechselfieber.

Als Gegengift bei Strychninvergiftung hat Chloroform die besten Dienste geleistet. Ein Mann von 40 Jahren von etwas unordentlichem Lebenswandel trank aus Versehen eine mit Strychninlösung gefüllte Flasche aus in der Meinung, dass sie eine Morphiumlösung enthielt. Nach Verlauf von 20 Minuten entwickelten sich folgende Phänome: Rigidität aller Muskeln; Contraktur der Muskeln des Rückens und der obern und untern Extremitäten; Kopf nach hinten zurückgeworfen; Schwierigkeit zu sprechen, Oppression der Brust, übermässige Perspiration. Die in ähnlichen Fällen gebräuchlichen Mittel wurden vergeblich angewendet. Der Kranke schien dem heftigen allgemeinen Muskelkrampfe unterliegen zu müssen und der Tod war ihm gewiss, wenn nicht schnell Hilfe kam. Da wendete Dr. *Mannson* Chloroform an. Zwei Gramme der flüssigen Substanz wurden auf ein Taschentuch gegossen und diess ward so gehalten, dass der Patient bequem und leicht inhaliren konnte. Er befand sich in sitzender Stellung und wurde von mehreren Assistenten gehalten, bald aber verlangte er auf ein Bett gebracht zu werden. Die Chloroform-Einathmungen wurden mehrere Stunden fortgesetzt, der Patient hielt das Taschentuch unter die Nasenlöcher, um, wie er sich ausdrückte, die Krämpfe abzuschneiden, diese verschwanden nach und nach und nach 2 Tagen stellte sich völlige Heilung ein und Patient konnte wieder seiner Gewohnheit nachgehen.

Die Medical-Times vom 7. Nov. 1863 berichtet: Ein Kranker hatte $1\frac{1}{2}$ Gran Strychnin in 11 Tagen genommen. Es traten allgemeine tetanische Krämpfe, verbunden mit beschleunigten unregelmässigen Respirationen, Schaum vor dem Munde, Hervortreten der Augen, abwechselnde Erweiterung und Verengerung der Pupillen ein, die Anfälle dauerten 2—4 Minuten und waren von einander nur durch freie Intervallen von 3 Minuten getrennt. Man reichte Chloroform zum Einathmen beim Beginne der Anfälle. Dieselben wurden von nun an sehr bald seltener und schwanden nach zwei Stunden endlich ganz ohne zu recidiviren.

Yvonneau (l. c. p. 111 u. ff.) macht auf eine Entdeckung aufmerksam, welche die Chemie bezüglich eines von den natürlichen Sekretionen anästhesirten Individuums gemacht hat.

Man hat nämlich gefunden, dass die Inhalation von Aether, Chloroform und sogar das Curare einen Zuckergehalt des Urins verursachen. Man schrieb dies der, durch irgend eine Wirkung auf den Theil des Nervensystems, von dem die Respiration abhängig ist, herbeigeführten, eingreifenden Störung der respiratorischen Funktionen zu.

Dr. *Hartmann* (das Chloroform etc. p. 111) citirt eine Stelle aus *Alvaro Reynoso* (Mémoire sur la présence du sucre dans les prines p. 15 ff.). Es heisst daselbst: Sobald man ein Thier Aether einathmen lässt, tritt in dem Harne desselben ein Gehalt von Zucker auf. Nach meiner Ansicht findet diese Erscheinung ihre Erklärung in der durch den Aether bewirkten Störung der Respiration, insoferne in Folge der Herabstimmung dieser Funktion nicht mehr die ganze Menge des durch das Blut den Respirationsorganen zugeführten Zuckers verbrannt werden kann.

Man suchte diese Erscheinung auch durch die Behauptung zu erklären, dass die Aetherdämpfe in den Lungen eine Irritation hervorrufen, welche durch den Lungenmagennerv auf das Gehirn fortgeleitet und von dort auf den sympathischen Nerven reflektirt wurde, welcher letztere in Folge dieser Irritation seinerseits die Zuckerbildung in der Leber vermehre und zwar in solchem Grade, dass der Organismus die entstandene Zuckermenge nicht mehr zersetzen könne, dass also der Ueberschuss an diesem Stoffe mit dem Harne ausgeschieden werde. Ein von mir angestellter Versuch steht indessen mit dieser Theorie, so sinnreich sie auch sein mag, im Widerspruch.

Ich durchschnitt nämlich bei einem Kaninchen, nachdem der in der Blase desselben enthaltene Harn entleert war, die beiden Nervi pneumogastrici am Halse, nahm an jeder Stelle wenigstens zwei Centimetr. vom Nerven weg und liess dann das Thier Aether einathmen, bis vollständige Anästhesie eingetreten war. Nachdem das Thierchen wieder vollständig wach geworden war, liess ich es von Neuem zehn Minuten lang Aetherdämpfe inspiriren, ohne es jedoch zu gänzlicher Anästhesie kommen zu lassen. Dann untersuchte ich den Harn des Thieres, dieser war sehr klar und enthielt eine eben so grosse Menge von Zucker, als wenn die pneumogastrici gar nicht verletzt worden wären.

Dieselbe Erscheinung zeigt sich jedesmal, sobald man ein Kaninchen Aether einathmen lässt, der Harn wird zuckerhaltig, mag nun der N. vagus verletzt oder zerstört worden oder ganz intact sein.

Als ich Kaninchen Chloroform, Elaylchlorür, Jodwasserstoffäther, Bromwasserstoffäther, Chloramyläther, Salpeteräther, Essigäther, Aldehyd, Benzin, Aceton einathmen liess, zeigte sich gleichfalls Zucker im Urin. Dieselbe Erscheinung tritt ein, wenn man bei den Thieren mittelst Schwefelwasserstoff, Kohlensäure oder Dampf von Cyanwasserstoffsäure langsam Asphyxie erzeugt.

Ich glaube mich demnach zu dem Schlusse berechtigt, dass alle Substanzen, welche Anaesthesie hervorbringen, sowie irrespirable Gase und Dämpfe, einen Uebergang von Zucker in den Harn veranlassen und dass diese Erscheinung von der Integrität des Lungenmagennervs ganz unabhängig ist. —

Eine Beobachtung *Bernard's* reiht sich an diese Thatsache an. Lässt man nämlich Thiere Chlorgas einathmen, so geht gleichfalls Zucker in den Harn über. Das Chlor wirkt hier zunächst, indem es anstatt der atmosphärischen Luft eingeathmet wird und somit die Menge des inspirirten Sauerstoffs vermindert ist, dann aber, indem es die Lungenbläschen desorganisirt und zur Erfüllung ihres Zweckes untauglich macht.

Bei meinen, fast durchgängig an Kaninchen angestellten Versuchen über die Einwirkung von Inhalationen anästhesirender Substanzen fand ich, dass der Harn um so zuckerhaltiger wird, je längere Zeit hindurch man die Einathmung der Stoffe fortsetzt. Zuerst anästhesirt man die Thierchen vollständig, lässt sie dann wieder zu sich kommen, setzt sie darauf von Neuem der Wirkung der Dämpfe aus, jedoch nicht bis zur vollkommenen Anästhesie und wiederholt dies Verfahren fünf- bis sechsmal hintereinander. Zwar erhält man schon mit einer einzigen Aetherisirung ein unzweideutiges Resultat; allein man thut besser, auf die oben gedachte Weise zu verfahren.

Duméril und *Demarquay* haben den Einfluss der anästhesirenden Mittel auf die Temperatur des Körpers zum Gegenstande besonderer Untersuchungen gemacht und einen auf dieselben bezüglichen Aufsatz an die Pariser Akademie der Wissenschaften eingesandt. Auf welche Weise sie angewendet und auf welchen natürlichen Wegen jene Mittel in den Organismus eingeführt werden mögen, so findet beständig eine Verminderung der thierischen Wärme Statt und zwar, nach den genannten Forschern, unabhängig von jedem Symptome von Asphyxie, ohne jede Störung der Funktion des Respirationssystems, einzig und allein als Produkt einer spezifischen Wirkung auf das Nervensystem. Man kann in der That nicht in Abrede stellen, dass, wenn die Quelle in der thierischen Wärme und einem regelmässigen Vorsichgehen aller Phänomene der Hämatose liegt, diese unmittelbar von dem Nervensystem abhängig sind; daher die Möglichkeit einer Veränderung in der Temperatur des Organismus, wenn eine Ursache, wie die hier in Rede stehende, eine primäre Einwirkung auf jenes System ausübt.

Bei innerm Gebrauch wendete *Am. Vée* folgende Formeln an:

1) Emulsio. Rpt. Chlorof. Gram. 1—4.

           Ol. amygd. dulc. Gram. 15.

           Pulv. Gum. arab. Gram. 10.

           Aq. destill. Gram. 100.

           Syr. simpl. Gram. 25.

Zuerst wird das Chloroform mit dem Oele verrieben und dann die Emulsion hergestellt, so wird das Chloroform am besten suspendirt und es entstehen keine Ungleichheiten der einzelnen Dosen und Folgen der Ausscheidung des Mittels.

2) Syrup. Rpt. Chlorof. Gram. 10.

           Ol. amygd. dulc. Gram. 60.

           Pulv. gum. arab. Gram. 40.

           Aq. destill. Gram. 350.

           Sacch. Gram. 540.

Der Syrup enthält genau 0,01 Gewichtstheil Chloroform und gleicht der Syr. emulsivus im Aeussern.

Yvonneau giebt das Chloroform in einem Syrup, er nimmt auf 32 Gramm Syrup. 2 Gramm Chloroform. Die 32 Gramm der Zuckerlösung geben nach dem Erkalten 30 grössere oder 45 kleinere Kapseln. Von den 2 Gramm Chlorof. geht trotz der Schnelligkeit ein gewisser Theil verloren, wodurch die Dosis etwas vermindert wird, wenn auch nur eine geringe Menge.

Harnes giebt das Chloroform als

       Rpt. Chlorof. ℨj

           Ol. amygd. ℥ij

           Muc. gum. arab. ℥ß

           Aq. destill. ℥ij ℨij

           Syr. simpl. ℥iij

       Mf.   l. art. emuls.

Das Chloroform bildet mit dem fetten Oele eine sich nicht wieder trennende Mischung und diese wiederum mit den übrigen Materialien eine sich völlig gleichförmig erhaltende Emulsion, von der jede Unze 15 Gran Chloroform enthält. Am besten soll sich indessen das Chloroform mit Alkohol verbinden und zwar in dem Verhältniss von 1:8, also eine Drachme Chloroform auf eine Unze Alkohol theelöffelweise mit Wasser oder Wein zu nehmen, eine Mischung, welche namentlich dem Wein ein treffliches Bouquet ertheilen soll, zwei Drachmen Chloroform können täglich verbraucht werden.

Sehr wohlschmeckend soll auch folgende Formel sein:

Rpt. Chlorof. $\mathfrak{Z}ß$

Alcoh. $\mathfrak{Z}ß$

Syr. rub. id. $\mathfrak{Z}ij$

Mds. 1—2—3stündl. einen Theelöffel voll in einem Glase Wasser zu nehmen.

Debout empfiehlt zur innerlichen Anwendung des Chloroforms Mischung desselben mit Glycerin, das jetzt ganz rein in der Officin dargestellt wird und zwar nach folgender Formel, welche eine genaue und konstante Dosirung des Chloroforms gestattet. Zwei Theile Chloroform werden mit 30 Theilen Glycerin sorgfältig im Mörser verrieben und dann in eine Flasche mit eingeriebenem Glasstöpsel gethan. Kaffeelöffelweise in ein Glas Wasser oder in eine kalte Infusion von Flores bechicae zu nehmen. Zwei Gramm Chloroform halten etwa 60 Tropfen, also kommen 2 Tropfen auf ein Gramm der Mischung oder ein Kaffeeföffel (gleich sechs Gramm) macht 12 Tropfen per dosi, eine für Schlaflosigkeit, Husten passende Gabe.

Prof. *Bernatzik* (Medic. Jahrbücher 1863. II. III.) theilt folgende Anwendungsweise von Morphium und Chloroform mit. Bekanntlich löst Chloroform viele Alkoloide, wie Chinin, Strychnin, Brucin, Atropin, Emetin, Veratrin, Piperin u. s. w., dagegen selbst nicht die geringste Menge Morphium, so dass sich diese beiden Heroen unter den Anaestheticis direkt nicht verbinden lassen. Prof. *Bernatzik* ist es gelungen, eine Lösung des Morphiums in Chloroform auf indirektem Wege zu bewirken und hat diese auch in der Praxis von ausgezeichnetem sicher und rasch eintretendem Erfolge bei verschiedenen schmerzhaften und krampfhaften Affektionen gefunden, dass er nicht umhin hann, auf diese aufmerksam zu machen. Man bewirkt die Lösung, wenn man ein Gewichttheil Morphium mit Hilfe von zwei Gewichttheilen höchst rektificirten Weinessig und 20 Theilen höchst rectificirten Weingeist vollständig löst und die abgekühlte Lösung mit 80 Theil Chloroform mischt. Von dieser Lösung enthält ein Tropfen höchstens $1/300$ Gran Morphium. Dieses Anaestheticum lässt sich auch Kindern je nach Verschiedenheit des Alters zu 2—15 Tropfen ohne Gefahr geben. Erwachsenen verordnet man 30—40 Tropfen auf Zucker. Die nächste Wirkung bei schmerzhaften Affektionen ist die, dass der Schmerz nach 10—15 Minuten völlig verschwindet und ein natürlicher Schlaf eintritt, der von keiner weiteren der verschiedenen narkotischen Mitteln eigenthümlichen Erscheinungen begleitet ist. Obgleich es nur das Morphium ist, dessen Wirkung bei der Anwendung dieses Mittels zu Tage tritt, so wird sie doch wesentlich dadurch modifizirt, dass die unangenehmen Nebenerscheinungen desselben nicht oder kaum merkbar auftreten. Dieser Anwendungsweise des Chloroforms mit Morphium habe ich mich in der letzten Zeit vielfach mit dem besten Erfolge bedient, namentlich bei trocknem asthmatischem Husten, bei wirklichem Asthma, bei mehreren langwierigen Neuralgieen und als sehr gutes Hypnoticum besonders bei jugendlichen Individuen. — Auch in mehreren Fällen von Zahnweh habe ich eine sehr befriedigende Wirkung gesehen.

Einer eigenthümlichen Erscheinung muss ich hier noch Erwähnung thun, es ist dies die mehrstündige Festhaltung der ChloroformNarkose durch hypodermatische Anwendung der Narkotika. Diese Erfahrung machte Prof. *Nussbaum* zufällig in seinem Privatspitale, sie ist sehr wichtig für die Chirurgie, sowie für die interne Medizin, z. B. Tetanus, Neurosen, ja selbst für die Experimentalphysiologie. Bei einer Carcinomoperation am Halse unter Anwendung von Chloroform, bei der eine vollständige Präparation des Plexus cervicalis erforderlich war, injicirte *Nussbaum* noch während der Narkose einen Gramm essigsaures Morphium unter die Haut. Der Operirte erwachte nicht wie gewöhnlich, sondern schlief ruhig und sanft athmend zwölf Stunden ununterbrochen fort und zwar so fest, dass nichts im Stande war, ihn zu erwecken. Er ertrug während dieses Schlafes die tiefsten Nadelstiche, Einschnitte in die Haut, das Glüheisen, ohne nur die geringste Reaktion dagegen zu äussern. Schliesslich erwachte er aus diesem Schlafe gerade so, wie nach einer eben stattgehabten Chloroform-Narkose. Ein zweiter Patient, bei dem der von seiner Entdeckung freudigst überraschte Prof. *Nussbaum* ebenfalls eine subkutane MorphiumInjektion machte, schlief bei völliger Gefühllosigkeit durch acht Stunden mit der ruhigsten Athemthätigkeit. Ein dritter und vierter Fall verlief ebenso, trotzdem nur ein Gran eingespritzt worden war.

Offenbar scheint also die hypodermatische Anwendung des Morphiums noch während des Bestehens der Chloroform-Narkose im Stande zu sein, den eigenthümlichen und noch leider nicht genau gekannten Zustand des Centralnervensystems, wie er durch die Einwirkung des eingeathmeten Chloroforms vorübergehend im thierischen Organismus gesetzt zu werden pflegt, durch mehrere (6—12) Stunden, je nach der Grösse der Morphium-Gabe festzuhalten, in so lange wohl als die narkotische Einwirkung des Morphiums selbst andauert und hiermit natürlich auch die Anaesthesie deren Ergänzung mittelst Chloroform-Einathmung bekanntlich zu den beglückendsten Erfindungen für die kranke Menschheit gerechnet werden muss.

Pitha beobachtete eine ähnliche Erscheinung 1861 bei einer Herniotomie, wo der Patient zwei Stunden durch Aether mit Chloroform und dann von Chloroform allein nicht betäubt wurde und erst nachdem 20 Gran Belladonna-Extract binnen wenigen Stunden in den Mastdarm injicirt worden waren; hier trat ein ebenso tiefer als ruhiger Schlaf ein, aus welchem Patient durchaus nicht erweckt werden konnte. Der Schlaf war ein vollkommen ruhiger und nur die hohe Gabe des Narcoticums und der tiefe Schlaf erregte Besorgniss. Zwölf Stunden schlief der Patient und war beim Erwachen wie geblendet, nicht der geringste Kopfschmerz war vorhanden.

Eulenburg experimentirte mit der von *Nussbaum* gemachten Entdeckung an Kaninchen, nahm aber statt Chloroform Aether. Die Narkose wurde durch die Morphium-Injektion nur um einige Minuten verlängert, aber die Thiere machten keine spontanen Bewegungen und versanken, sobald der gegebene Impuls aufhörte, in den früheren lethargischen Zustand, der in gleicher Intensität 2—3 Minuten nach Beginn des Versuches anhielt. Diese Versuche sind nichts beweisend, da er Aether statt Chloroform nahm und Kaninchen zu diesen Experimenten weniger geeignet sind, weil sie zu schnell aus der Narkose erwachen, so dass eine volle, genügende Aufsaugung des Morphiums bis zu diesem Augenblick noch nicht erzielt sein kann. — *Paget* machte sofort nach der Amputation des Femur eine subkutane Injektion von $1/3$ Gr. Morphium, um die Anästhesie zu verlängern. Diese Anwendung findet fast bei allen Operationen in Middlessex hospital statt.

Dagegen hat ein von der „medicinischen Gesellschaft zu Versailles" ernanntes Comité vor Kurzem die Ergebnisse seiner Untersuch-

ungen über die längere Festhaltung der Chloroform-Anästhesie durch
hypodermatische Anwendung des Morphium veröffentlicht. Die Versuche, welche das Versailler Comité behufs Bestätigung jener Thatsachen an Hunden vornahm, ergaben, dass bei Thieren, welche der
gleichzeitigen Einwirkung der beiden Agentien (Chloroform und Morphium) unterworfen worden waren, die Dauer der Anästhesie im ge-
raden Verhältnisse zur Menge des eingespritzten Morphiums steht. Bei
dem letzten der angestellten Versuche waren fünf Centigramme (unge-
gefähr $3/4$ Gran) Morphium nach der Chloroformirung angewendet
worden und die vollständige Anästhesie dauerte drei Stunden. Die gleiche
Menge Morphium bei einem nicht chloroformirten Hunde eingespritzt,
erzeugte auf wenige Minuten vollständigen Torpor und Anaesthesie, aber
nach Ablauf dieser Zeit war die Empfindlichkeit gegen Schmerz wieder vollkommen zurückgekehrt. Die aus der ganzen Reihe von Versuchen gezogenen Schlussfolgerungen sind in folgenden Sätzen zusam-
mengefasst: 1) Die Morphium-Salze in Gaben von 5—10 Centigram-
men ohne vorherige Chloroformirung eingespritzt, erzeugen eine Art
von Intoxication, welche sich bis zum Torpor steigern kann, aber keine
wirkliche Anaesthesie mit sich führt: die Wirkung ist nicht andauernd
und in wenigen Minuten kehrte das Thier wieder in seinen normalen
Zustand zurück. 2) Die Morphium-Salze, während der Chloroform-
Narkose eingespritzt, haben die eigenthümliche Wirkung, die Dauer
der Anaesthesie im Verhältnisse zur Menge des angewandten Morphiums
zu verlängern. 3) Von dieser Eigenschaft der Morphium-Salze kann
man bei den Menschen ohne Gefahr da Gebrauch machen, wo die
Dauer einer Operation die Verlängerung der Anaesthesie mittelst des
Chloroform's als bedenklich erscheinen lässt. — (Allg. Medic. Centr.-
Zeitung 1864. 60.)

Anwendung des Chloroforms

in der Chirurgie.

Auf diesem Gebiete hat das Chloroform unstreitig seine grösste
Verbreitung gefunden.

Hunderttausende Operationen sind schon unter seiner Anwendung
gemacht worden und werden noch zur grössten Zufriedenheit von Arzt
und Patient gemacht werden. Der Arzt kann mit der grössten Ruhe und
Umsicht ungehindert und ungestört von der Schmerzensklage des Kranken das Messer führen und der Kranke, der weiss, dass er die so ge-
fürchtete Operation schmerzlos überstehen wird, geht derselben ruhigen, gefassten Muthes entgegen und so mancher Operirte ist am Leben erhalten worden, der ohne Anwendung des Chloroforms theils
der Angst, theils den gewaltigen Schmerzen erlegen wäre, und es ist
sehr die Frage, ob die Zahl der durch Gebrauch des Chloroforms am
Leben erhaltenen Menschen nicht sehr bedeutend die Zahl derjenigen
übersteigt, deren Tod unter Anwendung des Chloroforms erfolgt ist.
Der unschätzbare Werth des Chloroforms in psychischer Beziehung ist
aber nun auch hinlänglich konstatirt. Die Wohlthat des Chloroforms
ist schon eine allgemein verbreitete und selbst aus unsern entle-
gensten Thälern kommende Kranke verlangen bei nothwendig gewordenen Operationen „etwas zu riechen zu bekommen", um die Schmerzen nicht zu fühlen. — Seit langer Zeit hat kein Mittel sich so schnell
die Welt erobert als das Chloroform, das so hoch gepriesene und so
sehr geschmähte. — Ein Arzt, der bei schmerzhaften Operationen
seinen Kranken nicht die Wohlthat des Chloroforms zu Theil werden

lässt, versäumt seine Pflicht und begeht ein Unrecht an den seiner Pflege anvertrauten Patienten.

Alle blutigen Operationen von irgend welcher Bedeutung können die Wohlthaten der Chloroform-Inhalationen mit allen ihren Vortheilen beanspruchen. Ausgenommen davon — jedoch nicht absolut — sind alle Operationen in der Mundhöhle, an den Respirationsorganen und solche Operationen, bei denen es von Wichtigkeit ist, dass der zu operirende Kranke das Bewusstsein behalte, um z. B. Nervenverletzungen etc. zu vermeiden.

Denn, sagt *Yvonneau* (l. c. p. 27), es ist zu fürchten, dass während der Chloroformirung, wenn Denkkraft und Willen schlummern und die Patienten nur ungeregelte, gewissermassen automatische Bewegungen machen, das Blut durch den Schlund in die Luftröhre fliessen und auf diese Weise vollständige Asphyxie herbeiführen kann. — Der Kranke muss, wie behauptet worden ist, das Bedürfniss haben, das Blut und Alles, was in den Oesophagus, namentlich aber in den Larynx kommt, auszuwerfen und muss schon allein aus diesem Grunde seiner Besinnung und Geistesgegenwart vollkommen Herr bleiben. — Freilich ist wohl die Furcht, dass die Kranken in Folge der Anhäufung von geronnenem Blute im Schlunde ersticken könnten, häufig übertrieben. In vielen Fällen genügt es, alle diejenigen Tempo's der Operation, während welcher das Blut nicht in die Mundhöhle dringen kann, zuerst vorzunehmen, dann den Kopf des Kranken nach vorn oder nach der Seite zu neigen, und, wenn es nöthig ist, die Kinnladen zu öffnen, damit das Blut nicht in die Luftwege gelangen kann. *Chassaignac* ist der Ansicht, dass man bei einiger Vorsicht ohne alle Gefahr selbst bei solchen Kranken die Vortheile des Chloroforms benutzen kann, bei denen Operationen im Schlunde vorgenommen werden müssen, namentlich wenn dieselben von kurzer Dauer sind. Bedenkt man, dass nach dem Chloroformiren das Bewusstsein wieder erwacht, wenn die Sensibilität noch aufgehoben ist, so muss man nur den Augenblick benutzen, in welchem das erstere zurückkehrt, um das Messer anzuwenden; denn dann fühlt nicht allein der Kranke keinen Schmerz, sondern er ist auch schon so weit sein eigener Herr, dass er das Blut auswerfen und so das Eindringen desselben in die Luftwege vermeiden kann. Auf diese Weise hat *Chassaignac* bereits mehrere Male das Chloroform bei Entfernung der Mandeln, und stets mit dem besten Erfolge, benützt. Er gibt übrigens aus grösserer Vorsicht und um die Syncope noch mehr zu vermeiden, den Rath, den Kranken gleich nach der Exstirpation horizontal auf eine Seite zu legen, und zwar so, dass der Kopf ein wenig tiefer zu liegen kommt, als der übrige Körper. —

Der Nutzen des Chloroforms steigt bei der Operation in gleichem Verhältniss mit der Schmerzhaftigkeit. Je schmerzhafter eine Operation ist, desto mehr ist das Chloroform indicirt, und namentlich ist es fast unentbehrlich bei Operationen, die bei Kindern vorgenommen werden sollen. „Wenn dies Agens", sagt *Guersant*, „für Erwachsene aus der Chirurgie verbannt wurde, so musste seine Anwendung wenigstens für Kinder beibehalten werden. Zu den nothwendigen Bedingungen, welche die Chirurgie bei Kindern erfordert, gehört vor allen Dingen ein rasches Handeln. Rasches Handeln, wenn es nicht mit sehr grosser Gewandtheit verbunden ist, setzt der Gefahr aus, schlecht zu verfahren. Indem die anästhesirenden Mittel die Kinder unbeweglich und insensibel machen, kamen diese in die Kategorie der übrigen Fälle." —

Ungeachtet des Vorherrschens des Nervensystems bei dem Kinde und ungeachtet der Zartheit seines Organismus, sind Fälle, in denen Chloroform-Inhalationen, wenn sie mit allen Vorsichtsmassregeln angewendet wurden, nachtheilige Folgen gehabt hätten, noch nicht vorgekommen; die beabsichtigte Anästhesie wurde durch sie stets hervorgebracht. Kinder bedürfen zur Narkose meist nur weniger Athemzüge einer mit Chloroform-Dämpfen geschwängerten Luft, um rasch und genügend stark betäubt zu werden. Ich habe die verschiedensten Operationen unter Chloroform-Narkose bei Kindern gemacht und stets den besten Erfolg erzielt. So hatte erst ganz kürzlich ein dreijähriges Mädchen sich ein sehr spitzes und scharfkantiges Steinchen in's rechte Ohr gesteckt, und nach vielen Heraushebungsversuchen von Seiten der Angehörigen war das Ohr so geschwollen und schmerzhaft, dass das Kind in das heftigste Schreien ausbrach, sobald ich das äussere Ohr nur anfasste. Einige Züge von Chloroform genügten, die Kleine insensibel zu machen und mit der grössten Leichtigkeit konnte ich den Stein aus dem Ohre entfernen, obgleich seine scharfen Spitzen tiefe Kratzwunden im Ohre hervorriefen. Nach einigen Minuten erwachte die Kleine, ohne die geringste Empfindung und das geringste Bewusstsein von der Operation gehabt zu haben. Ein anderer ebenso sprechender Fall lag bei einem grösseren Mädchen vor, das von Zahnschmerzen geplagt, sich aus einer Schube ein Tuch nahm, um sich das Gesicht damit zu verbinden. Plötzlich fühlte sie im linken Ohre

einen ungemein heftigen Schmerz und ein sehr starkes Rauschen und
Brausen. Die Schmerzen wurden so heftig, dass die Kleine mitten in
der Nacht zu mir gefahren wurde. Ein Untersuchen des Ohres liess
sie natürlich nicht zu vor Schreien und Umsichschlagen und erst,
nachdem ich sie chloroformirt hatte, was sehr schnell geschehen war,
konnte ich das Ohr untersuchen und fand in demselben einen lebenden,
fast Zoll grossen, sogenannten Schwaben, der jedenfalls im Tuch
gesteckt hatte und in's Ohr gekommen war, indem er der Wärme
des Gesichtes folgte. —

Kinder werden gewöhnlich schon durch die blosse Anwesenheit
des Arztes erschreckt; sie werden ungezogen, schreien bei seiner Annäherung auf und sträuben sich öfter in solchem Grade, dass mehrere
Assistenten damit zu thun haben, sie fest zu halten. Wenn man nun
aber auch die zur Ausführung einer Operation nothwendige Unbeweglichkeit eines Kindes durch Anwendung physischer Kraft hervorbringen kann, so haben wir ausser der Anästhesie kein anderes
Mittel, um das Schreien und die Contractionen der Bauchwandungen
zu beseitigen, welche z. B. zur Reposition einer Hernie so sehr
schädlich sind. So hat *Yvonneau* bei einem Kinde einen eingeklemmten
Bruch, dessen Ursache eine Menge in der eingeklemmten Darmschlinge
befindliche Kirschkerne waren, unter Chloroform-Narkose leicht und
glücklich reponirt, indem ein Kern nach dem andern verschwand. —

Was nun die Hernie im Allgemeinen betrifft, so sagt Prof.
Streubel in seinem Aufsatz über Taxis der Hernien in der Prager
Vierteljahrsschrift 1861, 69. Band, über das Chloroform folgendes:
Zuletzt kamen wir noch auf die Anaesthetica und namentlich auf das
Chloroform, welches am häufigsten benützt wird, zu sprechen. Das
Chloroform hat sich als das kräftigste und zweckmässigste Unterstütz-
ungsmittel der Taxis so vielfach bewährt, dass es in allen Fällen wo
eine gelinde Taxis nicht zum Ziele führt, in Anwendung gezogen zu
werden verdient. Da das Chloroform, um seine Wirksamkeit gehörig
zu entfalten, bis zur Muskelerschlaffung angewendet werden muss, so
sind natürlich jene bekannten Vorsichtsmassregeln genau zu beobachten.
Der narkotisirte Patient verliert die Herrschaft über sein Muskelsystem,
er kann durch Stemmen, Pressen und Bewegungen anderer Art dem
Drucke der Taxis keinen Widerstand entgegensetzen, die durch den
Schmerz reflektorisch kontrahirten Bauchmuskeln erschlaffen und die
Bauchhöhle wird geräumiger. Während der Chirurg vor Anwendung
des Chloroforms häufig mit der Fingerspitze gar nicht bis zur tief ge-

legenen Einklemmungsstelle vordringen konnte, kann er dieselbe nach der Chloroformirung erreichen und nun den nöthigen Druck anbringen. Die Chloroform-Narkose ist daher auch behufs der speziellen Diagnose sehr wichtig. Bei tiefliegender Einklemmungsstelle, bei dicken Bedeckungen der Bruchgeschwulst fallen energische Taxisversuche dem Patienten so schmerzhaft, dass er sich denselben auf alle Weise zu entziehen sucht, ja der Chirurg selbst lässt sich durch die Schmerzensäusserungen des Patienten selbst abhalten, den Druck in der Weise wie er nöthig ist, anzubringen, und ihn stetig fortzusetzen. Das Chloroform übertrifft ferner die anderen sogenannten Unterstützungsmittel der Taxis durch die Schnelligkeit der Wirkung und durch die Gefahrlosigkeit. Akute Einklemmung, sehr empfindliche eingeklemmte Brüche, bei welchen die Patienten kaum das Berühren gestatten wollen, und welche man vor Erfindung des Chloroforms mit der Taxis anzugreifen sich nicht getraute, wo man erst durch verschiedene — unsichere Mittel die Empfindlichkeit des Patienten abzustumpfen suchte und statt Erfolg zu erzielen, durch den Zeitverlust die Befestigung der Einklemmung begünstigte, die Einklemmung unüberwindlich machte, können nach der Chloroformirung sofort mit Erfolg angegriffen werden. Das Chloroform macht endlich die andern Unterstützungsmittel der Taxis nicht nur entbehrlich, sondern es gibt auch einen Anhalt behufs der Herniotomie. Hat die energische Taxis in der Chloroform-Narkose die Einklemmung zu lösen nicht vermocht, so können wir uns überzeugt halten, dass auch andere Mittel einen günstigen Einfluss auf die Taxis nicht haben werden, und wir sind berechtigt, zur Herniotomie zu schreiten. Nur in jenen Fällen von Brucheinklemmung, wo vorhandene Lungen- und Herzaffektion etc. die Anwendung des Chloroforms verbieten, sind wir in die unangenehme Nothwendigkeit versetzt, von dem zweifelhaften Unterstützungsmittel Gebrauch zu machen. Dr. *Voltolini* berichtet folgenden Fall: bei einem 58jährigen Mann wurde ein eingeklemmter Bruch unter Chloroform zurückzubringen versucht, in dem Augenblick, wo derselbe, vom Chloroform bewältigt, sich stützend zur Seite wendete oder vielmehr sank, schlupfte der Bruch herein.

Bei der Operation der Blasenscheidenfistel dagegen verwirft *Ulrich* die Anwendung des Chloroforms, weil seiner Ansicht nach die Narkose bei der Länge der Operation zu andauernd erhalten werden muss, weil die Lage der zu Operirenden eine ungünstige für die Narkose ist und weil endlich der Operateur das Chloroform dabei nicht überwachen kann. Doch sind meiner Ansicht nach alle drei Gründe nicht stichhaltig und auch bei dieser Operation sollte, wenn sie irgend wie sehr schmerzhaft ist, stets das Chloroform angewendet werden.

Bei spastischer Contraktion der Extremitäten, die manchmal selten und einzeln, manchmal wie epidemisch auftritt, wendet *Aran*, ebenso bei idiopathischer Contraktur und intermittirendem Tetanus, die man früher auf die Nervencentren zurückführte, und die ein rheumatisches Leiden ist, mit wunderbarem Erfolg Chloroform innerlich und äusserlich an. Schon nach wenigen Stunden ist das Uebel gehoben. Bei Recidiven dieselbe schnelle Heilung. Er gab 40-50 Tropfen Chloroform in einer Gummimixtur von 125—150 Gramm, stündlich einen Esslöffel, und äusserlich wird ein mit Chloroform imprägnirtes feines Leinwandstück auf die schmerzhafte Contraktur gelegt und mittelst einiger Touren einer Binde in Contakt gehalten. Bei zarter Haut wendet er es zu gleichen Theilen oder mit der doppelten Menge frischen Mandelöls an. Eine solche Contraktur war in einem Falle wahrscheinlich aus Erkältung entstanden. Schon nach zwei Stunden konnte Patient Arme und Beine ohne Schmerz ausstrecken und nach zehn Tagen das Hospital geheilt entlassen. —

Bei der Reposition von Luxationen sind die Chloroform-Einathmungen von sehr bedeutendem Nutzen. *Yvonneau* (l. c. p. 29, 30) sagt darüber Folgendes: Sobald in Fällen dieser Art die vollständige Erschlaffung des Muskelsystems der zur Extension angewendeten Kraft nicht mehr entgegenwirkt, kann der Operateur ohne bedeutende Anstrengung die dislocirten Theile wieder in ihre normale Lage bringen. Fälle, welche die Richtigkeit dieses Satzes auf das Klarste beweisen, sind bis jetzt in grosser Anzahl beobachtet worden. Wir brauchen übrigens nur auf die zahlreichen und zuweilen unüberwindlichen Schwierigkeiten aufmerksam zu machen, mit denen der Arzt bei gewissen Verrenkungen, namentlich so häufig bei Luxatio coxo-femoralis zu kämpfen hat, um den grossen Nutzen der Inhalationen bei Krankheiten dieser Art sich zu vergegenwärtigen. Wie schmerzhaft und peinlich für den Patienten war bisher die Einrichtung einer solchen Luxation und welcher körperlichen Gewalt von Seiten des Operateurs und seiner Gehülfen bedurfte es, um der Kraft der Muskeln Herr zu werden! Jetzt ist die Operation — Dank sei es den anästhesirenden Einathmungen — sehr vereinfacht; die Hindernisse sind leicht zu überwinden, und die Ausführung kann rasch geschehen und hat an Sicherheit, sowohl für den Kranken als für

den Arzt bedeutend gewonnen. Früher sah sich der Chirurg, wenn
er es mit einem kräftigen Individuum zu thun hatte, in die Nothwendigkeit versetzt, es durch mehrere Aderlässe und anhaltende Bäder
zu schwächen; dann musste er oft doch noch Kräfte anwenden, welche im Verhältniss zu dem Grade der vorhandenen Reaktion sehr bedeutend waren. Bekanntlich aber sind durch die Anwendung einer
solchen, nicht immer in gehörigem Masse zu leitenden Kraft schon
öfters schwere Unfälle vorgekommen, wie z. B. Fraktion, Zerreissung
der Muskeln, der Gefässe und Nerven etc. Bei der Anwendung des
Chloroforms hat man etwas Aehnliches nicht zu befürchten und die
Reponirung wird in hohem Grade erleichtert; denn das Mittel hebt
die Innervation und damit den Erethismus der Muskeln auf. Eine
vom praktischen Standpunkte aus sehr interessante Beobachtung ist
folgende: Bekanntlich ist nach dem Einrichten einer Luxation, namentlich einer solchen, welche an einem grossen Gelenke vorkommt, die
Behandlung noch lange nicht beendigt. Das Gelenk bleibt der Sitz
einer entzündlichen Anschwellung, welche mit einem mehr oder minder intensiven, die Anwendung geeigneter Mittel erfordernden Schmerze
verbunden ist. Bei der Anwendung von Chloroform treten hingegen
diese consecutiven Krankheitssymptome weniger hervor, erfordern
somit keine so lange und so strenge Kur. Den Grund dieses Unter-
schiedes darf man nur im Wesen jener Folgezufälle selbst suchen,
welche meist in der Zerreissung der Muskeln oder der das Gelenk
umgebenden fibrösen Gebilde, in Contusionen und Blutergüssen bestehen, also eben so oft durch die bei der Reponirung angewendete
Kraft, als durch äussere Einwirkungen, welche die Luxation selbst
hervorriefen, verursacht worden sind. —

Aeusserliche Anwendung des Chloroforms.

Aeusserlich wird Chloroform ebenfalls viel angewendet. So bei
nervösem, cariösem Zahnschmerz, mit Baumwolle in den hohlen Zahn
gebracht, oder das Zahnfleisch damit bestrichen. (*Rapp. Contal.*) Bei
sehr sensiblen Personen habe ich Entzündung und Geschwulst des
bestrichenen Zahnfleisches entstehen sehen. Sehr rasche Hülfe sah ich
auch bei nervösem Zahnweh durch Einlegen von mit Chloroform getränkter Watte in das Ohr. Es entsteht ein sehr heftiges, aber rasch
nachlassendes Brennen an den Stellen, die mit dem Chloroform in

Berührung kommen, oft aber ist der Zahnschmerz sofort beseitigt. Eben so gut hilft Chloroform bei nervösem Ohrenstechen, namentlich bei kleinen Kindern, wo es sofort das Leiden aufhebt.

Ueber die Wirkung einiger lokaler Anästhetica berichten *Dyce Duckworth* und *Rich. Davy* in Edinburgh, med. Journ. VIII., p. 30., Juli 1862. Die Verfasser haben die örtliche anästhetische Wirkung von Chloroform, Ammoniak und Chloroform mit Acidum aceticum glaciale und von Eis an sich selbst sorgfältig geprüft und dabei Folgendes gefunden.

1) Chloroform. Chloroform-Dampf wurde in Probirgläsern 10 bis 15 Minuten lang auf den Arm applicirt. Nach etwa drei Minuten trat Kältegefühl an dieser Stelle und Röthung der Haut ein, es zeigt sich das Gefühl einer leichten Irritation aber kein Schmerz. Nach 10 bis 15 Minuten war die Empfindung deutlich vermindert, aber nicht aufgehoben, örtliche Zeichen von Irritation blieben nicht zurück. Wurde flüssiges Chloroform auf Leinwand in einem Probirglas auf den Handrücken oder den Arm 10 bis 30 Minuten lang applicirt, so trat zuerst Schmerzgefühl ein, das dann abnahm und einem Gefühl von Wärme mit starker Röthung der Haut Platz machte. Die Stelle war keine halbe Minute lang vollkommen unempfindlich, worauf dann die Empfindung wiederkehrte. Die Röthe und eine gewisse gesteigerte Empfindlichkeit blieb längere Zeit bestehen.

2) *Davy* probirte hierauf Ammoniakdämpfe und Ammoniakflüssigkeit. Erstere in einem Probirgläschen 10 Minuten lang auf dem Armrücken applicirt, bewirkt ein leichtes Gefühl von Kitzel, aber keine Anästhesie. Stärkster Liqu. Ammon. caust. zu gleichen Theilen mit Wasser verdünnt und zehn Minuten lang in einem weiteren Probirglase auf die Längenseite des Vorderarms gebracht, rief sofort starke und zunehmende Reizung und nach zehn Minuten vollkommene, aber eben so wie beim Chloroform nur eine halbe Minute dauernde Anästhesie hervor. Die Reizung hielt noch zehn Tage lang an.

3) *Fournié* will bekanntlich gefunden haben, dass die vollständigste Anästhesie durch eine Mischung gleicher Theile Chloroform und Acidum aceticum glaciale hervorgebracht wird. Die Mischung wird in ein Gefäss gebracht, welches zur Hülfte damit erfüllt wird, in einer der Handwärme entsprechenden Temperatur erhalten, während die umgebende Zimmerluft 17° C. zeigt. Nach *Fournié's* Vorschrift wurden nun von den Verfassern zwei Drachmen Acid. acet. glac. und ein und eine halbe Drachme Chloroform in ein eine Unze haltendes

Probirglas gebracht, zur Temperatur der Hand erwärmt und dann auf den Vorderarm applicirt. Nach 10 — 15 Sekunden entstand ein dermassen heftiger und stechender Schmerz, dass die Verfasser sofort von weiteren Versuchen abstehen mussten, und es denselben ganz undenkbar erscheint, wie Jemand dies nach *Fournié's* Anweisung fünf Minuten lang aushalten kann. Die Empfindung war weniger als aufgehoben, es entstand eine langandauernde, urticaria-artige Entzündung.

Was demnach die Wirkungsweise dieser verschiedenen sogenannten Anaesthetica anlangt, so besteht dieselbe nicht in einer eigentlichen direkten Narkotisirung der Nerven, sondern vielmehr in einer Contrairritation, vermöge deren eine Zeit lang durch den neu entstandenen Schmerz andere Schmerzerscheinungen verdeckt werden. Daher hat Chloroform-Dampf die geringsten, flüssiges Chloroform stärkere lokal-anästhetische Eigenschaften. Aehnlich verhält es sich auch mit Ammoniak, welches in flüssiger Gestalt stark reizende und ziemlich starke anästhetische Eigenschaften besitzt, während sein Dampf weder Reizung noch Anästhesie bewirkt.

Nachdem die Verfasser noch einiger Fälle von Frontalneuralgie gedacht haben, in denen die zehn Minuten lang anhaltende örtliche Applikation von Chloroform den Schmerz vollständig verschwinden machte, während Aetzammoniak wenig leistete, sprechen sie nach ihrer Erfahrung die Ueberzeugung aus, dass das beste lokale Anästheticum eine Mischung von zwei Theilen gestossenen Eises und ein Theil Kochsalz ist. In drei Fällen bewährte sich die Mischung vortrefflich (Eröffnung eines Abscesses am Knie, Bruchoperation und Entfernung eines Lipom's). —

Arnott und *Velpeau* wendeten ebenfalls die Kälte an, zwei Theile Eis und einen Theil Kochsalz. *Velpeau* operirte zwei eingewachsene Kugeln und einen Abscess ohne Schmerz für die Kranken. In diesen drei Fällen währte die Insensibilität nur 2—4 Minuten hindurch und der anästhesirte Theil kehrte bald wieder zu seinem Normalzustande zurück.

Foucher und *Béraud* experimentirten mit derselben Mischung und kamen zu folgenden Resultaten:

1) Die Kältemischung erzeugt eine vollständige Anästhesie der Flächen, mit welchen sie in Contact gebracht wird.

2) Die Insensibilität kann sehr tief gehen; es ist vorgekommen, dass sie den ganzen Unterarm durchdrungen hatte.

3) Diese Insensibilität tritt nach Verlauf weniger Minuten, nach zwei, drei, selten erst nach Verlauf der vierten Minute ein.

4) Die Dauer dieser lokalen Insensibilität beträgt etwa zwei bis drei Minuten. Man würde sie wohl verlängern können, wenn man die Berührung der Stelle mit der Kältemischung längere Zeit unterhielte.

5) Diese Methode, einzelne Organe in einen Zustand von Insensibilität zu versetzen, hat keine wirkliche Nachtheile; nur in einem einzigen Falle trat später Oedem des betreffenden Theiles ein. Es lässt sich indess nach dem jetzigen Stande der Erfahrungen nicht behaupten, ob nicht, bei genügend langer Dauer des Contactes zwischen der Kältemischung und den Geweben unsres Organismus, Mortificationen herbeigeführt wurden.

Nach *Flourens*, *Serres* und *Longet* schönen Versuchen ist eine Thatsache ausser Zweifel gesetzt worden, dass nämlich die anästhesirenden Mittel auf die Nervenstränge wirklich eine lokale Wirkung ausüben und in ihnen die Sensibilität suspendiren. Dies Factum bildet die Grundlage der lokalen anästhesirenden Methode — und man kann sie überall da anwenden, wo an irgend einem Punkte des Organismus ein lebhafter Schmerz existirt, gleichviel, ob dieser Schmerz an und für sich die Krankheit bildet, oder ob er nur einen integrirenden, wesentlichen Theil derselben ausmacht. Man kann den Patienten von diesen Schmerzen für eine kürzere oder längere Zeit durch eine lokal anästhesirende Applikation ohne die geringsten nachtheiligen Folgen befreien. (*Yvonneau* l. c. p. 135.)

So applicirte *Ameuille* das Chloroform äusserlich zu 10—40 Tropfen mit sehr schnell beruhigender Wirkung in mehreren Fällen von Gesichtsschmerz, in zwei Fällen nervöser, äusserst schmerzhafter Kolik, in einem Falle von bis zur Erstickung sich steigerndem Präcordialschmerz. In allen Fällen klagten die Patienten konstant über ein Gefühl von Hitze auf der Haut. Mit gleich gutem Erfolg wendeten es örtlich (mittelst Watte auf die schmerzende Stelle gestrichen) bei verschiedenen schmerzhaften Krankheitszuständen, Neuralgien, neuralgischem Rheumatismus, hysterischem Kopfschmerz, osteokopischen Schmerzen *Cantal*, *Larocque*, *Aubrunn*, *Trèves*, *Bonnassier*, *Fricand*, *Aran*, *Yvonneau* und Andere an. *Aran* empfahl Chloroform-Einreibungen beim subacuten und chronischen Gelenk-Rheumatismus, wo sie die Patienten in wenigen Minuten von ihren Schmerzen befreien.

Auf gleiche Weise hat man mit demselben günstigen Erfolge das Chloroform gegen die fürchterlichen Intestinalschmerzen bei Bleikolik, ferner gegen nervöse Kolik, gegen Uterin- und Nierenkolik, ja selbst gegen die Schmerzen der Puerperal-Peritonitis, gegen das Seitenstechen der Pleuresie und Pericarditis und gegen die Chorea angewendet. Dr. *Gassier* in Marseille hat mit Chloroform-Einreibungen drei mit Chorea behaftete, zwischen 6—8 Jahre alte Kinder binnen 5—6 Tagen geheilt, bei denen zuvor Antispasmodica, Bäder, Blutentziehungen vergebens angewendet worden waren. Er liess täglich zweimal einen Esslöffel voll von einer aus gleichem Theil süssen Mandelöl und eben so viel Chloroform bestehenden Liniment längs der Wirbelsäule und vorzüglich längs des Cervikaltheils derselben einreiben. Derselbe Arzt beobachtete auch in einem Falle von Bleivergiftung, dass durch Reiben des Unterleibes mit einem in Chloroform getauchten Leinwandlappen die heftigsten Kolikschmerzen wie durch einen Zauber gestillt wurden.

Das Bullet. médic. de Dauphine enthält folgende Formel, die sich gegen Muskelschmerzen in vielen Fällen bewährt hat:

  Rpt. Tinct. Herb. Aconit ℥j
    Axungiae ℥ij
    Chloroform ℥j
    Morph. ac. gr. xij.

Diese Mischung wird schnell vermittelst eines Federbartes auf die schmerzhafte Parthie aufgetragen und darauf dieselbe mit Watte und Wachstaffet bedeckt. Der Verband wird stündlich erneuert, bis Besserung eingetreten ist.

Cazénave zu Bordeaux hat das Recept zu einer Salbe gegen Migraene und Neuralgieen des N. facialis angegeben. Sie besteht aus:

    Reinem Cloroform 12 Grm.
    Cyankalium   10 „
    frischem Schweinefett 60 „
    Wachs   q. s., um der Salbe gehörige
    Consistenz zu verleihen.

Devergie rühmt eine Salbe aus 2—3 Grm. Chloroform auf 30 Grm. Fett gegen alle papulösen Hautaffektionen, zumal gegen Hautjucken; er will auch bei Lichen und Prurigo im Allgemeinen, namentlich bei Prurigo pudendi et ani günstige Wirkung der Salbe gesehen haben.

Roux wandte Chloroform nicht blos bei der Operation, sondern auch bei der Heilung an; hier war die Anwendung eine lokale, er brachte es entweder mit einem Pinsel oder auf Charpie oder Schwamm, auch wohl in Dunstform mit der Wunde in Berührung und liess es 5—10—15 Minuten auf solche einwirken. Die flüssige unmittelbare Anwendung auf die Wunde schien ihm die vorzüglichste zu sein, er sah mehrfach sehr guten Erfolg. *Roux* wendete das Chloroform direkt auf die Wunden, die Tetanus im Gefolge hatten, mit Erfolg an.

Das von *Tuson* gegen Krebs und Scyrrhus, besonders Brustkrebs (schmerzlindernd und den üblen Geruch beseitigend), auch bei üblen Geschwüren, Gangraena senilis innerlich und äusserlich angewendete Mittel war Chloroform. Eine Affektion, bei welcher der Schmerz die Hauptrolle spielte und gegen welche Prof. *Bouisson* schon seit einiger Zeit beständig mit dem günstigsten Erfolg das Chloroform in topischer Applikation angewendet hat, ist die Orchitis, mag sie einfach oder rheumatisch, oder blennorrhöischer Natur sein. *Bouisson* gelangt zu folgenden Schlüssen:

1) Unter den Mitteln zur Behandlung der akuten und schmerzhaften Orchitis nimmt das Chloroform, frisch angewendet, in Betreff seiner Wirksamkeit eine der ersten Stellen ein.

2) Seine hauptsächlichste Wirkung ist, den mit dem Vorhandensein der Entzündung verbundenen Schmerz zu heben.

3) Durch die Röthung der Haut, welche es hervorruft, vermindert es die nach den tiefer gelegenen Theilen gerichtete Bewegung der Säfte.

4) Es wirkt, wenn sein Gebrauch genügend lange Zeit hindurch fortgesetzt wird, resolvirend.

5) Es kürzt die Dauer der Krankheit ab, während es zugleich die Acuität ihrer Symptome herabstimmt.

6) Die Wirkung dieses Mittels hat sich auch ebenso evident und trefflich bewiesen bei der Behandlung der Ileoscrotal-Neuralgie.

Dr. *Venot* wendete das Chloroform zu Injektionen bei Gonorrhoë an und fand:

1) das Chloroform ist, wenn es in die Urethra injicirt wird, im Stande, die Blennorrhoe zu irigiren,

2) damit diese Wirkung aber auch vollständig stattfinden könne, muss die Blennorrhoe in ihrem ersten Stadium, im Stadium der Invasion sein,

3) die Anwendung des Chloroforms ist vollkommen gefahrlos und ohne jede Nachtheile.

Telèphe-Desmartis wendete Chloroform zum Cauterisiren des Schankers mit dem besten Erfolg an.

Nach *Bock* tödten Chloroformbepinselungen bei Krätze den Acarus, mindern das Jucken und heilen die Krankheit.

Robertgrave macht auf die guten Wirkungen aufmerksam, die sich von der Anwendung einer Lösung von Gutta-Percha in Chloroform bei chronischen, schuppigen oder tuberkulosen Hautkrankheiten erwarten lassen. Diese Auflösung hat den Vortheil, dass sie neben gelinder Compression und Schutz vor der Luft durchsichtig ist, so dass man die von ihr bedeckten Theile besser beobachten kann, ausserdem ist sie, getrocknet, sehr biegsam. Bei Eczem und Acne im Gesicht hat er vortreffliche Erfolge beobachtet, noch besser bei Psoriasis und Lepra, nachdem durch warme Umschläge oder Waschungen aber erst die Schuppen entfernt worden waren. Bedingung der Heilung ist, dass der Ueberzug eine Zeit lang auf der kranken Stelle bleibe, und dass er, wenn er sich ablöst, rasch wieder erneuert werde. Die Auflösung, deren man sich bedient, soll gesättigt sein, zu welchem Zwecke man immer etwas Gutta-Percha im Ueberflusse auf dem Boden des Gefässes lassen soll. Man trägt sie mittelst eines Pinsels auf, das Chloroform verdunstet und die Gutta-Percha bleibt als äusserst feines Häutchen fest auf der Haut klebend zurück. Die Kranken beklagen sich immer über ein Gefühl von Brennen, das aber nicht lange anhält. Auf der Stirn und im Gesicht kann der Ueberzug 5—6 Tage lang und selbst länger bleiben, an den übrigen Theilen des Körpers, wo Reibung stattfindet, muss man ihn öfters erneuern. (Journ. d. Pharm. et de Chem. Nov. 1862, p. 390.)

Der früher erwähnten *Bernatzik*'schen Lösung des Morphiums in Chloroform bedient sich *Türk* zur lokalen Anästhesirung des Kehlkopfes mit dem besten Erfolg. Er nimmt einen Haarpinsel, der wie der *Leiter*'sche Lapisträger an einem biegsamen, gehörig gekrümmten, metallenen, in einen hölzernen Griff auslaufenden Stiel befestigt ist. Vomituritionen, heftiger Husten und brennender, bis zu den Bronchien sich verbreitender Schmerz waren die einzigen Folgen. Die Bepinselungen des Gaumens und Kehlkopfes werden so lange fortgesetzt, bis völlige Empfindungslosigkeit eintritt, die dann sehr lange anhält. Man muss sich von den anfangs öfters misslingenden Versuchen nicht abschrecken lassen und nur konsequent fortfahren. Die Vortheile sind gross bei Operationen, die eingebrachten Caustica oder andere Mittel werden nicht gleich wieder ausgehustet, man wird grosse

Spiegel anwenden können. Hyperästhesien, Neuralgien, vielleicht Keuchhusten und Glottiskrampf werden so direkt zu beheben sein können bei genauen Kehlkopfuntersuchungen. (Allg. Wiener Medizinal-Zeitung 1863, 13.)

Als lokales Anaestheticum wendete Dr. *Martenot de Cordoux* eine starke Lösung von Kampfer in Chloroform an. — Chloroform ist nämlich nach *Smith* ein vorzügliches Lösungsmittel für grosse Kampfermengen. Es lösen sich nämlich drei Drachmen Kampfer in einer Drachme Chloroform vollkommen. — Bei kleinen sehr schmerzhaften Operationen, z. B. des eingewachsenen Nagels soll man eine Ligatur fest um das betreffende Glied legen und dann 15—20 Minuten lang einen mit einer Mischung von 20 Gram. Kampfer und 30 Gram. Chloroform getränkten Charpiebausch auflegen. Versuche mit Nadelstichen bewiesen, dass die Empfindung dann vollständig geschwunden ist. *Martenot* operirte so zwei eingewachsene Nägel vollkommen schmerzlos. Neu ist hierbei die Verbindung der Ligatur mit den örtlichen Anaestheticis, insoferne durch erstere die Wirkung der letzteren gesichert wird.

Mit frischem Eigelb kann aus der Lösung von drei Drachmen Kampfer und einer Drachme Chloroform unter Hinzufügung von Wasser eine sehr schöne Emulsion bereitet werden ohne die mindeste Ausscheidung von Kampfer oder Chloroform. Die Mischung kann auch in Wasser ohne Entmischung ihrer Bestandtheile gegeben werden. In Schottland wurde diese Lösung (mit Eigelb abgerieben) mit gutem Erfolg gegen Cholera gegeben.

Nach Dr. *August Dupuis* besitzt das Chloroform als Mittel zum Einbalsamiren merkwürdige Eigenschaften, es erhält die Gestalt, die Biegsamkeit und das Volumen und, was man bisher durch andere Mittel nicht erreicht hat, auch die Farbe.

Anwendung des Chloroforms
in der Augenheilkunde.

Ueber die Anwendung des Chloroforms bei Augenoperationen hat *Jüngken* seine Erfahrungen in ein Sendschreiben (Berlin 1850) niedergelegt, das ich hier mit wenig Auslassungen in extenso mittheile, und ich kann nur wenig Zusätze machen, da es die Vorschriften beim Chloroformiren bei Augenkrankheiten sehr vollständig enthält. *Jüngken* sagt:

Vor ungefähr anderthalb Jahren wurde mir ein junges Mädchen von ausserhalb zugeschickt, welches in früher Jugend am grauen Staar erblindet, bereits drei Mal auf beiden Augen erfolglos operirt war. Das eine Auge war in einem solchen Grade desorganisirt, dass eine jede Hoffnung zur Wiederherstellung des Sehvermögens geschwunden war. Auf dem andern Auge verhinderte die stark verdunkelte und verdickte Linsenkapsel ein deutliches Erkennen der Gegenstände. Patientin konnte wohl die Conturen grösserer Gegenstände, zumal wenn diese sich mehr von der Seite her präsentirten, unterscheiden, vermochte aber nichts deutlich zu erkennen und konnte sich daher an unbekannten Orten nur mühsam forthelfen.

Die verschiedenen Versuche, welche man gemacht, die verdunkelte Linsenkapsel mit der Nadel, theils durch die Hornhaut, theils durch die Sclerotica, aus dem Umfange der Pupille zu entfernen, und die hierdurch hervorgerufene Reizung der Linsenkapsel hatten eine solche Degeneration derselben zur Folge gehabt, dass sie einem weissen Handschuhleder gleich kam. Dergleichen entartete Linsenkapseln pflegen, als Produkt wiederholter entzündlicher Reizung, feste Verbindungen mit der Ciliarkrone, und selbst mit den Ciliarfortsätzen einzugehen, welche ihre Entfernung sehr erschweren. Mit der Nadel lässt sich eine solche Kapsel nicht beseitigen; ein jeder Versuch der Art macht sogar das Uebel schlimmer, indem er von Neuem Veranlassung giebt zu immer festeren Verbindungen der Kapsel mit ihren Nachbargebilden. Das alleinige Mittel, in einem solchen Falle das Sehvermögen wieder herzustellen, bleibt in einer mit Vorsicht verrichteten Extraktion der verdickten Kapsel gegeben, bei der man sich jedoch wohl hüten muss, einen Vorfall des Glaskörpers und der Iris zu veranlassen.

Ich war im Begriff, diese Operation zu verrichten, als die Patientin heftig zu weinen anfing und in die Worte ausbrach: „Ach! grosser Gott! ich bin doch sehr unglücklich, denn drei Mal bin ich bereits vergeblich operirt und jetzt soll über die einzige Hoffnung, welche mir bleibt, entschieden werden. Können Sie mich denn nicht äthern, damit ich doch wenigstens nichts von der Operation empfinde?" Sogleich stand ich von der Operation ab und liess das Chloroform anwenden, dessen Wirkung schnell eintrat. Als Patientin soporös war, liess ich durch den Gehilfen das obere Augenlid eröffnen, während ich selbst das untere hielt, und verrichtete mit Leichtigkeit die Operation, indem ich mit einem Staarmesser die Hornhaut, in ähnlicher Weise wie bei der Extraktion der Catarakte, durch einen mässig grossen Schnitt eröffnete, die Linsenkapsel mit einer feinen Hakenpinzette fasste und sie durch wiederholte, vorsichtig verstärkte Traktionen hervorzog, wobei sich ergab, dass sie so fest mit der Corona ciliaris verbunden war, dass man Gefahr lief, den grösseren Theil des Glaskörpers mit hervorzuziehen. Als die Linsenkapsel hinreichend aus der Hornhautwunde hervorgetreten war, schnitt ich sie mit einer kleinen Cooper'schen Scheere vor der Hornhautwunde hinweg, worauf die Pupille vollkommen rein erschien. Das nicht operirte Auge wurde durch ein kleines Streifchen englisches Pflaster geschlossen und die Operirte auf ihr Lager gebracht. Beim Erwachen wollte sie es nicht glauben, dass sie bereits operirt sei, denn sie hatte von dem, was mit ihr vorgegangen, auch nicht die mindeste Empfindung gehabt. Der Heilprozess verlief leicht und glücklich; Ruhe, Diät und einige Blutegel hinters Ohr der leidenden Seite waren genügend, eine leichte entzündliche Reaktion zu bekämpfen und bereits nach vier Wochen konnte Patientin als eine glücklich geheilte entlassen werden. Ich aber fand in dem Falle eine dringende Aufforderung, durch zahlreiche Versuche ähnlicher Art Erfahrungen über die Anwendung des Chloroforms bei Augenoperationen zu sammeln, um Anhaltspunkte zur Aufstellung von Prinzipien für die Anwendung dieses Mittels bei den genannten Operationen zu gewinnen. Seit dieser Zeit habe ich die Mehrzahl aller Augenoperationen der verschiedensten Art, welche ich verrichtet, unter Anwendung von Chloroform gemacht und erlaube mir in den folgenden Blättern meinen Herren Kollegen das Ergebniss der reichlich gesammelten Erfahrungen zur nachsichtsvollen Beurtheilung und demnächst zur Nachahmung mitzutheilen.

Die Anwendung der Aetherdämpfe und des Chloroforms zur Betäubung der Kranken bei Operationen war dem Auftreten eines Wunderkindes zu vergleichen, dessen Erscheinen in allen Klassen der Gesellschaft grossen Enthusiasmus erregt und vorzüglich von den jüngeren Söhnen Aesculaps mit Bewunderung und Staunen begrüsst ward, welche sich um so geneigter dem Fremdling zuwandten, als sie in ihm einen Bundesgenossen erblickten, ihre ersten operativen Unternehmungen zu erleichtern. Ruhige und erfahrene Beobachter wandten sich dagegen der neuen Erscheinung nur mit kritischem Blicke zu, wohl erwägend, dass nicht jedes Kind zum Manne reift und nicht jede Blüthe zur gesunden Frucht sich entwickelt. Das neue Mittel bot auch Erscheinungen dar, welche wohl geeignet waren, Zweifel dagegen zu erwecken. Wir waren bis dahin zu sehr daran gewöhnt, den Schrei des Kranken bei schmerzlichen Operationen als ein Lebenszeichen zu betrachten und mit peinlicher Sorge in der Fortsetzung derselben inne zu halten, sobald der Kranke verstummte; denn das Schweigen des Kranken konnte die Stille des Todes bedeuten, eines Todes, der eben sowohl durch die Gewalt des Schmerzes, als durch den Verlust des Blutes herbeigeführt wird.

Es war Erfahrungssatz, dass Kranke, welche mit stoischem Gleichmuth den Schmerz während der Operation unterdrückten, bei weitem mehr durch dieselbe litten, als diejenigen, welche ihrem Schmerzgefühle Worte gaben und ihn austoben liessen. Hierzu kam, dass jeder erfahrene Arzt die Wichtigkeit der Verletzungen bei Personen im trunkenen Zustande kannte, dass es bekannt war, wie leicht bei solchen Verletzten Erscheinungen auftreten können, welche dem Leben Gefahr drohen, ihm selbst plötzlich ein Ende setzen. Wie konnte man unter diesen Umständen die Berauschung der Kranken mit Aether oder Chloroform anders, als mit misstrauischen Augen betrachten! So wurden denn auch vor Jahren die ersten Versuche mit den genannten Mitteln bei chirurgischen Operationen, sowie neuerdings bei Augenoperationen mit Vorsicht und Skepsis von mir unternommen, und jetzt erst, nachdem ich einen reichlichen Schatz von Erfahrungen über diesen Gegenstand gesammelt, darf ich es aussprechen, das die Blüthe zur Frucht herangereift ist, welche sich in ihrer segensreichen Wirkung unbedingt den wichtigsten und grossartigsten Erscheinungen der Neuzeit anreihen darf.

Ich muss bemerken, dass ich vorzugsweise das Chloroform angewendet, wenn schon ich, des Vergleiches wegen, auch einige Versuche mit den Dämpfen des Schwefeläthers bei Augenoperationen gemacht habe. Es stellte sich jedoch auf das Entschiedenste heraus, dass das Chloroform, sowie bei chirurgischen Operationen, auch bei Augenoperationen seiner mildern, schnellern und leichter vorübergehenden Wirkung wegen den Vorzug verdient, um so mehr, als es auch bei weitem weniger Congestionen nach dem Kopfe und den Augen hervorruft, während die letzteren bei der Anwendung des Schwefeläthers sehr stark waren und eine grosse Hyperämie in den Augen zur Folge hatten.

Man achte darauf, dass das Chloroform, welches bei Augenoperationen in Anwendung kommen soll, vollkommen rein sei.

Von grosser Wichtigkeit ist es, dass man darüber wache, dass der Kranke vor einer Operation, welche unter Anwendung von Chloroform verrichtet werden soll, nüchtern bleibe und dass er besonders nicht kurz vor der Operation etwas geniesse, zumal bei Augenoperationen; denn diess gibt hauptsächlich die Veranlassung zum Erbrechen, welches sich bald nach dem Erwachen des Kranken einstellt, bisweilen 12 bis 24 Stunden andauert und meistens allen Mitteln hartnäckig widersteht. Leider! begegnet man oft der üblen Sitte, dass Kranke, welche operirt werden sollen, noch kurz vorher eine Mahlzeit machen, um sich eine sogenannte Güte anzuthun, wohl wissend, dass sie nach der Operatiou einige Tage fasten müssen.

Bei nüchternem Magen erzeugt das Chloroform kein Erbrechen, und sollte dies ausnahmsweise dennoch eintreten, so geht es wenigstens sehr leicht vorüber. Uebrigens hat man das Erbrechen in Folge von Chloroform bei Augenoperationen bei weitem weniger zu fürchten, als ein Erbrechen, welches ohne Anwendung dieses Mittels nach den genannten Operationen eintritt, aus Gründen, welche ich später noch erörtern werde.

Wie bei allen Augenoperationen setze ich den Kranken, auch bei solchen, welche unter Chloroform verrichtet werden sollen, auf einen Stuhl mit mässig hoher Lehne; ein hinter demselben stehender Gehilfe hält den Kopf und eröffnet da, wo es nöthig ist, das obere Augenlid. Zwei zur Seite stehende Gehilfen erhalten den Kranken, wenn dieser einzuschlafen beginnt, in seiner Lage und verhüten, dass er vom Stuhle gleite, was ohne Schwierigkeit durch Manualhülfe bewirkt wird. Auch kann der vor dem Kranken stehende Operateur selbst dazu beitragen, diess zu verhindern, indem er seine Kniee gegen die des Kranken stemmt. Nur in Fällen, wo ich schmerzhafte Operationen von längerer Dauer an den Augen zu verrichten hatte, z. B. bei einer Exstirpatio bulbi, lasse ich durch eine breite Binde oder ein langes zusammengelegtes Handtuch, welches um den Leib und die Stuhllehne geführt wird, den Körper des Kranken am Stuhle befestigen, weil bei solchen Operationen die Theilnahme der Assistenten anderweitig zu sehr in Anspruch genommen wird, als dass sie sich ausschliesslich mit der Haltung des Kranken beschäftigen könnten.

Dasselbe Verfahren übe ich bei jungen Leuten im Knaben- und Jünglingsalter, lasse sie jedoch erst dann an die Stuhllehne anbinden, wenn in Folge der beginnenden Wirkung des Chloroforms ihr Bewusstsein bereits soweit getrübt ist, dass ihnen das, was mit ihnen vorgeht, nicht mehr zum klaren Bewusstsein kommt. Früher lasse ich junge Personen nicht gern an den Stuhl anbinden, weil dadurch leicht die Angst bei ihnen in dem Grade gesteigert wird, dass das ganze Unternehmen scheitert. Kleine Kinder lasse ich in ein Tuch gehüllt von einem Wärter oder Gehülfen auf dem Arme halten.

Zur Anwendung des Chloroforms muss man einen eigenen, mit dieser Kunsthülfe vertrauten Gehülfen anstellen, der auf eine handgrosse, länglichte Compresse aus sechsfach zusammengelegter Leinewand das Chloroform aufträufelt und die befeuchtete Compresse dem Kranken in mässiger Entfernung vor Mund und Nase hält, wobei man diesem aufgiebt, tief zu inspiriren. Kinder und ängstliche Personen suche ich durch Erregung der Neugier zur Zulassung des Mittels zu bewegen, indem ich ihnen bald Eau de Cologne, bald Chloroform zu riechen gebe und damit fortfahre, bis der Patient anfängt, etwas betäubt zu werden. Erst dann lasse ich die Compresse dem Munde und der Nase näher bringen und endlich dieselbe quer über die Nase legen und zu beiden Seiten der letzteren mit Zeigefinger und Daumen sanft gegen die Wangen andrücken, so dass der mittlere, mit Chloroform benetzte Theil der Compresse frei über Nase und Mund herabhängt, der Kranke jedoch neben den Chloroformdämpfen immer noch etwas athmosphärische Luft athmet. Sobald aber die Periode der Betäubung und Lähmung eintritt, lasse ich für kurze Zeit die Compresse von allen Seiten um den Mund sanft andrücken, so dass der Kranke einige Momente ausschliesslich Chloroformdämpfe athmet, was den schnellern Eintritt des Stadii soporosi befördert.

Niemals lasse man sich verleiten, früher zu operiren, als bis das Stadium soporosum vollständig eingetreten, d. h. bis der Kranke vollkommen bewusstlos und gelähmt ist. Dies ist eine sehr wichtige Regel, gegen die der Operateur niemals verstossen sollte und gegen welche dennoch so oft gefehlt wird. Es genügt keineswegs, dass eine vollständige Anästhesie der Hautnerven eingetreten sei, wie viele glauben; nein, der Kranke muss im tiefen Sopor liegen. Ist dies nicht der Fall, so wird die Operation den Kranken erregen und reizen und diese Erregung im Verein mit derjenigen des Chloroforms wirkt nicht allein störend auf die Operation, sondern sie kann auch die gefährlichsten Folgen herbeiführen.

Es ist nicht so leicht zu erkennen, ob der Chloroformirte vollkommen soporös sei oder nicht. Der Uebergang in diesen Zustand bietet oft Erscheinungen dar, welche denen des wirklichen Sopors sehr ähnlich sind, und dennoch würde der Kranke leicht erwachen, wollte man mit der Operation beginnen. Unempfindlichkeit der Hautnerven, verlangsamtes Athmen, Erschlaffung der Muskeln der Extremitäten, sind unsichere Zeichen. Nur das Auge allein bietet ein zuverlässiges, sicheres Symptom dar. Sind die Augenmuskel vollständig gelähmt, so dass man das geschlossene obere Augenlid wie einen Vorhang heben und fallen lassen kann, stehen die Augäpfel unempfindlich gegen Lichtreiz nach oben gerollt, ist die Pupille starr und unbeweglich, weder erweitert noch verengert, sind endlich die Augäpfel gegen eine leise Berührung mit der Fingerspitze ganz unempfindlich, dann ist der Sopor vollständig und der Zeitpunkt gekommen, der sich zur Operation eignet.

Bei dieser Gelegenheit muss ich eines zweiten Fehlers gedenken, der vielfältig von Aerzten begangen wird; er besteht darin, dass sie, wenn der Patient soporös ist, mit der ferneren Anwendung des Chloroforms aufhören und dann erst dieselbe wiederholen, wenn der Kranke erwacht ist. Bei Operationen, welche mit einem flüchtigen Kunstakte beendet sind, wie das Ausziehen eines Zahnes, eine Incision, Scarification oder Punktion, darf man dies thun, denn da ist die Verwundung vorüber, bevor der Kranke erwacht. Bei allen Operationen aber von

längerer Dauer ist dies ein verwerfliches Verfahren. Bei diesen ist
es durchaus nothwendig, dass man den Kranken so lange in der Narkose erhalte, bis die Operation vollständig beseitigt ist.

Sobald der Kranke einzuschlafen beginnt, bedarf es Seitens der
Gehülfen einiger Aufmerksamkeit, um den rechten Augenblick nicht
zu verfehlen, wo er durch ihren Beistand in seiner sitzenden Lage
erhalten werden muss. Namentlich ist es Sache des hinter dem Kranken, an dessen Stuhllehne stehenden Gehülfen, den Kopf desselben
zu halten, indem er die beiden Hände gegen die Stirn und Schläfe
legt und ihn so gegen seine Brust andrückt, was leicht auszuführen
ist, da Seitens des soporösen Kranken kein Widerstand statt findet.

Ist der Patient vollständig soporös, dann schreitet man zur Verrichtung der Operation. Zu diesem Ende wird auf bekannte Weise
das obere Augenlid durch den Gehilfen, welcher den Kopf hält, eröffnet, was selbst bei tiefliegenden und eng gespaltenen Augen ohne
Schwierigkeit mit den Fingern ausgeführt werden kann, da man keinem Widerstreben, keiner krankhaften Schliessung der Augenlider,
keiner Aeusserung empfindlicher Reizung begegnet. Schlaff wie ein
Vorhang hängt das obere Augenlid herab und mit leichter Mühe wird
es hinaufgerollt. Auch bedarf es keines Druckes, um es gegen das
Stirnbein zu befestigen und es wird daher durch diesen Kunstakt nicht
gereizt und insultirt.

Aber auch die Muskel des Augapfels selbst findet man gelähmt
und erschlafft. Es hört daher jede willkürliche und unwillkürliche,
folglich auch krampfhafte Bewegung der Augenmuskel vollständig auf,
der Augapfel steht still und ist erschlafft. Wie im Schlafe, ist er nach
oben gerollt, wird aber leicht in die mittlere Stellung der geöffneten
Augenspalte gebracht, wenn man das untere Augenlid und mit ihm
die Conjunktion stark nach unten herabzieht, wobei der Augapfel sehr
leicht dem Zuge folgt. War die Pupille vorher durch eine Einträufe-
lung von Hyosciamus erweitert, so bleibt sie es; war es nicht geschehen, so erscheint sie starr und unbeweglich und hält die Mitte zwischen Erweiterung und Verengerung inne.

Wenn auf der einen Seite der Mangel an Spannung der Augenlider und ganz besonders des Augapfels, die Operation sehr erleichtert,
und den Reiz, welchen die Augen sonst erleiden, sehr verringert, so
ist es auf der andern Seite nicht in Abrede zu stellen, dass die gänzliche Erschlaffung der Muskel des Augapfels auch wieder ihre Schwierigkeit für die Operation darbietet, welche vorzüglich darin besteht,

dass der Augapfel leicht durch das operirende Instrument aus seiner Stellung verschoben wird. Hierauf hat man bei gewissen Augenoperationen wohl zu achten und die nöthigen Massregeln zu nehmen, um dieses Ausweichen des Augapfels zu verhüten.

Indicirt ist die Anwendung des Chloroforms bei Augenoperationen vorzugsweise in folgenden Fällen:

1) Bei der Operation von Personen mit sehr reizbaren Augen, bei solchen mit Neigung zu Congestionen nach den Augen und überhaupt bei sehr sensibeln Kranken; darunter findet man auch Individuen, zumal solche, die in ihrer Jugend scrophulös waren, welche an einer chronischen Reizung der Augenlidränder, besonders der Maibomschen Drüsen leiden, deren Augenlidränder und Conjunctiven sich leicht röthen, die gegen Lichtreiz, Luft und mechanische Berührungen sehr empfindlich sind. Von dem Augenblicke, wo man diesen Personen, behufs der Operation, die Augenlider eröffnen will, streben sie, dieselben unwillkürlich mit um so grösserer Gewalt zu schliessen, je reizbarer sie sind, und spannen dabei auch die Muskeln des Augapfels bisweilen selbst bis zu dem Grade, dass dieser etwas in die Orbita zurücktritt und die Conjunctiva sich um die Hornhaut faltet. Es bedarf daher einer grössern Kraftanwendung und eines festeren Druckes, um die Augenlider zu eröffnen und festzuhalten, dies ruft aber ein um so stärkeres Widerstreben Seitens des Kranken hervor, den der lebhaftere Schmerz zum gewaltsamen Schliessen des Auges anreizt. In solchen Fällen kann es selbst begegnen, dass sich namentlich das obere Augenlid nach aussen stülpt, wenn es nicht mit grosser Vorsicht gehalten wird. Je mehr es der Gewalt bedarf, um die Augenlider geöffnet zu halten, um so mehr wird das Auge gereizt. Dieser Reiz vermehrt aber auch die krampfhafte Spannung der Muskeln des Augapfels selbst und dadurch wird wieder die hintere Hemisphäre desselben zusammengepresst, der Blutandrang nach dem Auge gefördert und die Disposition zur Entzündung um so heftiger werden und die entzündliche Reaction um so lebhafter auftreten, je mehr es bei einer Augenoperation Mühe machte, die Augenlider zu eröffnen und geöffnet zu halten, und je mehr sie der Kranke gewaltsam zu schliessen strebte.

Auch sind dies diejenigen Fälle, in denen bei Extraktionen leicht der Glaskörper mit der Iris hervortritt, und bei Reklinationen und Depressionen es sehr schwer hält, die Linse zu dislociren, indem sie wiederholt aufsteigt, bevor ihre Entfernung aus dem Bereiche der Pupille dauernd gelingt.

Mit dem Eintritte der Chloroformnarkose sind alle jene Schwierigkeiten gehoben, und die nachtheiligen Nebenwirkungen, welche etwa das Chloroform herbeiführen könnte, kommen gegen die vorhin beregten Uebelstände in gar keinen Betrag.

Yvonneau hatte ein kaum zweijähriges Kind in Behandlung, welches in Folge einer scrofulösen Augenentzündung an einer so ausserordentlich intensiven Photophobie litt, dass die Oeffnung der Augenlider ganz unmöglich war. Er griff zum Chloroform. Wenige Tropfen, auf ein Taschentuch gegossen, genügten, und das Kind versank sogleich in einen so tiefen Schlummer, dass es *Yvonneau* möglich wurde, beide Augen zu exploriren und die Exulcerationen der Hornhaut mit salpetersaurem Silberoxyd zu touchiren.

Die Anästhesie ist bei Kindern nicht nur ein wohlthätiges, hülfreiches adjuvans für die operative Medicin, sondern in manchen Fällen auch ein unschätzbares Mittel zur Feststellung der Diagnose. Die Exploration des Augapfels, sowie alle an diesem Organe auszuführenden Operationen erheischen die Anwendung anästhesirender Mittel durchaus. *Chassaignac* hat in Bezug auf diesen Gegenstand einige interessante Data hervorgehoben. Zunächst weist er nach, dass, sobald vollständige Muskelerschlaffung eingetreten ist, die Pupille sich erweitert und bis zur Rückkehr der Sensibilität in diesem Zustande bleibt. Ausserdem glaubt er eine andere, noch wichtigere Thatsache zuerst beachtet zu haben, nämlich eine absolute Unbeweglichkeit des Auges, so dass man, um dem letztern eine bestimmte Richtung zu geben, eine Art von Gewalt anwenden muss, welche zu dem normalen Widerstande der Muskeln des erwähnten Organs in gar keinem Verhältnisse steht. Dann hebt *Chassaignac* den nach seiner Ansicht sonderbaren Unterschied hervor, welcher in der eben gedachten Beziehung zwischen diesen Muskeln einerseits und zwischen den übrigen Muskeln des Organismus andererseits Statt findet, insofern die ersteren durch die Einwirkung des Chloroforms in einen Zustand von tonischer Contraktion gerathen, während diese letzteren durch denselben Einfluss und gleichzeitig in einen Zustand von Erschlaffung versetzt werden. Er zieht aus dieser exceptionellen und entgegengesetzten Wirkung, welche einerseits Erweiterung der Iris, andererseits Unbeweglichkeit des Augapfels hervorruft, den Schluss, dass sich das Chloroform bei manchen an dem gedachten Organe auszuführenden Operationen, namentlich bei der des Kataraktes, als sehr nützlich bewähren werde.

Dieser sich widersprechende Einfluss des Chloroforms auf die Muskeln im Allgemeinen, auf die des Auges im Besondern — insofern es die erstern lähmt und die contractile Kraft der letztern zu steigern scheint — ist nicht so ungewöhnlich, als es auf den ersten Blick erscheint, und lässt sich auf rein anatomischem Wege erklären, denn es steht fest, dass das Chloroform zunächst auf die Muskeln des animalischen Lebens wirkt, dagegen seinen Einfluss auf den Muskelapparat des organischen Lebens erst zuletzt ausübt. Wie *Paul Dubois* bewiesen, übt das Chloroform auf den Uterus einen Einfluss nicht aus; denn die Contractionen dieses Organs dauern nach ihm während des ganzen Geburtsaktes mit ihrer ganzen Energie fort, selbst wenn alle Muskeln der animalen Sphäre unter dem Einflusse der durch das Chloroform erzeugten Anästhesie stehen. Bei manchen stark chloroformirten Patienten fand, wie bei tiefen Ohnmachten, eine spontane Entleerung der Blase und des Mastdarmes Statt, was sich nur durch die andauernde Innervation der sympathischen Nerven erklären lässt, woraus sich schliessen lässt, dass die Gangliennerven der Einwirkung des Chloroforms mehr Widerstand leisten, als die von den grossen Nervencentren ausgehenden Zweige. Nun entspringt ein grosser Zweig vom untern hintern Winkel des ganglion ophthalmicum, vereinigt sich mit dem gemeinsamen motorischen Augennerven und endigt mit diesem zusammen in den Muskeln des Auges. Wahrscheinlich haben diese Muskeln nur in Folge der gedachten Verzweigung des Sympathicus die Fähigkeit, contrahirt zu bleiben, wenn alle übrigen willkürlichen Muskeln durch die Einwirkung des Chloroforms vollständig erschlafft sind.

2) Bei allen Personen, welche blind geboren oder in der ersten Periode des Lebens in der Art erblindet sind, dass ihnen durch eine Operation geholfen werden kann. Solche Individuen haben die Bewegung der Augen ganz und gar nicht in ihrer Gewalt, und verdrehen sie oft dermassen unter der Operation, dass es zum Vollbringen derselben der Anwendung eines Ophthalmostaten bedarf.

3) Bei Personen, welche am Nystagmus leiden, er sei idiopathischer oder symptomatischer Natur. Den erstern finden wir besonders bei Personen, welche von frühester Kindheit an an centralen Trübungen in den durchsichtigen Medien der Augen leiden, z. B. am Centralstaar oder an Centralnarben der Hornhaut, mit oder ohne Verwachsung der Iris und Schliessung oder Verengerung der Pupille, so dass zur Wiederherstellung des Sehvermögens die Bildung einer künstlichen

Pupille nothwendig ist. Auch sie haben die Bewegung ihrer Augen nicht in der Gewalt und der Nystagmus wird um so heftiger, je mehr die Kranken befangen und gemüthlich erregt sind. Auch bei ihnen sah man sich früher genöthiget, einen Ophthalmostaten bei der Operation anzuwenden, um den schwankenden Augapfel zu fixiren und in die, für die Operation nöthige Stellung zu bringen, ein Verfahren, was der grössten Insultation des Auges wegen möglichst zu meiden ist.

Von dem Momente an, wo der Patient durch Chloroform narkotisirt ist, stehen die Augen ganz still und man kann die Operation so ungestört, als an der Leiche ausführen.

4) Bei allen Augenoperationen, welche an Kindern und jugendlichen Personen verrichtet werden sollen, so wie überhaupt bei Personen, welche eine grosse Furcht vor einer solchen Operation haben, und die Zahl der letzteren ist nicht gering. Nicht immer ist es die Furcht vor dem Schmerze, oft ist es mehr noch diejenige vor der moralischen Bedeutung der Operation, welche die Kranken zurückschreckt und diese Furcht ist zuweilen stärker als der Wille des Kranken. Ich habe interessante Beispiele der Art erlebt. Einst wurde ich zu dem 22jährigen Baron v. E. in M. gerufen, um ihn am grauen Staar zu operiren, an dem er seit seinem 8ten Jahre gelitten. Bei meiner Ankunft finde ich den jungen Mann voller Freude, dass endlich ein von ihm lang ersehnter Wunsch in Erfüllung gehen soll. Am Tage der Operation kommt er mir, freudig bewegt, bis zur Treppe entgegen, als handele es sich um die Feier eines Hochzeitsfestes. In dieser Stimmung setzt er sich auf den Stuhl; aber in dem Augenblick, als der Gehülfe ihm das obere Augenlid eröffnen will, ändert sich die Scene; er springt vom Stuhle auf und nichts, weder Milde noch Ernst, weder Bitten noch Drohen, vermochte ihn zu bewegen, die Operation an sich ausführen zu lassen, so dass man sie nach beinahe zweistündigem vergeblichen Abmühen, aufgeben musste. Dieselbe Scene wiederholte sich am folgenden und selbst an einem dritten Tage. Der Kranke konnte bei einem unbegrenzten Vertrauen, welches er zu mir hatte, nicht Herr seiner Furcht vor der Operation werden, er blieb blind und ich hatte die weite Reise vergeblich gemacht. Noch in dem letzt verlaufenen Sommer forderten unter andern 2 Damen in den Siebzigern meine Hülfe; die eine eine liebenswürdige berühmte Künstlerin, Madame W., einst eine Zierde der Hoftheater zu Weimar und Berlin. Die andere eine Dichterin Fr. K. aus L. Beide legten mir das Bekenntniss ab, dass sie bei dem sehnsüchtigen Verlangen nach der

Wiedererlangung des Sehvermögens, doch nicht den Muth besässen, die Operation des grauen Staares, an dem sie litten, an sich verrichten zu lassen. Ich operirte sie unter Anwendung von Chloroform und hatte die Freude, auf diese Weise beiden Damen das Sehvermögen im eigentlichen Sinne des Wortes im Schlafe wiederzugeben. Madame W. sagte mir beim Erwachen: „Sie sehen, mit meinen Nerven ist nichts anzufangen; der blosse Gedanke an eine Operation macht mich erbeben und ich bitte Sie, lassen Sie uns nicht weiter davon sprechen!" Und als ich ihr erwiderte, dass die Operation längst beseitigt sei, und sie vollends die Augen öffnen liess, glaubte sie ein Mährchen aus Tausend und eine Nacht zu erleben.

Sehr schwierig war früher die Verrichtung von Augenoperationen, selbst solcher, welche nicht schmerzhaft sind, im kindlichen, oft auch im jugendlichen Alter, weil gar häufig bei den jungen Naturen die physische und moralische Kraft nicht dem Verlangen entsprechen und daher im Augenblicke der That zusammenbrechen. Wer viel Augenoperationen gemacht, weiss, wie viel Mühe es macht, Kinder zu operiren, wie oft die Entfernung eines zufällig ins Auge gefallenen fremden Körpers mit einer unsäglichen Qual für beide Theile, für Kind und Arzt verknüpft war, und wie häufig der Zweck nicht einmal erreicht werden konnte. Was nun vollends die Operation des grauen Staares oder eine künstliche Pupillenbildung betrifft, so musste man damit warten, bis die Kinder eine gewisse Reife, meistens ein Alter von 14—18 Jahren erreicht hatten. Und welch einen Vortheil gewährt es für die körperliche und geistige Entwickelung des Kindes, wenn das Sehvermögen früher hergestellt werden kann? Durch die Anwendung des Chloroforms kann die Operation des grauen Staares, wie der künstlichen Pupillenbildung in jedem Lebensalter mit Sicherheit verrichtet werden. Unter einer grossen Zahl von solchen Operationen, welche ich bei Kindern, wie bei jungen Leuten verrichtet, war es besonders der 10jährige Sohn des Fabrikanten R., dessen Operation sehr interessant war. Der Knabe litt an Cataracta capsulo-lenticularis auf beiden Augen, so dass es ausserordentlich schwierig war und eines geübten Blickes bedurfte, um sich vom wahren Zustande der Augen zu überzeugen. Dabei hatte er das grösste Verlangen sehend zu werden, wollte sich aber unter keiner Bedingung einer Operation unterwerfen, welche der Vater sehnlichst wünschte, weil die Erziehung des Knaben grosse Schwierigkeiten machte. Unter der Anwendung von Chloroform ging die Operation leicht von Statten; der Nachbehandlung unterwarf sich der Knabe, der hoch erfreut war, dass er alles im Schlafe überwunden, mit vieler Geduld; nachdem das Sehvermögen auf beiden Augen hergestellt ist, sind Lichtscheu und Reizbarkeit der Augen geschwunden und der Knabe ist körperlich wie geistig sehr vortheilhaft verändert.

5) Bei fremden Körpern, welche zufällig in die Augen gefallen sind, zumal wenn sie festsitzen und die Augen sehr empfindlich oder bereits sehr gereizt sind, was häufig der Fall ist, wenn Kranke der Art ärztliche Hülfe suchen, denn meistens führt sie erst die Heftigkeit des Schmerzes zum Arzte, nachdem sie bereits das Auge durch mancherlei zweckwidrige Versuche, auf den Rath von Laien, insultirt haben. Wie unsägliche Mühe die Entfernung solcher Körper aus den Augen macht, und welche Qualen man damit, zumal jugendlichen Personen, bereitet, ist wohl einem Jeden bekannt, der sich mit der Augenheilkunde praktisch beschäftigt. Sitzen sie nun vollends auf der innern Wand des obern Augenlids, oder gar in der obern Conjunktionsfalte, so wird ihre Entfernung um so schwieriger, je gewaltsamer der Kranke vor Schmerz die Augenlider zusammenkneift. Während der Chloroformnarkose entfernt man sie mit Leichtigkeit und ohne besondere Insultation des Auges.

6) Bei allen schmerzhaften und grösseren Operationen an den Augen, als bei der Exstirpation von Chalacien- und Balggeschwulsten, der Operation des Entropii, der Operation der sarcomatösen Stenose des Nasenkanals und Thränensackes, wo eine Verödung derselben nöthig ist, bei der Extirpation des Hornhautstaphylomes und bei der Extirpation des Augapfels selbst.

7) Bei der Coremorphosis. Hier gewährt die Anwendung des Chloroforms grosse Vortheile, wenn schon sie nicht in allen Fällen nothwendig ist. Dies letztere gilt nur von solchen, wo heftiger Nystagmus vorhanden ist, oder die Kranken die Bewegung des Augapfels nicht in dem Grade in ihrer Gewalt haben, um ihm die zur Operation nöthige Richtung zu geben. Aber auch bei sonst ruhigen Patienten ist es gerathen, die künstliche Pupillenbildung stets unter Anwendung des Chloroforms zu machen, man möge nun die künstliche Pupille durch Ablösung der Iris vom Ciliarrande, oder, was aus mannigfachen Gründen bei weitem vorzuziehen ist, durch Ausschneidung eines Stückes aus der Iris bilden. Namentlich in dem letzteren Falle begegnet es leicht, dass das Auge, in dem Momente, wo man die Iris mit der Pinzette gefasst, um sie zur Ausschneidung hinreichend aus der Horn-

hautwunde hervorzuziehen, eine unerwartet schnelle Bewegung in ent-gegengesetzter Richtung macht, wodurch die Pinzette ausreisst, so dass entweder der Zweck ganz verfehlt, oder nur unvollkommen erreicht wird. Denn es ist dieser Akt dem Kranken sehr empfindlich, oft selbst sehr schmerzhaft. Ist dagegen der Kranke durch Chloroform narko-tisirt, so lässt sich dieser Akt der Operation mit der grössten Sicher-heit ausführen, denn das Auge bleibt ruhig, oder folgt mechanisch dem Zuge der Iris. Dagegen ist es bei Chloroformirten nicht ganz so leicht, die Incision in die Hornhaut gross genug zu ma-chen, weil wegen der Lähmung der Muskeln der Augapfel sehr be-weglich ist und dem Drucke der Messerspitze folgt, wenn man beim Zurückziehen derselben die Wunde dilatirt. Und dennoch ist es ge-rade in diesen Fällen von ganz besonderer Wichtigkeit, dass die In-cision in der Hornhaut verhältnissmässig gross ausfalle, weil bei Chloroformirten die Iris nicht von selbst durch die Hornhautöffnung hervortritt, denn es fehlt die hervortreibende Kraft, der Druck der gereizten und gespannten Augenmuskel auf den Augapfel. Um die Bewegung des Augapfels bei der Incision der Hornhaut zu verhindern, unterlasse man nicht, die Fingerspitze in entgegengesetzter Richtung gegen den Augapfel zu setzen und ihn auf diese Weise sanft zu drücken und zu fixiren.

Ist die Hornhaut hinreichend eröffnet, dann bedarf es nur eines leichten Druckes mit der geschlossenen Pinzette zur Seite der Horn-hautwunde gegen die Sclerotica, den man nöthigenfalls durch einen leisen Druck mit der Fingerspitze gegen den Augapfel unterstützen kann, um die Iris hervorzutreiben, worauf man sie mit der Pinzette fasst und zur Ausschneidung hinreichend hervorzieht.

Auf diese Weise habe ich im Laufe des letzten Jahres viele künstliche Pupillenbildungen, zum Theil bei jungen Individuen im Alter von 10—18 Jahren, welche in den ersten Lebenswochen durch die Ophthalmia neonatorum erblindet waren und stark an Nystagmus lit-ten, mit dem glücklichsten Erfolge gemacht.

Der Umstand, dass unter der Chloroformnarkose die Iris selbst durch sehr grosse Hornhautwunden nicht von selbst hervortritt, be-weist übrigens hinreichend, was ich bereits vor vielen Jahren in meinem Handbuche der Augenkrankheiten ausgesprochen: dass näm-lich diese Haut nicht eigentlich vorfällt, sondern immer durch Oeff-nungen in der Hornhaut hervorgedrängt wird, was allemal um so stärker geschieht, jemehr sich der Augapfel im Zustande der Reizung befindet.

8) Bei Staaroperationen ist die unbedingte Anwendung des Chloroforms nur in denjenigen Fällen indicirt, wo sich die allgemeinen Bedingungen für die Anwendung dieses Mittels vorfinden, während man in der Mehrzahl der Fälle auch ohne dasselbe glücklich operiren kann. Allein die Erfahrung hat mir gezeigt, dass man das Chloroform mit vielem Nutzen auch bei der Operation solcher Individuen anwenden kann, welche keine aussergewöhnlichen Erscheinungen darbieten. Die Zahl der auf diese Weise von mir operirten Staarkranken ist sehr gross und bei keinem von ihnen habe ich auch nur den geringsten Nachtheil davon gesehen.

Man könnte der Anwendung des Chloroforms bei Staaroperationen den Vorwurf machen, dass es nach der Operation schwierig sei, zu unterscheiden, welche Erscheinungen die Folge der Entzündung und welche die des Chloroforms seien? da einzelne Kranke länger narkotisirt bleiben, nur allmählich erwachen, sich hinterher noch längere Zeit im Zustande der Benommenheit befinden und in demselben nicht genaue Auskunft über das, was sie im Auge fühlen, zu geben vermögen. Allein so rapide entwickeln sich die Erscheinungen nach Staaroperationen selten; in der Regel vergehen ein paar Stunden, bevor sie auftreten; bis dahin sind aber die Operirten so vollständig aus ihrem Schlafe erwacht, dass man eine genaue Auskunft von dem, was mit ihnen vorgeht, von ihnen erhalten kann.

Auch könnte man gegen die Anwendung des Mittels die Befürchtung geltend machen, dadurch Congestionen nach dem Kopfe und den Augen hervorzurufen und so die Geneigtheit des Auges zur Entzündung zu mehren. Allein dieser Blutandrang steht, wie ich bereits im Vorigen dargethan, in keinem Verhältnisse zu dem bedeutenden Blutandrang, welchen die künstliche Eröffnung der Augenlider und die Reizung des Augapfels durch die Operation ohne Chloroform bei der Mehrzahl der Operirten zur Folge haben.

Dagegen gewährt die Chloroformnarkose bei allen Dislocationen der Cataracte, gleichviel ob durch Reclination oder durch Depression gemacht, den Vortheil, dass sich die cataractöse Linse bei weitem leichter in den Grund des Auges herabsenken lässt, weil die hintere Hemisphäre des Auges nicht durch die gespannten Augenmuskel gedrückt wird und daher der zusammengepresste Glaskörper der Linse keinen Widerstand leistet.

Wollte man in Bezug auf die Dislocationen des Staares gegen das Chloroform hervorheben, dass sich Uebelkeit und Erbrechen nach der Anwendung desselben einstellen und in Folge dieses die Linse wieder aufsteigen kann, so muss ich darauf erwidern: 1) dass das Erbrechen, wie ich im Vorigen bereits auseinandergesetzt, füglich vermieden werden kann, und 2) dass ein solches Erbrechen nach Chloroform bei weitem weniger das Wiederaufsteigen der Linse veranlassen kann, weil noch längere Zeit nach dem Erwachen des Kranken alle Muskeln des Auges im Zustande der Erschlaffung verbleiben, als in denjenigen Fällen, wo nach Staaroperationen ohne Chloroform sich Erbrechen einstellt, wie dies nicht selten, zumal bei nervösen und reizbaren Personen vorkommt; denn hier ist es die Wirkung der Reizung, welche das Auge durch den Kunstakt erlitten, und einer davon abhängigen nervösen Aufregung.

Ueberhaupt aber ist das Wiederaufsteigen des Staares bei Dislocationen desselben nicht als ein grosser Uebelstand zu betrachten, woferne die Operation zweckmässig verrichtet wird, d. h. woferne man nicht unterlässt, die vordere Kapselwand dabei gehörig zu zerstören.

Nicht ohne Sorge habe ich die ersten Versuche gemacht, unter Anwendung von Chloroform den Staar zu extrahiren. Hier war es einmal die Befürchtung, der Patient könnte beim Erwachen die Augen öffnen, dabei die Hornhautlappen verschieben, Vorfall der Iris veranlassen etc.; oder er könne nachtheilige Bewegungen mit dem Kopfe und selbst dem ganzen Körper machen, sich auf die Seite legen, aufrichten und dergl. 2) Fürchtete ich den Vorfall der Iris und des Glaskörpers beim etwaigen Erbrechen und dadurch Verlust des Auges. Aber gerade diese Operation zeigt am evidentesten die grossen Vortheile, welche für die Staaroperation aus der vollständigen Erschlaffung sämmtlicher Augenmuskeln erwachsen, denn dieser Vorfall tritt weder unter der Operation, noch unmittelbar nach derselben ein; der Augapfel ist dazu zu wenig gespannt, und dieser gänzliche Mangel an Spannung erschwert sogar die Verrichtung des Hornhautschnittes.

Hierzu kommt die leichte Beweglichkeit des Augapfels als Folge der Erschlaffung aller Augenmuskeln; man schiebt den Augapfel, indem man das Staarmesser durch die Hornhaut und vordere Augenkammer hindurchführt, gegen die innern Augenwinkel und hat Mühe, den richtigen Ausstich zu gewinnen. Auch bei den Nadeloperationen durch die Sclerotica drängt man im Augenblick des Einstiches den Augapfel in den innern Augenwinkel. Diesem Uebelstande kann man jedoch leicht begegnen, wenn man den Mittelfinger derjenigen Hand, welche das untere Augenlid hält, gegen die innere Seite des Augapfels setzt und dadurch ebensowohl sein Ausweichen nach innen verhindert, als ihm durch einen leisen Druck die nöthige Spannkraft verleiht.

Ich habe nicht bemerkt, dass die Operirten beim Erwachen die Augen geöffnet hätten, und möchte es auch bezweifeln, weil sich die Augenmuskeln, wie bereits angeführt, auch noch längere Zeit nach dem Erwachen in einem Zustande starker Erschlaffung befinden, und die Operirten pflegen auch, wenn die Chloroformnarkose vorüber ist, meistens einige Zeit ruhig zu schlafen.

Uebrigens kann man der Vorsicht wegen nach· der Extraction die Augen mittelst eines kleinen, schmalen Streifchens englischen Pflasters, dessen eines Ende gegen das obere Augenlid, das andere gegen die Wange geklebt wird, schliessen, um ganz sicher zu sein, dass die Augen nicht geöffnet werden.

Der Heilprozess in der Hornhautwunde schreitet so gut vorwärts, als es nur irgend unter den günstigsten Verhältnissen überhaupt vorkommt. Zumal bei reizbaren, ängstlichen Kranken, bei denen aus Gründen eine Extraction des Staares gemacht werden muss, rathe ich sehr, diess unter Anwendung des Chloroforms zu verrichten; eben so rathe ich zur Anwendung dieses Mittels in denjenigen Fällen, wo man eine sehr feste, lederartig verdickte Linsenkapsel, zumal wenn diese an der Iris adhärirt, extrahiren will, denn es ist das einzige Mittel, um eine solche Operation auszuführen, ohne Gefahr zu laufen, Vorfall der Iris und selbst des Glaskörpers zu veranlassen.

Auch bei der Discision des Staares gewährt die Chloroformnarkose wesentliche Vortheile. Da der Augapfel vollkommen ruhig bleibt, so kann man die Zerstörung der Linsenkapsel nach allen Richtungen vollbringen und dies wird noch durch den Umstand erleichtert, dass sich die erweiterte Pupille während der Dauer der Narkose nicht contrahirt. Daher kann man nicht bloss die zu trennenden Theile besser übersehen, sondern auch mit grösserer Leichtigkeit einzelne Linsenparthieen theils in den Grund des Glaskörpers herabsenken, theils in die vordere Augenkammer werfen. Auch bei dieser Operation, wo man zur Erreichung des Zweckes den Balken der Nadel oft in die Wunde hin und her bewegen und mit der Nadelspitze im Innern des Auges verschiedene Trennungen machen muss, leidet dasselbe bei weitem weniger, wenn es sich im Zustande vollständiger Erschlaffung und gänzlicher Reizlosigkeit befindet.

Jacobson schreibt im Archiv für Ophthalmologie (XI. 1. 1865) über die Zulässigkeit des Chloroforms bei Staaroperationen und weist erstens nach, dass bei einer grossen Anzahl Kranker, die Chloroform bekommen haben, keine schlimmen Allgemeinerscheinungen eingetreten sind, dann, dass die Chancen dieser oder jener Operationsmethode durch die Narkose verbessert werden. „Genaue Zahlen vermag ich nicht anzugeben, schreibt er, da ich nicht über jeden Fall, in dem ich von Anaesthesie Gebrauch machen musste, Journal geführt habe, aber ich greife eher zu niedrig, wenn ich die sämmtlichen, in 10 Jahren von mir beobachteten Narkosen auf 2000 taxire und hiervon auf Augen-Operation im Allgemeinen 1500, auf Staar-Extraction mit Lappenschnitt 150 rechne.“

Auf die Gesammtsumma kommt kein Todesfall und kein Fall, in dem bleibende Nachtheile entstanden wären. Bei weitem am häufigsten folgte der Operation ein ruhiger, gesunder Schlaf, aus dem die Kranken ohne das Bewusstsein, operirt zu sein, nach mehreren Stunden erwachten; war diess nicht der Fall, so lagen sie entweder in einem unbehaglichen Halbschlummer, aus dem sie durch kleine Dosen Morphium leicht in tiefen Schlaf übergeführt werden konnten, oder sie klagten über Kopfweh, Ohrensausen, über den widerlichen Geruch und Geschmack des Chloroforms, den sie nicht loswerden konnten, über Einschlafen, Schwere, Lähmungsgefühl in den Extremitäten, über Uebelkeit und Brechneigung. Mehrmaliges Erbrechen während der ersten 24 Stunden gehörte nicht zu den Seltenheiten, Tage lang anhaltendes Erbrechen und Würgen wurde kaum einmal im Verlaufe eines Jahres beobachtet, bleibende gastrische Störungen niemals. Gegen Erbrechen, Würgen und Uebelkeit leisteten kleine Eisstücke am meisten, die übrigen Symptome wurden kaum Gegenstand der Behandlung, sie verschwanden nach einigen Stunden oder Tagen von selbst; wenn sie den Schlaf zu stören drohten, wurde er durch Opium oder Morphium hergestellt.

Die für die Ausführung der Operation erforderliche Tiefe der Narkose konnte in allen Fällen ohne Gefahr erreicht werden. Unter dem Proletariat, aus dem der bei weitem grösste Theil des operativen Materials besteht, kommen viele elende, durch Entbehrungen oder chronische Dyscrasieen geschwächte Individuen zur Behandlung, die polnischen und russischen Grenzorte liefern Jahr aus, Jahr ein eine

Schaar der herabgekommensten Subjekte — nichts desto weniger zeigten alle eine genügende Toleranz gegen Chloroform. Hiervon ausgenommen waren weder die äussersten Altersgrenzen vom ersten Lebens-
monat bis zum 80sten Lebensjahre und darüber hinaus, noch einzelne
Fälle mit groben Erkrankungen des Cirkulations- und Respirations-
Apparates (verbreitete Emphysema, pulmonum, vorgeschrittene Tuber-
culosis bei Diabetes mellitus, Insufficienz der Valvula mitralis, Aneurysma aortae etc.).

Die für die Extraction erforderliche Narkose braucht nicht lange
anzuhalten, aber sie muss so tief sein, dass Conjunctiva, Cornea und
Iris gegen die Berührung mit Instrumenten unempfindlich sind. *Jacobson* hat sich bisher noch immer überzeugen können, dass der Cen-
tralschnitt und die Iridectomie nicht gefühlt wurden, wenn die Kranken
anästhesirt genug waren, um das Fassen der Bindehaut mit einer Ha-
kenpincette ohne Reaction zu ertragen und hat desshalb als Criterium
für die hinreichende Tiefe der Narkose die aufgehobene Empfindlichkeit des zweiten Auges gegen die Fixirpincette angesehen. Eintritt
und Dauer dieses Zustandes variiren sehr. Im Allgemeinen kann man
annehmen, dass selten eine Extraction beendet wird, während der die
Narkose nicht ein oder das andere Mal wieder aufgenommen werden
muss, vorzugsweise bei Beendigung des Lappenschnittes (wenn man
eine Brücke stehen gelassen hat) und bei der Iridectomie, sehr selten
bei Eröffnung der Kapsel oder beim Accouchement der Linse. Die tiefe
Narkose ist nämlich bei den späteren Operationsakten noch nothwendiger, als beim ersten Hornhautschnitt; denn so lange das Staarmesser
die Wunde deckt, können selbst starke, spastische Muskelkontractionen,
die aus dem offenen Bulbus die Contenta leicht heraustreiben würden,
kaum schaden. Hiedurch könnte man in die unangenehme Lage kommen, auch nach der Entfernung des Keratoms noch wiederholt die
Conjunctiva mit der Pincette zu greifen, wenn man nicht ein ebenso
sicheres und weniger gefährliches Criterium hätte; findet man nämlich nach Abfluss des Humor aqueus den Augapfel erheblich weicher
geworden, und die Cornea nach hinten eingesunken, so kann man
ohne Gefahr zur Trennung der Brücke oder zur Iridectomie schreiten und hat selbst von plötzlicher erwachender Thätigkeit der Augenmuskel keinen Nachtheil zu befürchten; sind dagegen trotz der Narkose die Contenta stark nach vorn getreten und ist die Hornhaut gespannt, vielleicht gar durch die Iris ein wenig in die Höhe gedrückt,
so muss man Chloroform reichen, bis die Spannungsverhältnisse gün-

stiger werden und die Anaesthesie vollkommen ist. *Jacobson* hat hierbei keine Schwierigkeit gefunden, aber manche Geduldprobe bestanden, denn die Anaesthesie der Conjunctiva tritt regelmässig sehr viel später als die Anaesthesie der Haut, meist auch später als die höchste Erschlaffung der Muskulatur ein; sie ist unabhängig von der Beschaffenheit des Pulses und der Respiration, ist bei aussetzender Respiration oft unvollkommen und vollkommen bei ruhigem, regelmässigem Athmen; sie scheint sich am spätesten bei denjenigen Kranken einzustellen, die sich auch vor der Narkose schon durch grosse Irritabilität der Conjunctiva und lebhafte Spasmen des orbicularis oculi auszeichneten, hängt aber auch noch von anderen Umständen ab, wie z. B. von allgemeiner Hyperästhesie, von physischen Aufregungen vor der Operation etc. etc.   In scheinbarem Gegensatze hierzu sehen wir oft bei ruhigen alten Leuten eine geraume Zeit vergehen und kolossale Mengen Chloroform verbrauchen, ehe wir operiren können; diese Erscheinung findet ihre Erklärung darin, dass ruhige Kranke mitunter nach wenigen Zügen Chloroform in eine Betäubung verfallen, während deren ihre Respiration so flach und langsam wird, dass sie ausserordentlich wenig inspiriren; aus diesem Zustande muss man sie oft erwecken und sie zu tieferem Einathmen ermuntern, bis man sie endlich in hinreichende Empfindungslosigkeit versetzt.   Gerade entgegengesetzt geht es mitunter mit ängstlichen Personen, mit schreienden Kindern, die bei einer Anzahl schell auf einander folgender, heftiger Inspirationen plötzlich chloroformirt sind, während sie einen Moment vorher noch laut getobt haben.

Die angewandte Quantität Chloroform betrug wenigstens einige Unzen, schwankte innerhalb sehr weiter Grenzen und stand in keinem konstanten, häufig im umgekehrten Verhältniss zur Dauer und Tiefe der Narkose.   Ob in einzelnen Fällen mehr Chloroform verbraucht worden ist, als zur Erreichung des Zweckes unbedingt nothwendig war, lässt sich schwer bestimmen; es hängt hierbei viel von der Methode des Narkotisirens ab, von der Construction der etwa gebrauchten Apparate, von der schnelleren oder langsameren Verdunstung und von mancherlei Zufälligkeiten, die nicht gut in Rechnung gebracht werden können; es kommt ferner darauf an, ob man eine allmählige oder schnellere Narkose vorzieht; im ersteren Falle wird man das Chloroform vollständig oder fast vollständig verdampfen lassen, ehe man von Neuem aufgiesst, in letzterem muss man von Anfang an durch fortwährendes Aufträufeln eine möglichst starke und gleichmässige

Intensität der Dämpfe zu erreichen suchen. Der letzteren Art giebt *Jacobson* den Vorzug und ist dabei zu einer Durchschnittsmenge von 6—8 Unzen Chloroform, zu einem Minimum von 1—3, zu einem Maximum von 12—16 Unzen gelangt. Die grössten Quantitäten erhielten Patienten, die leicht in einen Halbschlaf verfielen, in welchem die Haut des Rumpfes und der Extremitäten gegen grobe Reize unempfindlich war, während die Bindehaut des Auges schon bei leiser Berührung ihre Sensibilität durch krankhafte Contraktion des orbicularis zu erkennen gab; beispielsweise brauchte ein 83 Jahre alter, ruhiger, in den einfachsten diätetischen Verhältnissen lebender Greis 16 Unzen Chloroform, ein anderer sechzigjähriger über 12 Unzen, eine schwächliche, stark marastische Landfrau von über 50 Jahren ebenfalls mehr als 12 Unzen bis zur Beendigung der Operationen, die *Jacobson* zwischen einer bis $2\frac{1}{2}$ Stunden aufhielten; alle drei schliefen nachher unruhig und mit vielen Unterbrechungen; bei zweien wurde noch Morphium für die Nacht mit gutem Erfolg verordnet. Am wenigsten Chloroform brauchten Kinder, trotzdem waren sie meistens Stunden lang nach beendigter Operation schwer zu erwecken. Im Allgemeinen schien *Jacobson* die Nachwirkung um so auffallender, je weniger Chloroform zur vollständigen Anaesthesirung ausgereicht hatte, um so flüchtiger, je mehr verbraucht worden war. Dass mit Ausnahme der äussersten Altersgrenzen Alter, Geschlecht, allgemeine Constitution, chronische Krankheiten einen Einfluss auf die nöthige Quantität Chloroform, auf die Tiefe und Dauer der Narkose ausgeübt hätten, konnte nicht beobachtet werden.

Um lebensgefährlichen Zufällen zu begegnen, genügte eine genaue Beobachtung der Respiration. So lange die Respiration regelmässig oder etwas beschleunigt war, kann man bei zögerndem Verlaufe der Narkose die Chloroform-Compresse dem Patienten so dicht vor Nase und Mund halten, dass nur wenig atmosphärische Luft hinzutreten kann. *Jacobson* hat hieraus niemals eine Gefahr entstehen sehen und hat desshalb das Verhalten beibehalten, wenngleich dasselbe von einem Kritiker seiner Extractions-Methode mit dem Epitheton ornans „mindestens gewissenlos" bedacht worden ist. Sobald der Athem aussetzte, flach und unregelmässig wurde (was immer vor beginnender Cyanose des Gefühls geschah), so wurde die Narkose sofort unterbrochen, die Zunge des Kranken hervorgezogen, das Gesicht stark gerieben und künstliche Respiration durch langsames regelmässiges Hinaufdrängen der Baucheingeweide gegen das Zwerchfell eingeleitet.

Von diesen Handgriffen übernahm *Jacobson* vor dem Kranken sitzend die ersten beiden, während der den Puls beobachtende Assistent gleichzeitig den letzten auszuführen hatte. Dieses Manöver musste in mancher Sitzung zwei- bis dreimal gemacht werden, ehe zur Operation geschritten werden konnte, doch endlich wurde das Ziel erreicht. Die Empfindlichkeit der Conjunktiva erlosch schliesslich immer, ohne dass der Athmungsapparat paralytisch wurde, aber mitunter lange und wiederholt vor eintretender Anaesthesia conjunctivae trat momentane Parese der Respiration ein, in Folge deren das Chloroform eine Weile ausgesetzt und künstliche Respiration eingeleitet werden musste. Die Erscheinung hatte nichts Auffallendes; sie lässt sich einfach so auffassen, dass von einzelnen Individuen eine mässige Quantität Chloroform nicht anhaltend ohne Lebensgefahr genommen werden kann, während grosse Mengen in Intervallen leicht vertragen werden.

Jacobson glaubt sich nach dem bis jetzt Mitgetheilten zu dem Resumé berechtigt, dass unter einer Zahl von über 1500 operirten Augenkranken sich keiner befunden hat, bei dem nicht die Narkose bis zur Insensibilität der Conjunctiva ohne ernste Lebensgefahr und ohne bleibenden Nachtheil für die Gesundheit hätte erreicht werden können. Von dieser Seite wäre demnächst gegen die Zulässigkeit des Chloroforms nichts einzuwenden.

Es fragt sich, ob die Cataract-Extraction mit Lappenschnitt speciell die Anwendung des Chloroforms contraindicirt, d. h. ob die durch die Operation bedingten Veränderungen in den Spannungsverhältnissen des Augapfels und in der Lage seiner Contenta unter gewissen, die Narkose begleitenden Zufällen sich derart gestalten, dass die Heilung der operativen Verwundung erschwert oder vereitelt wird. Es handelt sich hierbei hauptsächlich um das Erbrechen und das plötzliche Erwachen unter krampfhaften Contractionen der Augenmuskeln.

Das Erbrechen im Allgemeinen lässt sich, so weit *Jacobson's* Erfahrungen reichen, nicht vermeiden; man kann seine Häufigkeit und Heftigkeit beschränken, wenn man die Patienten am Tage der Operation nur wenig Flüssiges geniessen lässt und wenn man möglichst auf Reinheit des Chloroforms achtet, aber trotz aller Vorsicht geht es in einem oder dem andern Falle nicht glatt ab. Chloroformirt man bis zur Anaesthesia conjunctivae, wie es für die Extraction nöthig ist und kommt es dabei zum Vomiren, so geschieht dies fast immer vor Eintritt der Narkose und ist also für den Operationsverlauf gleichgültig; in allen Fällen, deren sich *Jacobson* erinnert, zeigte es sich durch

Vorboten (schnell und klein werdender Puls, plötzliche Blässe der Haut, schwache Würgebewegungen) an, die einen verschieden kürzeren Zeitraum füllten, aber immer einen hinreichend langen, um die zum Schutze des Auges nöthigen Massregeln ergreifen zu können. *Jacobson* hält regelmässig eine Handvoll loser Charpie in Bereitschaft, die bei den ersten Andeutungen von Uebelkeit so gegen die geschlossenen Augenlider gedrückt wurde, als wenn man beabsichtigt hätte, den Bulbus mit der Fläche der Hand von vorn nach hinten in die Orbita zu drücken; bei diesem einfachen Verfahren ist das Erbrechen auch während der Operation ohne sichtbaren Einfluss auf die Beschaffenheit des Augapfels geblieben. Man kann sich häufig davon überzeugen, dass eine stark collabirte Cornea nach heftigen Vomituritionen ihre Form nicht ändert und ebenso, dass von frisch angesammeltem Humor aqueus im Verlauf oder kurz nach Beendigung der Operation keine Spur verloren geht. Hiernach kann *Jacobson* nach dem, was er selbst gesehen hat, nur schliessen, dass das mitunter unvermeidliche Erbrechen während der Extraction bei gehöriger Achtsamkeit des Operateurs und Assistenten unschädlich für das Auge ist; der Gegenbeweis würde nur dann geliefert sein, wenn Beobachtungen vorgelegt würden, aus denen hervorgeht, dass durch Erbrechen während der Extraction die Lage des Hornhautlappens verändert oder das Corpus vitreum hervorgedrängt würde, trotzdem, dass der Operateur die nothwendigen Vorsichtsmassregeln angewandt hat.

Das Erbrechen nach der Operation ist mehr lästig als gefährlich. Bei der jetzigen Methode, die Extrahirten zu verbinden (mit vollständiger Auspolsterung der Orbita und Druckbinde) scheint die unmittelbare Wirkung der Erschütterung auf das Auge keine merkliche zu sein; unangenehm ist es sicher, wenn die Patienten durch wiederholtes Vomiren bei leerem Magen und durch die lange vorhergehenden Aufregungen um die wohlthätige Ruhe gebracht werden, welche der Narkose unter andern Umständen zu folgen pflegt, aber zwischen Unannehmlichkeit und Gefährlichkeit ist ein gewaltiger Unterschied. Das Erbrechen nach der Operation kann man durch Eisstücke, Sinapismen, im Nothfalle durch einige Dosen Opium meist schnell bezwingen und keine nachtheiligen Folgen entstehen für die Wundheilung daraus. —

Was endlich das plötzliche Erwachen des Patienten anbetrifft, das von vielen Seiten für sehr gefährlich angesehen worden ist, so macht *Jacobson* vor Allem darauf aufmerksam, dass jeder einzelne Akt der Operation (die Lappenbildung, Kapselöffnung, Trennung der Brücke,

Linsenentbindung, Iridectomie) nur wenige Sekunden Zeit in Anspruch nimmt, dass zwischen je zwei Akten die Lidspalte geschlossen wird, also immer wieder comprimirt und von Neuem chloroformirt werden kann, dass die Gefahr des Erwachens sich demnach auf einige Augenblicke beschränkt. Beobachtet man nun die Vorsicht, dass man zur Bildung des Lappens nicht vor vollständiger Anaesthesia conjunctivae, zu den übrigen Theilen der Operation nicht eher schreitet, als bis der Bulbus etwas collabirt ist, so hat man auch das Erwachen aus der Narkose mehr auf dem Papier als in der Wirklichkeit zu fürchten.

Jacobson schliesst diesen Artikel mit der Bemerkung, dass er sich bei den letzten Fragen theilweise auf eine negative Beweisführung hat einlassen müssen, wiewohl ihm sehr gut bewusst ist, dass solche Beweise der einen positiven Thatsache gegenüber, dass eine Anzahl richtig beobachteter und gedeuteter Fälle von Vereiterung gut operirter Augen in Folge gewisser Chloroform-Einflüsse nachgewiesen werden könnten, ohnmächtig sind. So lange dergleichen Fälle aber nicht vorliegen, kann man es ihm nicht verargen, wenn er, gestützt auf circa 150 eigne Beobachtungen — annimmt, dass man von dem uneingeschränkten Gebrauche des Chloroforms bei der Cataract-Extraction keinen Nachtheil zu fürchten hat, dass also vorläufig Nichts gegen die Zulässigkeit des Chloroforms unter allen Umständen einzuwenden ist.

Anwendung des Chloroforms
in der Geburtshilfe.

Eine der wichtigsten Anwendungen findet das Chloroform in der geburtshilflichen Praxis und hier hat *Scanzoni* in seinen Beiträgen der Geburtshilfe und Gynäcologie (zweiter Band 1855. Würzburg) dieses Thema sehr umfassend behandelt, und ich lasse diese *Scanzoni*'sche Abhandlung hier folgen, um an diese dann die weiteren neueren Mittheilungen anzuschliessen.

Scanzoni sagt:

„Es ist jetzt etwa 8 Jahre her, seit man begonnen hat, die Inhalationen von Schwefclätherdämpfen auch in der geburtshilflichen Praxis zu versuchen. Ueber dieses Mittel sowohl, als über den später allgemein gewordenen Gebrauch des Chloroforms als Anaestheticum haben sich im Laufe der angeführten Zeitfrist die verschiedensten Ansichten Geltung zu verschaffen gesucht, so dass es für den minder Erfahrenen wirklich schwer werden musste, sich aus den oft geradezu entgegengesetzten Meinungen bewährter Fachmänner ein eigenes bestimmtes Urtheil zu bilden.

Während von einigen Seiten die Aether- und später die Chloroform-Inhalationen als ein wahres, keiner Kreissenden zu versagendes Solamen parturentium empfohlen wurden, ward über sie wieder von andern Geburtshelfern geradezu der Stab gebrochen und so entbrannte zwischen den beiden Parteien ein ziemlich erbitterter Kampf, für welchen in theologischen, juridischen und medicinischen Gründen und Gegengründen die nöthigen Waffen gesucht und in Gebrauch gezogen wurden.

Ich beabsichtige nicht, in den folgenden Blättern eine geschichtliche Darstellung des Entwickelungsganges dieses Theils der practischen Geburtshilfe zu liefern, sondern der Zweck dieser kurzen Abhandlung ist der, die Leser dieser Hefte mit den Ergebnissen meiner, den angeregten Gegenstand betreffenden Beobachtungen und Erfahrungen bekannt zu machen; ich halte dies für meine Pflicht, eines Theils weil die Anwendung der Anaesthetica in der Geburtshilfe schon gegenwärtig eine grosse Rolle spielt und andern Theils, weil ich es, um mich keiner Voreiligkeit schuldig zu machen, bis jetzt immer verschob, ein bestimmtes Urtheil über einen so wichtigen Gegenstand abzugeben, welches, wenn es nicht wohl begründet oder gar irrig gewesen wäre, in meiner Stellung als Lehrer leicht zu mancherlei Missgriffen hätte Veranlassung geben können.

Wenn ich nun gegenwärtig mit meinen diese Frage betreffenden Ansichten hervortrete, so glaube ich mir mindestens keine Voreiligkeit zu Schulden kommen zu lassen, indem sich mir im Laufe der Zeit vielfache Gelegenheit geboten hat, die Wirkung und den Erfolg der Anaesthetica im Bereiche der geburtshilflichen Praxis nach allen Seiten hin wiederholt zu prüfen.

Um den Gegenstand möglichst erschöpfend zu behandeln, und keine wichtigere Frage unberücksichtigt zu lassen, will ich zuerst die Resultate meiner Beobachtungen über den Einfluss der Chloroform-Narkose, welche wohl gegenwärtig ausschliessend in Gebrauch gezogen wird, auf den natürlich und regelmässig verlaufenden Geburtsact mittheilen, hierauf meine Erfahrungen über die Zulässigkeit der Chloroform-Inhalationen bei den verschiedenen Schwangerschafts- und Geburtsstörungen besprechen und endlich auch ihre Anwendung bei operativen Hülfeleistungen in's Auge fassen.

1) In allen Fällen, wo ich bis jetzt Gelegenheit hatte, die Einathmungen von Chloroformdämpfen im Verlaufe eines vollständig normalen Geburtsactes anzuwenden, beobachtete ich stets — häufig schon vor dem Eintreten einer vollständigen Narkose — eine deutlich wahrnehmbare Veränderung in den Contractionen der Gebärmutter, welche sich theils durch eine längere Dauer der Wehenpause, theils durch eine Verminderung der Kraftäusserungen des Uterus zu erkennen gab.

Diese Wirkung ist aber in der Regel eine vorübergehende, nur auf die ersten 10—15 Minuten nach dem Beginne der Inhalationen beschränkte. Oft habe ich in dieser Zeit gesehen, dass die Contractionen der Gebärmutter, welche zuvor alle 2—3 Minuten mit beträchtlicher

Energie aufgetreten waren, plötzlich auf 10, 15 Minuten und darüber gänzlich aussetzten und diese Fälle machen es mir erklärlich, dass von einigen Seiten die Behauptung aufgestellt wurde, das Mittel vermöge die Zusammenziehungen der Gebärmutter gänzlich zu beseitigen. Offenbar liegt aber dieser Ansicht eine mangelhafte Beobachtung insoferne zu Grunde, als man sich nicht die nöthige Zeit nahm, die Wirkung des Mittels etwas länger zu verfolgen.

Wird der anaesthetische Zustand der Kreissenden länger als $\frac{1}{4}$ bis $\frac{1}{2}$ Stunde unterhalten, so wird auch in der Regel der wehenverzögernde und schwächende Einfluss der Chloroforminhalationen weniger in die Augen springen, die Wehenpausen werden viel kürzer, die Zusammenziehungen des Uterus nehmen an Kraft zu und wird nun die Kreissende noch ferner in der Anaesthesie erhalten, so kann die Geburt durch die Naturkräfte zu Ende geführt werden, ohne dass sie eine wesentliche Verzögerung erleidet.

Nicht unerwähnt darf ich lassen, dass der Muskel erschlaffende Einfluss der Chloroform-Narkose, welcher im Bereich des der Willkür unterworfenen Muskel-Apparats so deutlich in die Augen springt, sich auch in den Gebärmutterwandungen ausserhalb der eigentlichen Wehenzeit unverkennbar wahrnehmen lässt. — Betrachtet man den Uterus in der dritten Geburtsperiode bei einer Frau, bei welcher das uns beschäftigende Mittel nicht in Anwendung kam, so werden sich die Uteruswandungen auch ausserhalb der Wehenzeit mehr oder weniger hart und prall gespannt anfühlen. Befindet sich aber die Kreissende im Zustande der Chloroform-Narkose, so geht wenigstens in den ersten 10—15 Minuten der Dauer der letztern diese Straffheit und Spannung der Gebärmutterwände zum Theil verloren, sie fühlen sich weicher, schlaffer, etwas mehr elastisch an und ist das untere Uterinsegment dem untersuchenden Finger noch zugängig, so wird sich dasselbe, wenn es früher auch noch so gespannt und an dem vorliegenden Kindestheile fest anliegend war, in der erwähnten Zeit schlaffer, sich am vorliegenden Kindestheil minder fest anschmiegend anfühlen, zugleich aber auch der früher scharfkantige, resistente Muttermundrand lockerer und gegen den auf ihn mittelst des Fingers einwirkenden Zug nachgiebiger erscheinen.

Sowie aber der Einfluss der Narkose auf die eigentliche Wehenthätigkeit nach etwas länger dauernder Wirkung des Mittels allmählig verloren geht, so mässigt sich auch später die eben beschriebene Erschlaffung der Uteruswände in der Wehenpause und man wird den

Tonus des Organs etwa $1/2$ Stunde nach dem Beginn der Narkose in eben dem Grade vorfinden, wie vor der Anwendung des Mittels.

Einen unbeschreiblichen Einfluss übt dieses letztere auf die Zusammenziehungen des Uterus und der die Austreibung des Kindes unterstützenden Kräfte und beinahe constant habe ich während der ganzen Dauer der Narkose anhaltend Mässigung der Zusammenziehungen der vorderen Bauchwand beobachtet. Dass diese Muskelgruppen nicht so wie die übrigen der Willkür unterworfenen während des anaesthetischen Zustandes völlig erschlafft bleiben, mag wohl zunächst seinen Grund haben, dass ihre den Geburtsact begleitenden Zusammenziehungen eine durch die Wehenthätigkeit unausweichlich eingeleitete Mitbewegung darstellen, welche jederzeit eintritt, sobald die Contractionen des Uterus ihre motorischen, die Bauchpresse versehenden Nervenfasern anregende Thätigkeit entfalten.

Ich brauche wohl nicht besonders zu erwähnen, dass durch die Anwendung der Chloroform-Inhalationen, selbst wenn sie bis zur vollen Narkose der Kreissenden stattfindet, die Perception der etwas intensiveren Schmerzeindrücke keineswegs aufhört; denn es gehört zur Regel, dass jede etwas stärkere und folglich schmerzhaftere Wehe von der Kreissenden durch Aufschreien, plötzliche Veränderung der Lage, kurz durch unzweideutige Schmerzensäusserungen angekündigt wird, und die Erfahrung, dass Frauen, welche unter dem Einflusse des in Rede stehenden Medikaments geboren haben, sich nach der Wiederkehr des Bewusstseins, keines während der Narkose erlittenen Schmerzes erinnern, spricht wohl dafür, dass ihnen die Erinnerung an denselben mangle, keineswegs aber dafür, dass der Schmerz im Augenblicke seines Auftretens nicht wirklich empfunden wurde.

Was den Einfluss der Chloroform-Narkose auf den übrigen Organismus während des Geburtsactes anbelangt, so muss ich hier vor allem erwähnen, dass mich meine Erfahrungen gelehrt haben, dass Kreissende im Allgemeinen zur Erzielung einer vollständigen Narkose einer viel grösseren Dosis des Mittels bedürfen, als gesunde oder solche Menschen, bei welchen behufs der Vornahme einer chirurgischen Operation ein anaesthetischer Zustand angestrebt wird. Den Grund für diese Beobachtung glaube ich zum Theil darin suchen zu müssen, dass die Kreissenden durch die zeitweilig auftretenden Wehenschmerzen die Einathmungen öfter unterbrochen werden, zum Theile dürfte der Eintritt einer vollständigen Wirkung des Mittels durch die besonders in der späteren Geburtsperiode beinahe nie fehlende beträchtliche Erregung des Gesammtnervensystems verlangsamt werden und endlich verdient hier wohl auch der Umstand Berücksichtigung, dass das Nervensystem Schwangerer, Kreissender und Wöchnerinnen überhaupt der Wirkung gewisser Medicamente, wir nennen hier nur die Opiumpräparate, nicht günstig zu sein scheint, was wohl durch die der Schwangerschaft eigenthümliche hydrämische Blutmischung bedingt ist, welche auch im nicht schwangern Zustande des Weibes, z. B. bei Chlorotischen, Hysterischen u. s. w. eine selbst zu sehr grossen — unter andern Verhältnissen unfehlbar Intoxicationserscheinungen zur Folge habenden — Dosen gesteigerte Anwendung des Opiums und seiner Präparate gestattet.

Eigenthümlich und gewiss auch durch den besondern Zustand des Blut- und Nervensystems der Schwangern bedingt, scheint mir auch die Unschädlichkeit des Mittels, wenn es bei diesen in Anwendung kömmt; denn während die Zahl der Fälle, in welchen bei chirurgischen Operationen oder bei der Behandlung gewisser Krankheiten die Einathmungen des Chloroforms plötzlichen Tod zur Folge hatten, im Laufe der letzten Jahre beträchtlich angewachsen ist, kam mir bis jetzt noch keine einzige Beobachtung zur Kenntniss, wo das Mittel in der geburtshilflichen Praxis diese unglückliche Wirkung entfaltet hätte, ja nicht einmal eine der sonst so häufigen unangenehmen Folgen, wie z. B. Eingenommenheit des Kopfes, Delirien, Convulsionen u. s. w. habe ich bei den Wöchnerinnen beobachtet, selbst dann nicht, wenn schwere, lange dauernde Operationen eine halb- bis ganzstündige Unterhaltung der Narkose nothwendig machten.

Berücksichtigen wir das Gesagte, so dürfte es auf der Hand liegen, dass die Vortheile, welche die Anwendung der Chloroformnarkose in der geburtshilflichen Praxis bietet, ihre Nachtheile so vielfältig überwiegen, dass es sonderbar erscheint, warum der besonders von englischen Aerzten gegebene Rath „jeder Kreissenden die Wohlthat des Chloroforms zukommen zu lassen“ in Deutschland noch immer keinen rechten Eingang gefunden hat. Auch ich konnte mich bis jetzt zu dieser Anwendungsweise nicht entschliessen, und zwar zunächst aus dem Grunde, weil ich die Erfahrung gemacht zu haben glaube, dass Frauen, bei deren Entbindung die Einathmungen von Chloroformdämpfen statt gefunden hatten, ungewöhnlich häufig mit Störungen des Nachgeburtsgeschäftes, insbesondere mit Blutungen während und nach der Ausstossung der Placenta zu kämpfen hatten.

Man hat zwar den Rath gegeben, diesen Zufällen durch die

Verabreichung von Mutterkorn kurz vor der Ausschliessung des Kindes vorzubeugen, ein Rath, den ich selbst wiederholt, aber keinesweges mit günstigem Erfolge in Anwendung gebracht habe. Es ist mir zwar kein Fall erinnerlich, wo sich unter den gedachten Umständen eine profusere Metrorrhagie eingestellt hätte, dafür ist mir wiederholt vorgekommen, dass in der Nachgeburtsperiode hartnäckige, nur auf operativem Wege zu beseitigende Einschnürungen der Placenta von Seite des sich krampfhaft zusammenziehenden Uterus auftreten. Auch kommt hier wohl zu berücksichtigen, dass das Mutterkorn, wie gegenwärtig wohl ziemlich allgemein angenommen wird, leicht einen nachtheiligen Einfluss auf das Leben des Kindes äussert, besonders dann, wenn vom Augenblicke seiner Verabreichung bis zur Ausschliessung des Kindes ein etwas längerer Zeitraum verstreicht.

Ich werde späterhin noch ausführlicher die Fälle bezeichnen, für welche ich, auch wenn die Beendigung der Geburt den Naturkräften überlassen bleibt, die Anwendung des Chloroforms geeignet halte, und man wird finden, dass ich dieselbe keineswegs nur bei operativen Hilfeleistungen empfehle, nie aber werde ich mich, wenigstens nach meinen bisherigen Erfahrungen bei vollkommen gesundheitsgemäss verlaufenden Geburten blos in der Absicht, um Kreissenden die gewöhnlichen Geburtsschmerzen zu ersparen, zur Anwendung eines Mittels entschliessen, welches, wie ich oben gezeigt zu haben glaube, der Mutter mit Gefahren droht, welche nur durch ein Mittel beseitigt werden können, das wieder nachtheilig auf das Leben des Kindes einzuwirken vermag und auch keineswegs für die Mutter ganz unschädlich ist. Ich will hierbei nur im Vorbeigehen erwähnen, dass ich in einigen Fällen, wo ich bei ganz gesundheitsmässigem Geburtsverlaufe das Chloroform in Anwendung zog und kurz vor dem Eintritte des vorliegenden Kindestheils in die Schamspalte zur Verhütung der Blutungen in der Nachgeburtsperiode 10—20 Grm. Secale cornutum verabreichte, mich aussergewöhnlich oft durch das plötzliche Schwächer- und Unregelmässigwerden der Herztöne des Kindes zur Anlegung der Zange genöthigt sah. Ich weiss nicht, ob auch von andern Geburtshelfern ähnliche Erfahrungen gemacht wurden; wäre dies aber der Fall, so würden die Einathmungen der Chloroformdämpfe zuweilen zu operativen Hilfsleistungen Veranlassung geben, die, wenn man das Mittel nicht in Anwendung gezogen hätte, vielleicht hätten umgangen werden können.

Hier muss ich auch noch darauf aufmerksam machen, dass die oben erwähnte die Wehen verzögernde und schwächende Wirkung der Narkose zwar wieder nachlässt, dass aber, wie ich mich selbst oft überzeugt habe, diese Regel keinesweges ohne Ausnahme ist, so dass man sich leicht in Folge des fortbestehenden Wehenmangels veranlasst sehen kann, die Narkose wieder zu unterbrechen oder die Geburt operativ zu beenden, was vielleicht nicht hätte geschehen müssen, wenn das in Frage stehende Mittel aus dem Spiele gelassen worden wäre.

Endlich dürfte der Anwendung der Chloroforminhalationen bei regelmässigem Geburtsverlaufe besonders in der Privatpraxis auch noch der Umstand hinderlich sein, dass man bei einer etwas später zufällig eintretenden Erkrankung der Wöchnerin oder des Kindes Gefahr läuft, sich die Schuld in die Schuhe geschoben zu sehen. Man wird mir zwar hier entgegnen, dass dieser Einwurf im Laufe der Zeit, sobald diese Anwendung des Mittels eine allgemeine geworden sein wird, wesentlich an Gewicht verlieren dürfte. Ich will dies keineswegs in Abrede stellen, glaube aber, dass diese Zeit, wenn sie je eintritt, jedenfalls eine sehr ferne gelegene ist und dass keiner meiner Zeitgenossen ihre Früchte in so vollem Masse geniessen dürfte, als es die Vertheidiger der Anwendung des Chloroforms bei gesundheitsgemässen Geburten behaupten zu können glauben.

Wenn man, so wie ich, die Erfahrung gemacht hat, wie schwer sich die auf dem Lande practicirenden Aerzte, selbst in der nächsten Nähe klinischer Institute, zur Benutzung der Chloroformnarkose bei geburtshilflichen Operationen entschliessen, so wird man auch zugeben, dass noch viele Jahre verstreichen werden, ehe das Mittel bei natürlichen Geburten sich einen allgemeinen Eingang in die Praxis verschaffen wird. Gewiss ist es, dass einzelne vielbeschäftigte, in grossen Städten prakticirende Aerzte, gestützt auf ihre Autorität, viel dazu beitragen können, allenfallsige im Publikum herrschende Vorurtheile zu beseitigen, aber hierzu gehört vor allen Andern, dass sie selbst von der Zulässigkeit und Unschädlichkeit der Chloroformnarkose bei der Leitung gesundheitsgemässer Geburten überzeugt sind, eine Ueberzeugung, welche ich mir bis jetzt, gestützt auf meine wohl zureichende Erfahrung noch immer nicht verschaffen konnte und zwar um so weniger, als ich, dem weiter oben Angeführten zufolge, Grund habe zu glauben, dass nicht einmal der nächste Zweck der Chloroforminhalationen, nämlich die Entfernung der durch den Geburtsakt bedingten Schmerzeindrücke vollständig erzielt wird; denn wie ich bereits erwähnt habe, Nichts giebt uns die Gewissheit, dass eine Frau, welche nach dem Erwachen aus der Narkose sich keines Schmerzes erinnert, denselben wirklich früher nicht gefühlt hat.

Mit Bestimmtheit und aus voller Ueberzeugung spreche ich mich desshalb gegenwärtig gegen die Anwendung des Mittels bei der Behandlung vollkommen regelmässig verlaufender Geburten aus und ich glaube nicht, dass ich Grund haben werde, diesen Ausspruch je einmal in der Folge zurück nehmen zu müssen.

2) Die zweite Frage, deren Beantwortung ich mir zur Aufgabe gemacht habe, geht dahin, welche Arten von Geburtsstörungen durch die Anaesthesirung der Kreissenden mittelst Chloroform gemässigt oder beseitigt werden können.

a) Nach dem, was ich weiter oben über die Einwirkung der Chloroformnarkose auf das Gebärorgan anzuführen Gelegenheit hatte, liegt wohl die Vermuthung sehr nahe, dass sie sich besonders in jenen Fällen erspriesslich zeigen wird, in welchen es sich um eine Mässigung der excessiven Wehenthätigkeit handelt; und in der That verdient dieses Mittel jederzeit in Gebrauch gezogen zu werden, sobald die Contractionen der Gebärmutter in allzu rascher Aufeinanderfolge und mit so bedeutender Kraft auftreten, dass für die Mutter und das Kind die nachtheiligen Folgen einer präcipitirten Geburt zu befürchten sind. Zur Begründung der eben ausgesprochenen Ansicht will ich von den vielen mir zu Gebote stehenden Beobachtungen nur eines Falles gedenken, in welchem die erspriessliche Wirkung der Chloroformnarkose recht augenscheinlich hervortrat.

Es betrifft derselbe eine 32jährige Erstgebärende mit ungewöhnlich weitem, wenig geneigten Becken und sehr breitem unnachgiebigem Mittelfleische. Eine Viertelstunde nach den ersten fühlbaren Wehen war die Blase geborsten und etwa 10 Minuten später wurde der grosse harte Kopf des Kindes durch die stürmisch und beinahe unausgesetzt aufeinander folgenden Contractionen der Gebärmutter und der Bauchpresse so gewaltig gegen die Schamspalte gedrängt, dass ich bei der ungewöhnlichen Enge und Unnachgiebigkeit der letzteren das Einreissen des Dammes jeden Augenblick befürchten musste. Mit Mühe gelang es mir, eine vollständige Chloroformnarkose zu erzielen, nach deren Eintritt aber auch die Wehen anfangs durch etwa eine Viertelstunde gänzlich nachliessen und erst nach Ablauf dieser Zeit, jedoch immer in grösseren Zwischenräumen und mit sichtlich geringerer Energie auftraten, so dass sie den Kopf des Kindes nur allmählig in die Schamspalte hineindrängten und dieselbe auf eine schonende Weise so erweiterten, dass ein Paar ganz seichte Incisionen am hintern Umfange der grossen Schamlippen zur vollständigen Erhaltung des früher so gefährdeten Dammes hinreichten.

Berücksichtigt man auch noch die beträchtliche Aufregung des Gefäss- und Nervensystems und die aussergewöhnliche Schmerzhaftigkeit, welche solche präcipitirte Geburten in der Regel begleiten, so wird man hierin einen Grund mehr für den unverzüglichen Gebrauch des uns beschäftigenden Mittels anerkennen müssen, und es ist nur zu bedauern, dass einestheils derartige Fälle, besonders in der Privatpraxis, meistens ohne die Dazwischenkunft des Arztes verlaufen, und dass anderntheils die Erzielung einer vollkommenen Narkose nicht selten durch die Unruhe der Kreissenden, durch die mit beinahe unausgesetzter Anstrengung verbundenen stürmischen Wehen vereitelt wird, eine Erfahrung, welche ich selbst in mehreren Fällen machte, wo die Ausstossung des Kindes rascher erfolgte, als die Anästhesirung der Kreissenden.

b) An die eben besprochene Wehenanomalie schliessen sich zunächst die unter dem Namen der „Krampfwehen" bekannten klonischen Krämpfe der Gebärmutter, welche sich durch eine aussergewöhnliche in der Regel mit einer Verzögerung des Geburtsverlaufes einherschreitende Schmerzhaftigkeit der den Uterus nur an einzelnen Abschnitten in verschiedener Richtung durchzuckenden Contractionen der Gebärmutter zu erkennen geben. Jedem beschäftigten Geburtshelfer ist es bekannt, dass die zur Bekämpfung dieser Wehenanomalie am meisten gerühmten Mittel: die Wärme, das Opium und der Aderlass, in sehr vielen Fällen vollständig erfolglos bleiben und dass dann derartige Geburtsfälle zu den peinlichsten für die Kreissende sowohl, als für den behandelnden Arzt gehören. Um so erfreulicher war es für mich, als ich, von verschiedenen Seiten darauf aufmerksam gemacht, in der Chloroformnarkose ein beinahe untrügliches Mittel für die Beseitigung dieser Krampfform erkennen zu müssen glaubte.

Die Häufigkeit, mit welcher sich diese in der Praxis vorfindet, erlaubte mir eine für die Fällung eines bestimmten Urtheils ausreichende Anzahl von Beobachtungen zu sammeln, durch welche mir die Ueberzeugung aufgedrängt wurde, dass die Chloroformnarkose wohl im Stande ist, die partiellen krampfhaften Zusammenziehungen der Gebärmutter zu mässigen, dass aber ihre Wirkung insoferne nicht ganz befriedigend ist, als es nur in relativ seltenen Fällen gelingt, die kurz abgebrochenen, auf einzelne Abschnitte der Gebärmutter beschränkten

Zusammenziehungen in ausgiebige auf das ganze Organ verbreitete Contractionen umzuwandeln. Da mir dies durch die andern oben genannten Mittel viel häufiger gelang, so gebe ich den Rath, gegen die in Rede stehende Krampfform des Uterus immer zuerst das Opium innerlich oder in Klystierform oder ein warmes Vollbad, endlich lauwarme Injectionen in die Vagina in Gebrauch zu ziehen und erst dann zur Anaesthesirung der Kreissenden zu schreiten, wenn sich die genannten Mittel erfolglos zeigen, oder wenn die excessive Schmerzhaftigkeit der Wehen, das unruhige, ungestüme Betragen der Gebärenden eine Mässigung ihrer Aufregung, eine wenigstens zeitweise Beschwichtigung des heftigen Schmerzes wünschenswerth erscheinen lässt, welchen Zweck die Chloroformnarkose gewiss sicherer erfüllt, als alle andern uns zu Gebote stehenden Mittel.

c) Häufig hatte ich auch Gelegenheit die Wirkungsweise des Chloroforms bei den spastischen Strikturen der Gebärmutter zu prüfen und war dieselbe besonders bei den krampfhaften Verengungen des äusseren Muttermundes mit Leichtigkeit zu erkennen.

So oft ich das Mittel unter diesen Verhältnissen in Anwendung zog, gewahrte ich jederzeit gleich nach dem Eintritte der Narkose eine beträchtliche Erschlaffung der früher straff gespannten, unnachgiebigen Orificialränder. — In dieser Beziehung konnte ich also mit dem Erfolge des Mittels vollkommen zufrieden sein, aber ich darf nicht verhehlen, dass es nach einer andern Seite hin nicht allen Anforderungen entsprach.

Es ist bekannt, dass die spastischen Strikturen des äussern Muttermundes sehr häufig von einer mangelhaften Entwickelung der Wehenthätigkeit im Körper und Grunde des Uterus begleitet sind und dass die durch erstere veranlasste Geburtsverzögerung nur dann beseitigt wird, wenn es gelingt, den obern Theil der Gebärmutter zu kräftigen Contractionen anzuregen, welche oft schon für sich allein hinreichen, das von dem Muttermunde gesetzte Hinderniss zu beheben. Wird nun unter den angeführten Umständen die Chloroformnarkose angewendet, so wird sie wohl die spastische Affection der Muttermundsränder mässigen oder wohl auch gänzlich beseitigen, aber sie wird nicht im Stande sein, das zweite geburtsverzögernde Moment, nämlich die Schwäche der Contractionen des obern Gebärmutterabschnittes zu entfernen, und hierin findet die von mir oft gemachte Beobachtung ihre Erklärung, dass während der Narkose, wenn sie durch 1—2 Stunden unterhalten wird, der Geburtsact durchaus keinen Fortschritt zeigt.

Auch habe ich es oft wiederholt erfahren, dass die während der Narkose eingetretene Relaxation der krampfhaft contrahirt gewesenen Muttermundsränder alsogleich wieder verschwand, sobald mit den Inhalationen der Chloroformdämpfe ausgesetzt und so die Einwirkung der Narkose behoben wurde.

Dem Gesagten zufolge würde ich das Chloroform bei den Strikturen des Muttermundes nur dann in Anwendung ziehen, wenn die übrigen, durch vielseitige Erfahrungen bewährten Mittel ihren Dienst versagen, würde mich aber immer höchstens auf eine halbstündige Unterhaltung der Narkose beschränken, während welcher Zeit es immer möglich sein wird, den Einfluss des Mittels auf die Contractionen des oberen Theiles der Gebärmutter kennen zu lernen, worauf ich, wenn letztere nicht den für die Beendigung der Geburt nöthigen Grad der Energie zeigen, oder wohl gar während der Narkose an Intensität verloren haben, zur Anwendung verstärkender Mittel, wie zur Application des Colpeurynters, zu warmen Injectionen in die Vagina schreiten würde, Mittel, welche unter den erwähnten Umständen meistens eher angezeigt sein werden als das Secale cornutum, zu dessen Verabreichung ich nur dann rathe, wenn die krampfhafte Striktur des Muttermundes nach beseitigter Narkose bleibend behoben ist, das Orificium dem Austritte des Kindes aus der Uterushöhle kein Hinderniss mehr entgegensetzt und somit die Wehenschwäche als die alleinige Ursache der Geburtsverzögerung angesehen werden muss.

Eine andere Anzeige für den Gebrauch des Chloroforms bei den spastischen Verengungen des äussern Muttermundes finde ich dann, wenn ein der Mutter oder dem Kinde Gefahr drohender Umstand eine Geburtsbeschleunigung erfordert und durch die Unnachgiebigkeit der Orificialränder der Einführung der Hand oder der Geburtszange ein mächtiges Hinderniss entgegengesetzt wird. In diesen Fällen leistet die Chloroformnarkose die trefflichsten Dienste; denn ohne sie müsste man entweder noch sehr lange auf die Erweiterung des Muttermundes warten, oder man müsste sie, wo dies durch die begleitenden Zufälle nicht erlaubt ist, auf eine gewaltsame, schmerzhafte, jedenfalls aber immer eingreifendere Weise erzwingen.

Was die in der Nachgeburtsperiode auftretenden krampfhaften Verengungen am untern Theile des Gebärmutterkörpers und am obern Abschnitte des Cervix anbelangt, so steht es allerdings fest, dass sie durch die Chloroformnarkose schnell behoben werden, aber ich empfehle in derartigen Fällen immer die grösste Vorsicht bei dem Gebrauche des Mittels. Ich würde dasselbe niemals in Anwendung ziehen, wenn die Retentio placentae von einer etwas stärkern Blutung aus der Gebärmutterhöhle begleitet wäre und zwar desshalb, weil die Einleitung der Narkose immer eine längere, unter diesen Umständen schwer in die Waagschale fallende Zeit in Anspruch nimmt, ferner weil sich nie im Voraus bestimmen lässt, ob die durch die Narkose hervorgerufene Erschlaffung der Uteruswandungen nicht vielleicht eine Steigerung der Blutung zur Folge haben wird, und endlich weil dem Arzte die Auffassung und Beurtheilung gewisser für sein Handeln entscheidender subjectiver Symptome, welche durch den höhern und niedrigeren Grad der Anämie bedingt sind, zur Unmöglichkeit wird.

Es ist deshalb nach meiner Ansicht bei den die Nachgeburtszögerungen begleitenden Strikturen der Gebärmutter die Anwendung des Chloroforms nur dann gerechtfertigt, wenn durchaus keine Blutung vorhanden und die Beseitigung der Striktur dringend nothwendig ist, um die Hand behufs der Lösung und Entfernung der Placenta mit Leichtigkeit und ohne Gefahr der Verletzung des Uterus einführen zu können.

d) Kann ich nun nach der Chloroformnarkose bei den oben besprochenen Krampfformen der Gebärmutter keine absolute Zulässigkeit und Anwendbarkeit einräumen, so ist dies doch unbedingt der Fall bei den unter dem Namen des „Tetanus uteri“ bekannten allgemeinen tonischen Krämpfen. Erfahrungsgemäss wird der Tetanus uteri nur bei sehr beträchtlichen, durch die normalen Contractionen der Gebärmutter nicht zu überwindenden, mechanischen Hindernissen beobachtet, am häufigsten bei vernachlässigten oder unzweckmässig behandelten Querlagen des Kindes, minder häufig bei den höhern Graden der Beckenverengerungen. Da aber im erstern Falle zur Ermöglichung der Geburt die Wendung des Kindes auf den Fuss unerlässlich ist, der Ausführung derselben aber gerade durch die krampfhafte Umschnürung des Kindeskörpers von Seite der Gebärmutter ein oft gar nicht, oder nur mit Gefahr einer Uterusruptur zu bewältigendes Hinderniss entgegen gesetzt wird, so liegt es auf der Hand, dass in diesen Fällen die in den ersten Augenblicken der Chloroformnarkose jeder Zeit eintretende Erschlaffung und Nachgiebigkeit der Uterus-Wandungen die Ausführung der Operation wesentlich zu erleichtern vermag. Indem ich mich hier auf diese kurze Andeutung beschränke, und mir eine weitläufigere Besprechung dieses Gegenstandes für den dritten, die geburtshilflichen Operationen erörternden Theil dieser Abhandlung vorbehalte, will ich hier noch darauf aufmerksam machen, dass nur der durch Becken-Verengerungen hervorgerufene Tetanus uteri eine wohlbegründete Anzeige für die Anwendung des Chloroforms abgibt.

Es entwickelt sich nämlich diese Krampfform bei einer vorhandenen Beckenverengerung nur dann, wenn die kräftigen, oft zu einer sehr bedeutenden Höhe gesteigerten Contractionen des Uterus das dem Austritte des Kindes von Seite des Beckens entgegengesetzte Hinderniss nicht zu überwältigen vermögen, wo dann auch eine operative Hilfe, sei es durch die Anwendung der Zange oder durch die Verkleinerung des Kindes mittelst der Perforation oder Kephalotripsie dringend angezeigt erscheint. Lässt man unter diesen Verhältnissen die krampfhafte Umschnürung des Kindes von Seite der Gebärmutter fortbestehen, so läuft man auf der einen Seite Gefahr, dass dieselbe durch den während des operativen Eingriffes auf den Uterus einwirkenden Reiz noch höher, ja selbst bis zum Eintritte einer Uterusruptur gesteigert wird, und auf der andern Seite auch die Extraction des Kindes durch die permanente krampfhafte Zusammenziehung der Gebärmutter wesentlich erschwert werden.

Als Beleg hiefür will ich einen von mir im Jahre 1852 klinisch behandelten Fall in Kürze mittheilen.

Derselbe betrifft eine 23jährige Erstgebärende, mit einer geringen Verengerung des Beckeneingangs (Conjugata $3^1/_2$), bei welcher eine im Beginne der Geburt aufgetretene krampfhafte Striktur des Muttermundes durch die Anwendung der Uterusdouche, lauwarme Bäder, des Opiums und endlich durch die Vornahme eines Aderlasses beseitigt wurde. Die sich zu einer sehr beträchtlichen Höhe steigernden Contractionen der Gebärmutter waren, nach 36stündiger Dauer, nicht im Stande, den sehr voluminösen Kopf des Kindes durch den Beckeneingang zu drängen, vielmehr entwickelte sich eine starre, ununterbrochen anhaltende tetanische Zusammenziehung der Gebärmutterwände, welche besonders am untern Umfange der letzteren eine von mir bis dahin noch nie beobachtete Höhe erreichte, wesshalb ich mich endlich entschloss, die Zange anzulegen.

Ungeachtet einer mehr als einviertelstündigen Inhalation von Chloroformdämpfen gelang es doch nicht, eine vollständige Narkose zu erzielen, so dass ich an der Erreichung dieses Zweckes verzweifelnd bei halb bewusstem Zustande der Kreissenden die Operation begann. Bei den Extractionsversuchen glitt die Zange trotz aller Vorsicht dreimal ab, und so entschloss ich mich dann, als bei dem dritt-

maligen Abgleiten eine beträchtliche bereits pulslose Nabelschnurschlinge
vorgefallen war, zur Ausführung der Perforation und Kephalotripsie.
Aber auch der perforirte und durch die Kephalotripsie beträchtlich ver-
kleinerte Kopf widerstand anfangs den mittelst dieses Instruments ausgeführten Tractionen, bis endlich während derselben durch die fortgesetzten Chloroforminhalationen eine vollständige Narkose und die
sehnlichst gewünschte Erschlaffung der tetanisch contrahirten Uteruswände eintrat, worauf mit einem Male der früher nicht von der Stelle
getretene Kopf tief in die Beckenhöhle herabglitt.

Ich bin der festen Ueberzeugung, dass in diesem Falle nach geschehener Perforation die Schwierigkeiten bei der Extraction wesentlich dadurch bedingt waren, dass der Rumpf des Kindes von den ihn
fest umschnürenden Uteruswänden zurückgehalten und erst dann aus
seiner Haft befreit wurde, als die Chloroformnarkose eine vollsändige
Erschlaffung der Uteruswände herbeigeführt hatte.

Ich glaube desshalb den oben ausgesprochenen Rath, bei vorhan-
denem Tetanus uteri die Kreissenden stets zu chloroformiren, wiederholen zu dürfen und zwar nicht blos in der Absicht, um ihnen den
durch eine etwa vorzunehmende Operation hervorgerufenen Schmerz
zu ersparen, sondern um sich dieselbe auch zu erleichtern, sie für
die Mutter und das Kind minder eingreifend und gefährlich zu machen.

c) So wie die anomale Beschaffenheit der Wehenthätigkeit, welche
sich durch die oben geschilderten Krampformen des Uterus zu erkennen gibt, so kann auch ein vorzeitiges Auftreten der Contractionen
des Uterus die Anwendung der Chloroforminhalationen indiciren.

So viel mir bekannt ist, ist bis jetzt von keiner Seite darauf aufmerksam gemacht worden, dass das Mittel in gewissen Fällen mit
grossem Nutzen zur Verhütung eines drohenden Abortus oder einer
Frühgeburt benutzt werden kann. Bekanntlich hat eine vorzeitige
Unterbrechung der Schwangerschaft entweder ihren Grund in einer
durch die erhöhte Congestion zum Uterus bedingten Zerreissung der
das Ei mit der innern Fläche der Gebärmutter verbindenden Gefässe,
oder sie wird veranlasst durch das vorzeitige Auftreten der Contractionen des Uterus oder endlich ist sie die Folge der Einwirkung mechanischer Gewalten. Ich habe in meinem Lehrbuche der Geburtshilfe
(3. Aufl. S. 325 u. ff.) die Erscheinungen näher besprochen, durch
welche sich diese drei genetisch verschiedenen Formen des Abortus
zu erkennen geben. Indem ich zur Vermeidung von Wiederholungen

auf das Gesagte verweise, will ich hier nur bemerken, dass blos bei der zweiten Form, nämlich bei jener, wo die Contractionen der Gebärmutter ohne eine vorausgegangene Verletzung des Eies, folglich ohne Gefässzerreissung und ohne stärkere Blutung das eigentliche Causalmoment des Abortus darstellen, dass nur bei dieser Form des letzteren von dem Gebrauche des Chloroforms ein günstiger Erfolg zu erwarten ist, wie ich dies in drei von mir beobachteten Fällen zu erfahren Gelegenheit hatte.

In dem Einen folgten die Contractionen der Gebärmutter unmittelbar auf eine heftige Gemüthsbewegung, in dem zweiten wurden sie durch eine hartnäckige Stuhlverstopfung eingeleitet und in dem dritten ist es wahrscheinlich, dass sie durch das Saugen eines Kindes an den Brüsten hervorgerufen wurden, indem die Frau, welche an die neuerlich eingetretene Conception nicht glaubte, ihr Kind noch bis zum dritten Schwangerschaftsmonate fortstillte. In allen diesen 3 Fällen waren die schmerzhaften, bei der Untersuchung mit Bestimmtheit zu erkennenden Contractionen der Gebärmutter das erste und einzige Symtom des drohenden Abortus, in allen 3 Fällen gelang es mir durch die Herbeiführung einer vollkommenen Narkose die Zusammenziehungen der Gebärmutter zu beseitigen, in zweien von ihnen traten dieselben auch nicht mehr wieder auf und erlitt die Schwangerschaft bis zu ihrem normalen Ende keine weitere Störung; in dem dritten cessirten die Wehen nach einer einviertelstündigen Dauer der Narkose durch 36 Stunden, kehrten dann mit verstärkter Intensität, begleitet von einer ziemlich heftigen Blutung wieder und hatten die Ausschliessung des Eies im vierten Schwangerschaftsmonate zur Folge. Besonders augenfällig war die beruhigende Wirkung der Narkose in dem einen Falle, welcher eine Erstgeschwängerte betraf, bei der sich der Muttermund nach zweistündiger Dauer der Wehen bis zur Grösse eines Silbergroschens erweitert hatte, so dass ich mit dem untersuchenden Finger unmittelbar das untere Segment des Eies fühlte, welches sich während jeder Contraction etwas in den Muttermund hineindrängte. In diesem Falle unterhielt ich die Narkose etwa durch eine halbe Stunde, jedoch so, dass die Kranke mehrere Male wieder theilweise zum Bewusstsein zurückkehrte. Als ich sie etwa 8 Stunden nach der Beendigung der Inhalationen wieder sah, gab sie nicht nur mit Bestimmtheit an, in dieser Zeit durchaus keine Wehen mehr verspürt zu haben, sondern ich fand auch bei der Untersuchung den Muttermund wieder vollkommen geschlossen und nach 2 Tagen hatte sich die bereits verstrichen gewesene Vaginalportion wieder bis zur Länge von etwa 4''' herausgebildet.

Diese Beobachtungen haben mir die feste Ueberzeugung aufgedrängt, dass das Chloroform unter den oben angegebenen Verhältnissen eines der kräftigsten Mittel zur Verhütung des Abortus darstellt und dürften dieselben wohl auch geeignet sein, die Aufmerksamkeit der Geburtshelfer auf diese, wie ich glaube, bis jetzt nicht beachtete Anwendungsweise der Anaesthetica zu lenken.

f) Nachdem bereits mehrere Geburtshelfer, so besonders *Liégard*, der vorzügliche Erfolge gesehen hat, so dass er das Chloroform als einziges Mittel empfiehlt, als Lobredner der Chloroformnarkose bei der Behandlung der unter dem Namen der „Eclampsie" bekannten Convulsionen der Schwangeren, Kreissenden und Wöchnerinnen aufgetreten sind, so halte ich es für meine Pflicht, meine dessfallsigen Beobachtungen hier bekannt zu machen.

Ich habe bis jetzt 8 an Eclampsie leidende Frauen mit diesem Mittel behandelt und kann, auf diese Erfahrungen gestützt, die Ueberzeugung aussprechen, dass die Chloroformnarkose, wenn auch kein untrügliches, so doch noch eines der verlässlichsten Mittel zur Hintanhaltung der einzelnen Paroxysmen darstellt; denn werden die Convulsionen auch nicht vollständig beseitigt, wie es nicht selten der Fall ist, so werden sie doch, besonders wenn die Inhalationen der Chloroformdämpfe durch längere Zeit fortgesetzt werden, beträchtlich gemässigt und abgekürzt und ich kann hier nur das wiederholen, was ich bereits an einem andern Orte zu sagen Gelegenheit hatte, dass nämlich die Chloroforminhalationen bei der Behandlung der Eclampsie nicht blos einen grossen Werth als Mittel zur Bekämpfung eines Symptoms besitzen, sondern, dass sie auch die Gefahren der Krankheit selbst mässigen, weil es feststeht, dass diese mit der Zahl und Heftigkeit der Paroxysmen in gleichem Masse zunehmen.

Die grösste Schwierigkeit, welche sich der Erzielung einer vollständigen Narkose bei an der Eclampsie erkrankten Frauen entgegenstellt, ist wohl der Umstand, dass die Inhalationen bei in kürzern Zeiträumen aufeinanderfolgenden Paroxysmen häufig auf längere Zeit unterbrochen werden und so eine vollständige Wirkung des Mittels oft erst nach einer verhältnissmässig langen Anwendung erzielt wird. Diesem Umstande schreibe ich es auch zu, dass meine ersten Versuche ziemlich ungünstig ausfielen, indem ich nach einer einviertel- bis halb-

stündigen, ganz oder theilweise fruchtlosen Fortsetzung der Einathmungen an dem gewünschten Erfolge derselben verzweifelte und ihre
weitere Anwendung unterliess. Später überzeugte ich mich jedoch, dass
bei einer consequenten Durchführung des Verfahrens in der Regel
endlich doch ein für den beabsichtigten Zweck zureichender Grad der
Narkose erzielt wird und einige Mal habe ich beobachtet, dass die
convulsiven Anfälle seltener und minder heftig wurden, bevor noch
das Mittel einen vollen Einfluss auf die Erschlaffung der der Willkür
unterworfenen Muskeln ausübte. Ich muss jedoch hier bemerken, dass
in jenen Fällen, wo von dem Auftreten des ersten Anfalles bis zur
Beendigung der Geburt ein längerer, mehrere Stunden in Anspruch
nehmender Zeitraum verstreicht, auch die Inhalationen des Chloroforms
öfter wiederholt werden müssen. Beobachtet man die Kranke etwas
genauer, so wird man an den plötzlich auftretenden Zuckungen der
Gesichtsmuskeln, an dem deutlich fühlbaren Erzittern der Extremitäten
und an dem mit einem Male erfolgenden Hin- und Herwerfen des
Körpers das Herannahen eines Paroxysmus wahrnehmen und dieses ist der günstige Zeitpunkt für die neuerliche Anwendung des Mittels, von welchem übrigens ohne Nachtheil für die Kranke sehr grosse
Dosen verbraucht werden können, wie ich dies in einem Falle erfuhr,
wo ich während der 8 Stunden beinahe 6 Unzen Chloroform ver-
wendete. Diese Kranke hatte vor meiner Ankunft binnen einer halben Stunde fünf sehr heftige Paroxysmen durchzumachen und noch
während der ersten halben Stunde, während welcher ich die Inhalation vornehmen liess, traten drei sehr intensive Anfälle auf, während
ich es in der ganzen übrigen Zeit, wie ich fest überzeugt bin, nur
durch die unausgesetzte Unterhaltung der Narkose dahinbrachte, dass
mit Ausnahme eines einzigen Paroxysmus, weiter kein heftigerer con-
vulsivischer Anfall auftrat. Bemerken will ich noch, dass die Kranke
etwa 24 Stunden nach der mit der Zange beendigten Geburt wieder
zum vollen Bewusstsein zurückkehrte und von dieser Zeit ab als vollkommen genesen betrachtet werden konnte. Dieser Fall bietet auch
noch dadurch Interesse, dass das Kind, ungeachtet von dem Auftreten des ersten Anfalls bis zur Beendigung der Geburt beinahe
9 Stunden verstrichen waren, doch lebend extrahirt wurde und erst
ein halbes Jahr nach seiner Geburt an Pneumonie starb.

Wenn man berücksichtigt, wie selten unter diesen eben geschilderten Verhältnissen das Leben des Kindes erhalten wird, so wird
man es wohl nicht absurd finden, wenn ich die Frage aufstelle, „ob

durch die Anwendung des Chloroforms bei der Behandlung der Eclampsie nicht auch ein günstigeres Resultat bezüglich der Lebensrettung der Kinder erzielt werden könnte? Die relativ geringe Zahl meiner einschlägigen Beobachtungen erlaubt mir nicht, schon jetzt eine bestimmte Meinung abzugeben. Jedenfalls spricht der Umstand, dass von den oben erwähnten acht eclamptischen Frauen sechs lebende Kinder zur Welt brachten, nicht gegen die Möglichkeit einer dem Mittel günstigen Beantwortung der oben gestellten Frage.

Gewiss kömmt es hier vorzüglich darauf an, welches Moment die eigentliche Todesursache des Fötus darstellt. Wäre es die in der neuern Zeit behauptete urämische Intoxication, welche sich vom mütterlichen Blute dem fötalen mittheilt, so wäre von der Anwendung des Chloroforms, da es die Urämie nicht zu beseitigen vermag, allerdings wenig zu hoffen; da aber diese Todesursache des Kindes, wie ich in meiner neuesten Arbeit über die Eclampsie (*Kiwisch-Scanzoni*, Klinische Vorträge III. Band, pag. 492) dargelegt habe, für mich keinesweges erwiesen ist, da ich glaube, dass das Absterben der Frucht häufig die Folge der durch die Paroxysmen hervorgerufenen Kreislaufsstörungen innerhalb der Gebärmutterwände ist, oder dass es herbeigeführt wird durch die bei längern Geburtsverzögerungen, besonders wenn sie im Gefolge der verschiedenen Krampfformen des Uterus auftreten, so leicht nachtheilig wirkende Compression des Nabelstranges, der Placenta und des Fötus selbst; so hätte man wohl einigen Grund zu glauben, dass die Chloroformnarkose, welche anerkannter Massen die krampfhaften Contractionen des Uterus zu mässigen vermag, auch von Vortheil für die Erhaltung des kindlichen Lebens sein könne. Unter allen Verhältnissen verdient die hier von mir angeregte Frage einige Berücksichtigung und ich hoffe, dass sie von Seite der Vorstände grösserer Gebäranstalten, in welchen es allein möglich ist, in verhältnissmässig kurzer Zeit eine zureichende Anzahl von Erfahrungen zu sammeln, recht bald ihre Lösung finden wird.

g) Endlich hat man die Chloroformnarkose noch in allen jenen Geburtsfällen empfohlen, wo die Wehenthätigkeit, sei es durch was immer für eine Ursache, einen ungewöhnlich hohen Grad von Schmerzhaftigkeit erreicht hat; da aber dies nach meinem Dafürhalten am häufigsten durch die weiter oben besprochenen Krampfzustände der Gebärmutter bedingt ist, so will ich mich mit Hinweisung auf das oben Gesagte damit begnügen, hier kurz zu erwähnen, dass mir das

Mittel auch in einigen Fällen, wo die Schmerzhaftigkeit der Gebärmutter während des Geburtsactes durch eine im Verlaufe dieses letzteren, oder auch schon während der Gravidität eingetretene entzündliche Affection der Gebärmutter oder des Bauchfells veranlasst war, behufs der Beruhigung der im höchsten Grade aufgeregten Kranken treffliche Dienste leistete.

h) Im Wochenbette sind es zunächst die besonders bei Mehrgeschwängerten häufig mit beträchtlicher Intensität auftretenden Nachwehen, für welche man die Chloroforminhalation empfohlen und in Anwendung gebracht hat. Ich habe das Mittel unter diesen Verhältnissen bis jetzt ein einziges Mal versucht, wurde jedoch durch diesen Versuch zur grössten Vorsicht aufgefordert.

Der Fall betrifft eine Frau, welche nach ihrer vierten, natürlich, aber rasch verlaufenen Entbindung über sehr heftige Nachwehen zu klagen hatte, die weder auf die Anwendung der Wärme, noch auf die Application eines mit 20 Tropfen Tinct. thebaica versetzten Lavements nachliessen und die Wöchnerin 3 Tage lang so sehr belästigten, dass ich des Nachts geholt wurde, um Erleichterung zu verschaffen. Ich liess durch 5—6 Minuten Chloroformdämpfe einathmen, wodurch eine, wenn auch nicht vollständige, doch in soferne hinreichende Narkose erzielt wurde, dass die früher sehr schmerzhaften Nachwehen durch etwa 2 Stunden gänzlich aufhörten, dann aber mit beträchtlich geminderter, von der Kranken leicht zu ertragender Intensität wiederkehrten. Ungefähr drei Stunden nach der Anwendung des Mittels legte die Wöchnerin ihr Kind an die Brust, war aber sehr erstaunt, als der kräftige, sonst mit sehr grosser Gier saugende Knabe schon nach wenigen Zügen die Brustwarze fahren liess und in einen tiefen Schlaf verfiel, welcher zur grossen Beunruhigung der Kranken und, ich muss es gestehen, meiner selbst, durch volle acht Stunden fortwährte, so dass das Kind selbst durch lautes Anschreien, Rütteln u. s. w. nicht erweckt zu werden vermochte. Nach Ablauf der genannten Zeit machte die Schlafsucht einer bei diesem Kinde ungewöhnlichen, beinahe 2 Tage anhaltenden Unruhe Platz, welche ich bei der Abwesenheit aller für eine anderweitige Erkrankung sprechenden Symptome ebenfalls noch für eine Nachwirkung der von der Mutter vorgenommenen Chloroforminhalationen zu betrachten geneigt bin.

Wenn ich auch nicht behaupten will, dass das Mittel jederzeit durch die Vermittelung der Milch den gedachten nachtheiligen Einfluss auf den Säugling ausüben wird, so dürfte vorstehende Beobachtung jedenfalls geeignet sein, den Arzt zur grössten Vorsicht bei dem Gebrauche der Chloroformnarkose im Wochenbette aufzufordern, und gewiss wäre es nicht uninteressant, wenn von chemischer Seite diesem Umstande, nämlich den durch die Chloroforminhalationen etwa bedingten Veränderungen in der Zusammensetzung der Milch einige Aufmerksamkeit geschenkt würde.

3) Den dritten Theil der mir gestellten Aufgabe bildet die Frage, „in wie weit die Anwendung der Chloroformeinathmungen bei der Vornahme der verschiedenen geburtshilflichen Operationen gerechtfertigt und angezeigt ist."

Nach einer Jahre langen Prüfung bin ich zu dem festen Entschlusse gelangt, nie eine grössere, eingreifendere geburtshilfliche Operation vorzunehmen, ohne die Kreissende zuvor anästhesirt zu haben. Die Vortheile, welche das Mittel unter diesen Umständen bietet, sind in der That so gross, dass ich es unbegreiflich finde, wie es noch heut zu Tage Geburtshelfer geben kann, welche es verabsäumen, sich und den ihnen anvertrauten Kranken die Wohlthaten der Chloroform-Narkose zukommen zu lassen.

Wenn von einigen Seiten behauptet wird, dass die Anwendung des Chloroforms in der Privatpraxis auf grosse Schwierigkeiten stosse, indem man hierzu immer eines eigenen, mit der Anwendungsweise vertrauten Gehilfen bedürfe, welcher auf dem Lande und selbst auch in Städten nicht immer zu Gebote steht, so muss ich bemerken, dass diese Schwierigkeiten sehr leicht umgangen werden können.

Ich für meinen Theil verfahre folgendermassen: Nachdem etwa 1 Drachme Chloroform auf ein mehrfach zusammengelegtes Sacktuch geträufelt wurde, halte ich dieses bei gehöriger Ueberwachung des Pulses, der Wehenthätigkeit u. s. w. so lange selbst an den Mund der Kreissenden, bis der für den beabsichtigten Zweck zureichende Grad der Narkose erzielt ist, übergebe hierauf das Tuch der ersten besten, bei der Geburt assistirenden Person und schreite dann zur Operation, während welcher, wenn sie etwas länger dauern und der Bestand der Narkose in Zweifel gesetzt werden sollte, ich neuerdings etwas Chloroform auf das Tuch träufle und dieses so oft wiederholen lasse, bis die Operation ihrem Ende zugeführt ist.

Auf diese Weise ist es mir bis jetzt immer gelungen, das gewünschte Resultat zu erzielen und nie noch habe ich für diesen Zweck die Anwesenheit eines besonders routinirten Assistenten vermisst.

Wollte man mir vielleicht einwenden, dass man in der Privatpraxis durch die Vorurtheile und die Furcht der Kreissenden und ihrer Umgebung in der Benützung der Chloroformnarkose für operative Zwecke gehindert wird, so kann ich versichern, dass ich bis jetzt mit derartigen Schwierigkeiten nie zu kämpfen hatte, dass sich im Gegentheil alle meine Kranken auf einige wenige Vorstellungen von meiner Seite mit der grössten Bereitwilligkeit zum Gebrauche des Mittels entschlossen. Nach meiner Ueberzeugung ist es nicht die Furcht der Kranken, welche der allgemeinen Anwendung des Chloroforms in der operativen Geburtshilfe hindernd im Wege steht, sondern die unbegründete Furcht und Besorgniss der mit der Anwendungs- und Wirkungsweise des Mittels nicht vertrauten Aerzte, welche mit wirklich sträflichem Eigensinne einen der grössten Fortschritte in der praktischen Medizin ignoriren. Hinge es von mir ab, so würde ich es einem jeden, sich mit Geburtshilfe beschäftigenden Arzte zur Pflicht machen, sich an einem klinischen Institute die nöthigen Kenntnisse zu verschaffen, damit er den sich ihm anvertrauenden Kranken nicht eine Wohlthat vorenthalte, welche von ihnen nicht nur dankbarst anerkannt wird, sondern selbst auch auf den Verlauf des Wochenbettes, wie ich fest überzeugt bin, von unberechenbaren Folgen ist.

Berücksichtigt man nämlich den erschütternden, mit schwereren geburtshilflichen Operationen jederzeit verbundenen Eingriff, berücksichtigt man — möge mir der Ausdruck erlaubt sein — die nervöse Erschöpfung, welche die gewöhnliche Folge der qualvollen und nicht selten sehr lange anhaltenden, durch die operativen Hilfeleistungen bedingten Schmerzen ist: so wird man mir wohl keine Absurdität vorwerfen, wenn ich die Ueberzeugung ausspreche, dass die günstigeren Resultate, welche ich seit der Anwendung des Chloroforms bei meinen geburtshilflichen Operationen erzielte, mit zum grossen Theile den Wirkungen dieses Mittels zuzuschreiben sind. Jeder nur etwas erfahrene Geburtshelfer kennt den nachtheiligen Einfluss, welchen heftige Gemüthsbewegungen auf die Gesundheit der Kreissenden und Wöchnerinnen ausüben. Nun frage ich aber, ob die Angst, welche eine Frau während einer etwas länger dauernden geburtshilflichen Operation zu erdulden hat, ob die hochgradige körperliche und geistige Aufregung, welcher sie unter diesen Umständen ausgesetzt ist, nicht als Momente betrachtet werden müssen, welche einen wesentlichen Einfluss auf das Nervensystem und die Blutmasse der Kreissenden und somit auf den Verlauf des Wochenbettes auszuüben vermögen? Gewiss kein Sachverständiger wird diese Frage mit „Nein" beantworten.

Es kömmt hier aber auch noch zu berücksichtigen, dass es einzelne operative Eingriffe gibt, deren Gefährlichkeit durch die unmittelbare Wirkung der Chloroformnarkose, nämlich durch die Erschlaffung der Uteruswandungen wesentlich gemässigt wird.

Die Wahrheit dieses Ausspruchs wird nur derjenige zu würdigen wissen, der es einmal versucht hat, die Hand behufs der Vornahme einer Wendung oder der Entfernung der Geburtstheile in die von kräftig zusammengezogenen Wänden umgebene Uterushöhle zu führen, der sich von der Unmöglichkeit der Ausführung dieses Vorsatzes überzeugte, hierauf die Chloroformnarkose in Anwendung zog und dann das der Operation entgegenstehende Hinderniss plötzlich beseitigt fand. Je starrer die Contraction der Uteruswände ist, um so grösser muss auch die durch die Einführung der Hand bedingte Reibung und Reizung der innern Fläche sein und beseitigt man die erstere, so mässigt man auch die Gefahr der nach solchen Operationen so häufig auftretenden traumatischen Gebärmutter- und Bauchfellentzündungen, deren mittelbare und unmittelbare Folgen nie im Voraus zu ermessen sind.

Nach dem Gesagten macht sich jeder Geburtshelfer, welcher bei einer schweren Wendung die Anaesthesirung der Kreissenden vernachlässiget, eines groben, sträflichen Kunstfehlers schuldig, der überdiess für ihn selbst keinesweges gleichgiltig ist; denn wenn man es erfahren hat, welcher Kraftaufwand von Seite des Operateurs erforderlich ist, um die Wendung des Kindes in einer krampfhaft zusammengezogenen Gebärmutter zu bewerkstelligen, so wird man nicht genug dankbar sein können jenen Männern, welche uns mit einem Mittel beschenkt haben, das geeignet ist, die beschwerlichsten, peinlichsten Momente des ärztlichen Wirkens abzukürzen.

Unter welchen Verhältnissen ich den Gebrauch des Chloroforms bei Nachgeburtszögerungen für angezeigt halte, habe ich bereits weiter oben (Seite 247) auseinandergesetzt und will hier nur erwähnen, dass es bei der Ausführung dieser Operationen gewöhnlich nicht nöthig ist, eine so vollständige, tiefe Narkose herbeizuführen, als in jenen, wo es sich um die Vornahme einer Wendung oder sonstigen länger dauernden operativen Hilfeleistung handelt. Hier genügt in der Regel schon die Herbeiführung eines halb bewusstlosen Zustandes der Kreissenden zu einer ausreichenden Erschlaffung der Uteruswände, ja es dürfte eine lange dauernde, mit einer vollständigen Atonie der Uteruswandungen verbundene Narkose wegen der unter diesen Verhältnissen sehr leicht eintretenden Metrorrhagie geradezu zu vermeiden sein.

Bei den Extractionen des Kindes mit der Zange wird das uns beschäftigende Mittel wohl keine so unmittelbar in die Augen springende, die Operation selbst erleichternde Wirkung entfalten; nichtsdestoweniger leistet es auch hier die trefflichsten Dienste, und zwar besonders dann, wenn die Zutageförderung des Kindes aus was immer für Gründen einen beträchtlichen Zeit- und Kräfteaufwand in Anspruch nimmt. Ich habe bereits früher darauf hingedeutet, dass die durch spastische Zusammenziehungen bedingte Unnachgiebigkeit der Muttermundsränder auf eine bestimmte Zeit durch kein Mittel zuverlässiger behoben wird, als durch das Chloroform. Wenn man aber weiss, dass der Extraction des Kindes, bei sonst ganz günstigen Raumverhältnissen, oft durch eine hartnäckige Striktur des Muttermundes ein sehr beträchtliches, nur durch lange fortgesetzte Tractionen zu beseitigendes Hinderniss entgegen gesetzt wird, so werde ich wohl gerechtfertigt erscheinen, wenn ich den Rath gebe, in derartigen Fällen nie auf die wohlthätigen Wirkungen der Chloroformnarkose zu verzichten.

Am schwierigsten dürfte die Entscheidung, „ob das Mittel gebraucht werden soll, oder nicht," in jenen Fällen sein, wo das Kind mit dem unteren Rumpfende vorliegt. Auf der einen Seite könnte die bei dieser Art von Geburten erfahrungsgemäss häufiger auftretende Wehenschwäche durch die Narkose noch gesteigert werden und der Geburtshelfer die seine Tractionen wesentlich unterstützenden, die wünschenswerthen Drehungen des Kindes am naturgemässesten herbeiführenden Zusammenziehungen des Uterus nur ungerne vermissen und auf der andern Seite möchte wohl sehr häufig die Anaesthesirung der Kreissenden einen für das kindliche Leben gefährlichen Zeitverlust nöthig machen, so dass man wohl bei der Extraction des Kindes an den Füssen oder am Steisse in den meisten Fällen auf die Anwendung des Chloroforms wird verzichten müssen. Ich für meinen Theil mache nur dann davon Gebrauch, wenn die Extraction durch irgend einen die Geburtsbeschleunigung erheischenden Umstand bei noch nicht völ-

lig eröffnetem, unnachgiebigen Muttermunde, oder bei beträchtlicher
Beschränkung der räumlichen Verhältnisse nöthig ist, wo die Operation immer eine eingreifendere, schmerzhaftere und die Entwickelung
des Kopfes voraussichtlich ohne Zuhilfenahme der Zange nicht möglich sein wird.

Bei den die Verkleinerung des Kindeskörpers anstrebenden Operationen (Perforation, Kephalotropsie, Embryotomie) schreite ich jedesmal zur Anaesthesirung der Kreissenden, theils um ihr die durch diese
Acte unausweislich bedingte deprimirende Gemüthsbewegung und den
Anblick der später zu Tage geförderten verstümmelten Kindesleiche
zu ersparen, theils um die Vortheile der Narkose während der meist
auf die Verkleinerung des Kindes folgenden Extractionen benützen zu
können.

Dass man einer Kreissenden, an welcher man den Kaiserschnitt
vorzunehmen beabsichtigt, die hier nicht genug hoch anzuschlagende
Wohlthat der Narkose nicht entziehen wird, brauche ich wohl nicht
erst besonders hervorzuheben, ebenso bin ich überzeugt, dass Jene,
welche sich den von mir im Obigen ausgesprochenen Grundsätzen an-
schliessen, nicht zaudern werden, das Mittel in Anwendung zu bringen,
wo es sich bei einer Schwangeren um die Reposition einer retrover-
tirten Gebärmutter oder überhaupt um die Vornahme irgend eines
eingreifenderen, schmerzhafteren operativen Actes handelt.

Indem ich hiemit die mir gestellte Aufgabe, so weit es in meinen Kräften lag, gelöst zu haben glaube, schliesse ich diese kurze Abhandlung mit dem Wunsche: dieselbe möge meine Fachgenossen zu einer
weitern Prüfung veranlassen, von der ich überzeugt bin, dass sie, wenn
sie vorurtheilsfrei vorgenommen wird, im Wesentlichen das von mir Gesagte bestätigen und dem Chloroform als einem unschätzbaren, leider
noch immer nicht nach Gebühr gewürdigten Mittel eine immer allgemeiner werdende Anwendung in der geburtshilflichen Praxis verschaffen wird.

In der Sitzung der Hufeland'schen Gesellschaft vom 22. Februar
1861 legte Geh. Rath Prof. Dr. *Martin* seinen Mittheilungen über die
Anwendung des Chloroforms in der Geburtshilfe eine Beobachtungs-
reihe von nahe an 1000 Fällen zu Grunde, in denen er die Chloroformnarkose in Anwendung zog, und gelangte zu folgenden Schluss-
sätzen:

1) Die Narkose tritt bei Gebärenden viel leichter ein als bei
Nichtgebärenden. Oft reichte er mit einer halben bis einer Drachme

Chloroform aus; selten waren ʒjß pro dosi erforderlich und wenn auch die Narkosen auf mehrere Stunden ausgedehnt werden mussten, so hat er doch wohl nie über zwei Unzen verbraucht.

2) Ein irgend nur bedrohlicher Zustand ist in den von ihm geleiteten Fällen nie eingetreten; auch sah er keinen störenden Einfluss auf die Wehenthätigkeit.

3) Die Wirkung der Narkose auf die Kreissende ist eine überaus wohlthuende.

4) Hinterbleibendes Missbehagen, Uebelkeit, Eingenommensein des Sensoriums etc. treten nicht ein, wenn man den Schlaf nicht stört, welcher der Narkose zu folgen pflegt und durch den eine Elimination aus dem Blute stattzufinden scheint. Nie sah er einen schädlichen Einfluss auf das Kind oder eine Neigung zu Blutungen.

Martin beginnt mit kleinen Dosen, die auf ein glattes Taschentuch gegossen werden, welches der Kreissenden so an die Stirn festgehalten wird, dass es vor Nase und Mund herabhängt und stets atmosphärische Luft mitgeathmet wird. Die Inhalationen müssen sofort ausgesetzt werden, wenn schnarchende Respiration eintritt. Von besonderm Nutzen erweist sich die Narkose

1) bei übermässiger Empfindlichkeit, besonders bei reizbaren Individuen der höheren Stände oder als Produkt krankhafter Zustände der Genitalorgane wie z. B. der Endometritis, eines irritirten Scheidenausganges, eines sehr rigiden Muttermundes etc.

2) Bei der Zangenoperation erreiche man ein absolut ruhiges Verhalten der Kreissenden.

3) Bei der Wendung auf die Füsse, welche *Martin* zumeist in der entsprechenden Seitenlage ausführte, erleichterte die Narkose die Einführung der Hand, das Ergreifen der Füsse und die Umdrehung des Kindes.

4) Sehr werthvoll ist die Chloroformnarkose auch bei der Perforation und Kephalotripsie, besonders wenn schon Entzündungsgeschwulst der Genitalien eingetreten ist.

5) Weniger nöthig ist nach *Martin*'s Ansicht die Narkose bei dem Kaiserschnitt, weil derselbe, abgesehen von dem Hautschnitt, wenig schmerzhaft ist.

6) Bei Nachgeburtsoperation ist die Narkose fast unentbehrlich, besonders wenn die Nachgeburt erst in einem spätern Termine fortgenommen wird.

7) Bei der Ecclampsie sah *Martin* die Anfälle sich mässigen und völlig ausbleiben (*Stillwell* erzählt vier Fälle von puerporalen Convulsionen, wo er mit bestem Erfolge Chloroform anwendete, bei zweien der Frauen dauerte die Bewusstlosigkeit nach der Geburt mehrere Tage fort. Ebenso wendete *Braun*, *Simpson* und *Channing* Chloroform mit vielem Erfolg bei Puerperalconvulsionen an und ich selbst kann aus zwei Beobachtungen die vortreffliche Wirkung des Chloroforms bei Ecclampsie bestätigen, die Anfälle gingen sehr schnell vorüber und die Entbindung wurde ohne weitere Kunsthülfe auf natürlichem Wege, nur unter längerer Anwendung der Chloroform-Inhalation beendet).

8) Vorsicht räth *Martin* bei etwa vorhandener vorgeschrittener Tuberkulose und entschieden ausgesprochener Plethora, sowie bei Herzfehlern. (Im Hebammeninstitut der Grossfürstin Helene Paulowna zu Petersburg (*Hügenberger* sen.) wurde seit 1847—1859 unter 8319 Geburten 303mal bei Operationen das Chloroform angewendet ohne jede nachtheiligen Folgen.)

Zu den Gegnern der unbedingten Chloroform-Anwendung gehört Prof. *Hohl* und er wendet sich namentlich gegen *Martin*'s eben angeführte Auseinandersetzungen. Nach ihm ist Chloroform immer ein höchst gefährliches Mittel und wenn *Martin*, *Simpson*, *Scanzoni* und andere berühmte Geburtshelfer behaupten, nie bedenkliche Folgen in der Geburtshilfe beobachtet zu haben, so gibt dies doch den Geburtshelfern keinen Freischein in die Hand, zumal selbst nach einigen wenigen Einathmungen schon öfter tödtliche Vergiftungen vorgekommen sind. (Aber nicht in der Geburtshilfe, d. Verf.) In der That sind ja die Schmerzen der Geburt in Rücksicht ihrer Verschiedenheit, ihrer Dauer und Stärke, ihres Sitzes und Verlaufes dem Geburtshelfer häufig Weisung, Richtschnur, Warnung. Und so ist jeder Geburtshelfer im Unrecht, wenn er ohne Indication, ohne von der Nothwendigkeit gedrängt zu sein, eines Mittels sich bedient, für dessen Gefahrlosigkeit er nicht einstehen kann. Nur dann, wenn die Schmerzen der Geburt aus irgend einem pathologischen Grunde zu einer ungewöhnlichen Höhe sich steigern, den Verlauf der Geburt wirklich stören oder die Mutter gefährden, z. B. durch Convulsionen, ist der Geburtshelfer im Rechte, wenn er zum Chloroform greift, keine vollständige Bewusstlosigkeit, sondern nur Schwächung der Empfindlichkeit herbeiführt, damit die Kreissende die Hilfskräfte in Thätigkeit setzen kann. Dazu bedarf es nicht grosser Dosen, wie sie *Martin* in mehreren Fällen angewendet hat. Nach *Hohl's* Erfahrung ist die Wirkung des Chloroforms auf die Wehenthätigkeit eine sehr verschiedene, in einigen Fällen hörten die Wehen ganz auf, in andern setzten sie aus und kehrten erst nach längerer Zeit wieder, noch in anderen blieb der Uterus in einem Grade von Krampf, in dem er sich befand. Auf die Hilfskräfte aber kann bei dem Eintritte der Narkose, deren Intensität durchaus nicht voraus zu bestimmen ist, nicht gerechnet werden. Was die Anwendung des Chloroforms bei den einzelnen geburtshilflichen Operationen betrifft, so soll

1) bei der Zangenoperation nach *Martin* ein absolut ruhiges Verhalten der Kreissenden erreicht werden. Chloroformirte werden aber häufig auch sehr unruhig und werfen sich umher, besonders bei einem mässigen Grade der Narkose, der gerade bei der Zangenoperation gefordert wird. Wird die Zange mit Vorsicht sondenartig eingeführt, werden die Tractionen in der Richtung nach dem Stande des Kopfes mit gemässigter Kraft, kleinere Rotationen unter Mithilfe der Wehen und der Hilfskräfte ausgeführt, so wird eine ungewöhnliche Höhe des Schmerzes vermieden. Oftmals ist derselbe dem Geburtshelfer nutzreich. Ist eine dringende Indication zur Beschleunigung der Geburt vorhanden, so ist es oft unmöglich auf den Eintritt der Narkose zu warten. Es gibt daher gewiss nur einzelne Fälle, wo der Gebrauch des Chloroforms zweckmässig und nothwendig ist.

2) Bei der Wendung soll nach *Martin* die Chloroform-Narkose nicht nur die Schmerzen hinwegbringen, sondern auch die Operation selbst, besonders bei vernachlässigten Fällen, erleichtern. Zum letztern Zweck muss aber die Narkose bis zum höchsten Grade fortgesetzt werden, damit Erschlaffung eintrete. Auch hier ist der Schmerz sehr oft eine Warnung für den Geburtshelfer. Nur dann, sagt *Hohl*, halte ich den Gebrauch des Chloroforms bei der Wendung für gerechtfertigt, wenn, besonders bei einer Erstgebärenden, die Schamspalte eng ist, die Geburtstheile an sich oder durch operative Eingriffe in einem hohen Grade empfindlich sind, oder wenn die Wehen, stark und kräftig, die Operation hindern.

3) Bei der Perforation und Cephalotripsie hält *Martin* die Narkose ebenfalls für sehr werthvoll. Diese Operationen sind aber, wie *Harnier* bemerkt, für die Mutter nicht schmerzhaft. Ueberhaupt sagt *Hohl*, ist bei allen geburtshilflichen Operationen mit schneidenden Instrumenten die Chloroform-Narkose zu vermeiden.

4) Für weniger nöthig hält sie *Martin* beim Kaiserschnitt, welcher abgesehen von dem Hautschnitt wenig schmerzhaft sei. *Hohl* aber hält dieselbe gerade hier für sehr nützlich, unerlässlich und von höchster Wichtigkeit.

5) Bei den Nachgeburtsoperationen wird die Chloroform-Narkose von *Martin* ganz besonders empfohlen. *Hohl* verwirft sie hier aus den bekannten Gründen und setzt hinzu: es ist unglaublich was das Chloroform hier, man möchte sagen nach Bestellung, alles leistet, denn es soll den Schmerz bei der Lösung der Placenta entfernen, es soll den Geburtshelfer vor zu ermüdenden und hemmenden Wehen sichern, es soll die um die Placenta oder bei incarcerirter Placenta sich bildende Striktur heben, dann aber auch durch eine folgende Wehe die Placenta von selbst ausstossen lassen und endlich bei fibrösen Verwachsungen derselben mit particeller Striktur ein Balsam gegen Krampf, Schmerz und Angst sein. Wie dann aber, wenn das Chloroform bei bestehender Blutung die Striktur durch Erschlaffung des Uterus hebt oder bei Atonie der Gebärmutter und innern Blutung der Placenta doch adhärirt? Gibt denn nicht die Empfindlichkeit des Uterus dem Geburtshelfer bei Lösung der Placenta sehr oft Weisung und Warnung? Chloroformirt man denn auch bei Placenta praevia? Man sagt's!

Die beste Entgegnung auf *Hohl's* Mittheilung ist die Abhandlung *Scanzoni's*. *Hohl* dürfte mit seinen Ansichten in Betreff der Anwendung des Chloroforms in der Geburtshilfe sehr vereinzelt dastehen.

Fordyce Barker bespricht die Anwendung des Chloroforms in der Geburtshilfe und findet, dass die Gefahr in dieser eine viel geringere ist, als in der Chirurgie, aus folgenden Gründen:

1) Weil in der Chirurgie die Anaesthetica angewendet werden, um einen erwarteten Schmerz abzuwenden, in der Geburtshilfe dagegen, um bereits vorhandene Schmerzen aufzuheben, zu mildern, zu beseitigen. Es ist aber bekannt, dass die Einwirkung der Narcotica und Anodyna auf den Organismus sich sehr nach dem Grade der vorhandenen Schmerzen richtet; ein an Peritonitis oder Kolik Leidender kann eine Gabe Opium ohne Nachtheil vertragen, welche demselben Individuum, wenn es gesund ist, den Tod bringen kann.

2) Ein Individuum, das im Begriff steht, sich einer schmerzhaften, chirurgischen Operation zu unterwerfen, und dem ein Anaestheticum

geboten wird, wird stets mehr oder weniger von Angst und Besorgniss in Bezug auf das zu erwartende Resultat ergriffen, wozu sich gewöhnlich noch Bedenken in Betreff der Wirksamkeit der Anaesthetica, ja wohl gar Furcht gesellt, dasselbe könnte dem Leben ein Ende machen. In geburtshilflichen Fällen ist das Verlangen überwiegend, von den immer von Neuem zu erwartenden Wehenschmerzen befreit zu bleiben, und hat eine Gebärende schon die wohlthätige Wirkung des Anaestheticums gekostet, so verlangt sie gewiss von Neuem darnach.

3) Während in der Chirurgie die Wirkung der Anaesthetica bis zum vollen Sopor gesteigert werden muss, genügt es in der Geburtshilfe, die Sensibilität zu vermindern oder aufzuheben, ohne dass dabei das Bewusstsein völlig verloren geht.

Barker zieht das Chloroform allen andern Mitteln vor, weil

1) der Geruch des Chloroforms den meisten Kranken angenehm ist und das Mittel keinen Hustenreiz erregt, wie der Aether. Wird letzterer längere Zeit hindurch, besonders in engen Räumen angewendet, so können diese bis zur Feuersgefahr damit erfüllt werden.

2) Die Wirkung des Chloroforms ist rascher als die des Aethers, auch bedarf man eine weit geringere Menge. Diese rasche Wirkung macht es möglich, vor dem Eintritte einer jeden Wehe von Neuem das Mittel anzuwenden, so dass in den Wehenpausen die Kreissende von der Einwirkung des Anaestheticums ziemlich frei bleibt.

3) Beim Chloroform haben wir den Grad der Anaesthesie ganz in unserer Gewalt, nicht so beim Aether (?). Eine Verlangsamung des Geburtsverlaufes findet durch das Chloroform nur selten statt und dann häufiger in der zweiten als in der ersten Geburtsperiode; dagegen will *Barker* gar nicht selten eine Beschleunigung der Geburt beobachtet haben und dieses zwar unter folgenden Umständen:

a) überall dort, wo eine ungenügende Wehenthätigkeit in Folge von Schlaflosigkeit und zu bedeutender Anstrengung nach ungewöhnlich langer Dauer der ersten Hälfte der Geburt vorhanden ist;

b) bei Rigidität des Muttermundes und des Perinaeums; erstere kann eine krampfhafte sein oder sie kann durch Gewebeveränderungen im Cervicaltheile der Gebärmutter bedingt werden, natürlich kann das Anaestheticum nur im ersten Falle von günstigem Einfluss sein, während im zweiten Falle nicht selten das Messer Hilfe schaffen muss;

c) die Geburtsdauer wird durch Chloroform in allen denjenigen Fällen verkürzt, in welchen die Wehenthätigkeit in Folge stattgehabter Gemüthsbewegungen oder Hysterie oder durch Schmerzen vermindert oder aufgehoben ist, welche in einer mit der Geburt coincidirenden Krankheit, z. B. Rheuma, ihren Grund haben.

Die Anwendung der Anaesthetica und insonderheit die des Chloroforms ist ebensowohl für natürlich verlaufende Geburtsfälle als für solche zu empfehlen, in welchen Kunsthilfe einzutreten hat. In Betreff der Zangenoperation geben Einige den Rath, das Chloroformiren erst dann zu beginnen, wenn man das Instrument angelegt hat. *Barker* hält diess für unnöthig.

Auch *Kidd* bespricht (in der Transact. of the obstet. Soc. II, p. 340. 1861) den Werth der Anaesthetica. Er hat 360mal Aether, 1700mal Chloroform angewendet, ohne jemals nachtheilige Wirkung wahrzunehmen. Beide lindern gleichmässig die Schmerzen, Linderung der Schmerzen aber erhält die Nerventhätigkeit in ungeschwächtem Zustande und setzt dadurch die Gebärende und die Wöchnerin in den Stand, den Fieber und Entzündung bedingenden Schädlichkeiten erfolgreich zu widerstehen. Selbst bei gewöhnlichen normalen Entbindungen verlangt er Chloroform, um den Schmerz — ein Uebel — zu beseitigen und seinen Pflegebefohlenen diesen zu erleichtern, besonders bei langer Dauer, doch ohne vollständige Anaesthesie herbeizuführen. Chloroform gleich bei Beginn der Geburt oder bei Wehenschwächen anzuwenden, ist nicht räthlich, doch bewirkt es bei gehöriger Vorsicht keinen Nachlass der Wehen. Die bei hysterischen Frauen auftretenden Erscheinungen der Erregung haben nichts Bedenkliches. Bei heftigen und häufigen Wehen scheint das Chloroform sich nur auf Mässigung oder völlige Unterdrückung des Schmerzes zu beschränken, wobei gleichzeitig die Eröffnung des Muttermundes leichter von Statten geht, so dass, da alle Weichtheile nachgiebiger werden, ein schnellerer Herabtritt des Kindskopfes eintritt. *Kidd* verwirft alle Apparate zum Einathmen. Die Verbindung von Aether und Chloroform kann er nicht loben, bei der grössern Flüchtigkeit jenes wird die Kreissende sicher zuerst reinen Aether einathmen, das Chloroform rein zurückbleiben. Auch die Brennbarkeit des Aethers macht seine Anwendung bei Kerzenlicht bedenklich. Uebrigens ist der Tod auf Aether ebenso wie auf Chloroform erfolgt.

Bei der Wendung ist Chloroform unentbehrlich für Geburtshelfer und Kreissende der Mühen und Schmerzen wegen. Hierzu kommt noch, dass man mit dem Operiren warten muss, bis der Muttermund völlig eröffnet ist. — Anders bei Chloroform-Gebrauch; die Dehnbarkeit des Muttermundes ist so gross, dass man nicht erst seine völlige Eröffnung abzuwarten braucht. Die Erschlaffung sämmtlicher Weichtheile erleichtert die Ausführung der Operation ausserordentlich und die von letztern ausserdem nicht zu trennenden Schmerzen werden der Kreissenden erspart. Ganz unschätzbar ist das Chloroform dort, wo sich der Muttermund um einen vorgefallenen Arm krampfhaft zusammengezogen hat und die übergrosse Empfindlichkeit der Gebärenden nicht die leiseste Berührung verträgt.

Denselben Nutzen hat man bei der Zangenoperation, nur streitet man darüber, ob vor oder nach dem Anlegen der Zange chloroformirt werden soll. *Murphy* ist der Meinung, dass ein ungeübter Operateur leicht Schaden anrichten kann, wenn ihn nicht das Gefühl der Kreissenden leitet. *Churchill* legt auf dieses Bedenken keinen Werth. *Simpson* gibt den Rath, unter Beistand eines geübten Assistenten eine vollständige Anaesthesie herbeizuführen, hierauf die Zange anzulegen, die Traktion aber erst zu beginnen, wenn nach Weglassung des Chloroforms die Wehenthätigkeit wieder eintritt.

Auch bei Geburten im 5ten, 6ten Monat wird das Chloroform empfohlen, weil aus der erschlafften Gebärmutter die Entfernung des Eies leichter und vollständiger gelinge. *Simpson* und Andere rühmen sogar den Nutzen des Chloroforms bei Placenta praevia. Das jetzt übliche Verfahren besteht darin, dass man der Gebärenden zuerst ein Ammoniakpräparat oder etwas Branntwein reicht, sie chloroformirt, die Wendung macht und nun den weitern Verlauf der Natur überlässt. — Die vortreffliche Wirkung des Chloroforms bei Krampfanfällen bei und nach der Geburt wird wohl von Niemand bestritten.

Zur Vorsicht räth *Kidd* bei Anwendung des Chloroforms bei Hysterischen, für contraindicirt erklärt er es bei Delirium tremens, hier würde das Mittel ungleich gefährlicher sein, als bei Herzfehlern, wo man seine nachtheilige Wirkung sehr übertrieben hat. Erbrechen tritt nur dann ein, wenn die Kreissende sehr aufgeregt ist, wenn vorher nicht für Leibesöffnung gesorgt ist, oder wenn der Magen mit Speise gefüllt ist.

Es beruht höchst wahrscheinlich auf einer Reflexthätigkeit der höchst irritabeln Kardia, während eine Reizung des Pylorus Schmerz verursacht, bewirkt ein Reiz der Kardia Erbrechen. Als gute Mittel dagegen nennt *Kidd* Champagner und Kreosot.

Viele sind der Ansicht, dass nach dem Chloroformiren Blutungen eintreten. *Simpson* dagegen erklärt, dass er seit der langen Zeit, wo er Chloroform anwendet, Blutungen in der Nachgeburtsperiode nicht häufiger als sonst beobachtet hat. *Montgomery* stimmt ihm bei.

Die Vorsicht räth bei der Anwendung des Chloroforms ganz besonders die der Respiration dienenden Muskeln zu überwachen; es ist dies wichtiger als selbst die Beobachtung des Pulses. Es scheint ausgemacht, dass in der Mehrzahl der Fälle die Intercostalmuskeln, die M. M. scaleni, serrati und andere bei der Respiration thätige Muskeln so bedeutend anaesthesirt werden können, dass sie aufhören zu funktioniren, der Nachlass in der Herzthätigkeit ist erst eine secundäre Erscheinung, das Resultat der aufhörenden Respiration. Bei den ersten Symptomen, die auf einen solchen Lähmungszustand der erwähnten Muskeln hinweisen, müssen diese durch kaltes Wasser und andere Reize zu erneuerter Thätigkeit angeregt werden.

In den Verhandlungen der Gesellschaft für Geburtshilfe zu Leipzig wurde von Dr. *Hermann* die Frage erörtert: wie ist es zu erklären, dass nach Anwendung des Chloroforms bei Gebärenden bisher verhältnissmässig wenig Todesfälle bekannt geworden sind, und wie kann man dazu beitragen, dass dem so bleibe? Sicher constatirte Todesfälle sind bis jetzt angeblich nicht bekannt, doch werden in der Literatur mehrere angeführt. (Ich habe unter allen weiter oben aufgeführten Todesfällen nur einen — und noch dazu sehr zweifelhaften — verzeichnet gefunden, d. Verf.) Die Gründe hiervon findet Dr. *Hermann*: in der horizontalen Lage der Gebärenden, in dem meist leeren Magen, der losen, leichten Bekleidung derselben, der meist verstärkten Respirationsthätigkeit, der durch die Wehen (nach *Spiegelberg*) vermehrt angeregten Thätigkeit des Herzens und der Medulla oblongata, in dem höhern Temperaturgrad der Haut und des ganzen Körpers, in der Lebenszähigkeit des Weibes im Allgemeinen.

Zur Verhütung von Unglück handelt es sich vor Allem um Feststellung der Indication: bei gesundheitsgemässem Verlaufe der Geburten soll dasselbe nur angewendet werden als Unterstützungsmittel bei gefahrdrohender, den Durchtritt des Kopfes hindernder Spannung der äussern Geschlechtstheile, bei fehlerhaft verlaufenden Geburten, falls keine operative Hilfe angezeigt ist, nur bedingungsweise bei sogenannten krampfhaften Wehen und bei Ecclampsie; bei allen geburtshilflichen Operationen, wenn die Gebärenden sehr empfindlich sind, hauptsächlich bei schweren Wendungen und schweren Nachgeburtsoperationen.

Contraindicirt ist sie bei Operationen von voraussichtlich kurzer Dauer und geringer Schmerzhaftigkeit, bei Lungen-, Herz- und Gefässkrankheiten der Gebärenden, wesshalb auch stets die betreffenden Untersuchungen vorauszuschicken sind.

Die Frage, ob das Chloroformiren der Mutter schädlich auf den Fötus oder das Kind während des Stillens wirke, hat *Chassaignac* durch seine Versuche beantwortet. Unzählige Male hat er das Chloroform bei schwangeren Weibern behufs Operationen angewendet, ohne — wie auch viele andere Aerzte — je den geringsten Unfall zu beklagen zu haben. Dagegen scheint das Chloroformiren der Mutter während der Stillungsperiode nicht ganz ohne Wirkung auf den Säugling zu sein, wenn die Mutter nicht mehrere Stunden nach der Anaesthesie mit dem Anlegen an die Brust wartet. In einem Fall wenigstens verfiel der Säugling in einen mehrstündigen Schlaf und wurde blass, als ihm seine Mutter, die wegen eines Abscesses an der rechten Brust in Chloroform-Narkose operirt worden war, nach derselben die linke Brust gereicht hatte (La Presse médic. Belge Nr. 9. 1861).

Zur Beantwortung der Frage, ob das Chloroform dem Kinde in utero schaden kann oder nicht, müssen wir alle auf diesen Gegenstand bisher veröffentlichten Thatsachen durchgehen (*Yvonneau* l. c. pag. 53), und da finden wir denn, dass bei fünfhundert und vierzig Entbindungen, bei denen Anaesthetica angewendet wurden, nicht ein einziges Kind gestorben ist. Die von *Channing*, *Denham* und Andern aufgestellten Tabellen beweisen dies.

An die Anwendung des Chloroforms in der eigentlichen Geburtshilfe anschliessend erwähne ich noch seine Anwendung bei einigen Frauenkrankheiten.

Die mit Schmerzen im Uterus complicirte nervöse Form von Dysmenorrhöe wurde von Dr. *Bennet* zu London durch Chloroform-Inhalationen mit günstigem Erfolge behandelt, insoferne ein bedeutender Nachlass der Symptome damit erzielt wurde; auch bei Dysmenorrhöe, mit entzündlichen Zufällen complicirt, brachte das Chloroform gleich günstige Resultate hervor. (London. Journal of Medicine, März 1850.)

In den nicht typischen Formen von Neurosen der Vagina hat die örtliche Narkose das Meiste geleistet. Insbesondere ist die lokale Douche mit Chloroformdämpfen nützlich. Man braucht gewöhnlich 2—3 Drachmen Chloroform, um in wenigen Minuten den Schmerz zu beseitigen und benützt am besten den *Hardy*'schen Apparat, welcher auch den Vorzug hat, dass man ihn den Frauen ohne Besorgniss anvertrauen kann. Denn sollte eine allgemeine Narkose eintreten, so würde die Frau zu pumpen aufhören und somit die Fortwirkung des Medikamentes unterbrochen werden. In Ermangelung eines Apparates legt man mit einer Chloroformsalbe bestrichene Tampons in die Scheide ein. Opiate und Belladonnasalbe stehen dem Chloroform nach. Ueberdies ist die Empfindlichkeit der Frauen gegen Belladonna so gross, dass öfters Vergiftungserscheinungen eintreten.

Das Chloroform

in der gerichtlichen Medizin.

Bei der jetzigen empirischen Sachlage muss leider! sagt *Casper* (l. c. p. 613), noch gesagt werden, dass die Diagnose, der Thatbestand des Todes durch Chloroform mehr durch die demselben vorangegangenen Umstände, als durch den Leichenbefund festzustellen ist. Wenn ein Mensch bei einer Operation, oder auch vielleicht sonst wie, z. B. durch unvorsichtige Selbstanwendung des Mittels, erwiesenermassen unter dem Einfluss von Chloroform-Einathmungen ganz plötzlich oder so verstarb, dass dem Tode noch 1—10 Minuten vorangegangen waren: beängstigte Athembewegungen, Röcheln, Gesichtsblässe, Austreten von Schaum aus dem Munde, krampfhaftes Strecken der Glieder, dann Zusammensinken, völlige Bewusst- und Empfindungslosigkeit, Verlangsamung des Herz- und Pulsschlages, in seltenen Fällen Aufregung bis zur grössten Heftigkeit, bevor die eben genannten Degressions-Erscheinungen auftraten, dann muss angenommen werden, dass das Chloroform ihn getödtet habe, so lange nicht das Gegentheil wahrscheinlicher ist und gemacht werden kann. Denn eine kritische Prüfung der bis jetzt vorliegenden Berichte über die Leichenöffnungen nach Chloroformtod zeigt, dass der Befund im Ganzen mehr negativ war, dass er im Einzelnen beachtenswerthe Differenzen darbot, dass also und um so weniger auf bestimmte Merkmale in der Leiche zu bauen ist, als die bekannt gewordenen Sektionsgeschichten nicht nur an sich noch sehr wenig zahlreich sind, sondern auch an Genauigkeit sehr viel zu wünschen übrig lassen. Letzteres bezieht sich namentlich darauf, dass meist der Grad der Frische oder Verwesung der Leichen gar nicht angegeben, also, wie vorauszusetzen, von den Obducenten nicht gehörig beachtet worden ist, wodurch an sich schon alle berichteten Sektionsresultate nur ein zweifelhaftes und wenig zuverlässiges Ergebniss geliefert haben. — Ebenso ungenau sind oft die Beschaffenheit der Lungen, der Gehirnvenen, der Därme angegeben worden.

Bei dieser Sachlage ist nur Folgendes in Beziehung auf die Obduktionsresultate für jetzt als einigermassen feststehend zu betrachten, der Zukunft aber muss es vorbehalten bleiben, durch Bereicherung der Erfahrung und grössere Verbreitung der Kenntniss der Verwesungserscheinungen und ihrer richtigen Würdigung, Genaueres über den Chloroformtod festzustellen.

Erscheinungen, die für Zeichen eines Chloroformtodes gehalten werden, sind:

1) eine nach Consistenz und Farbe abnorme Beschaffenheit des Leichenblutes, das
    a) dünnflüssig,
    b) dunkler als gewöhnlich ist,
    c) im venösen Gefässsystem Gas enthält;

2) eine eigenthümliche Beschaffenheit des Herzens, das
    a) schlaff zusammengefallen,
    b) leer,
    c) blässer als normal ist.

Das Nähere darüber siehe weiter oben.

Es bleiben mithin die Anamnese und der Verlauf der Erscheinungen beim Tode wichtiger als die Sektionsresultate zur Beurtheilung der durch Chloroform bedingten Todesfälle.

Der Vollständigkeit wegen lasse ich hier noch den von *Casper* beobachteten Fall folgen, einen der ersten, die überhaupt zur gerichtlichen Untersuchung kamen. Der Zahnarzt W. in Berlin hatte eine Madame J. chloroformirt, um ihr einen Zahn auszuziehen und aus dieser Narkose erwachte Denata nicht mehr. — Die Dosis des Chloroforms war eine sehr geringe und der Zahnarzt hatte die nöthige Vorsicht beim Chloroformiren angewendet. 50 Stunden nach dem Tode wurde von *Casper* und einem gerichtlichen Chirurgen die gerichtliche Leichenöffnung gemacht, wobei sich Folgendes ergab:

A. Aeussere Besichtigung.

1) Der weibliche, etwa 20 Jahre alte, wohlgenährte Körper hat reichliche dunkelbraune Haare, blaue Augen und hat vollständige Zähne, hinter welchen die Zunge liegt. Er ist 5 Fuss 3 Zoll lang.

2) Der Körper zeigt auf der Brust und den Extremitäten die gewöhnliche Leichenfarbe; die übrigen Theile sind von der eingetretenen Verwesung grün gefärbt, woher auch an vielen Stellen die Oberhaut in Blasen aufgetrieben resp. abgelöst ist.

3) Leichenstarre ist nicht vorhanden, Augen geschlossen, Gesichtszüge ruhig.

4) Am geschlossenen Munde sind die Lippen blauroth, weich zu schneiden und nicht sugillirt.

5) Aus dem Munde ist etwas flüssiges Blut geflossen, am linken Mundwinkel zeigte sich eine länglichrunde von innen nach aussen vorlaufende 3/4 Zoll lange gelbbraune, hart zu schneidende Stelle.

6) Auf der Herzgrube und auf dem Oberleibe zeigen sich mehrere gelbe, hart zu schneidende Stellen, offenbar von Wiederbelebungsversuchen herrührend.

7) In den natürlichen Höhlen sind fremde Körper nicht zu entdecken. Hals und Gesichtstheile sind natürlich beschaffen.

8) An der linken äussern Jugularvene, so wie in der rechten Ellenbogenbuge zeigen sich zwei gewöhnliche, offenbar von Rettungsversuchen herrührende Aderlasswunden.

Sonst ist äusserlich nichts zu bemerken.

B. Innere Besichtigung.

I. Eröffnung der Kopfhöhle.

9) Die weichen Schädelbedeckungen sind überall bleich und unverletzt; Gleiches gilt von den Schädelknochen, die die ungewöhnliche Dicke 1/4 Zolles zeigen.

10) An den Gehirnhäuten ist der geringe Blutreichthum der blutführenden Gefässe zu bemerken, und aufzuzeichnen, dass einzelne Venen der Pia mater nach hinten zu etwas mehr blutgefüllt erscheinen und dass auch in einigen grösseren Venenstämmen Luft enthalten ist.

11) Die Farbe des Gehirns ist eine blauröthliche, seine Consistenz die gewöhnliche, sein Blutreichthum keineswegs ungewöhnlich.

12) Die Ventrikel sind fast leer, ihre resp. Adergeflechte bleich.

13) Die Basis des Gehirns, so wie des übrigens normalen kleinen Gehirns, zeigte bereits eine ins Graue spielende Farbe von anfangender Verwesung.

14) Brücke und verlängertes Mark sind natürlich beschaffen.

15) Von den Sinus sind die queren ziemlich stark gefüllt, die übrigen fast blutleer.

16) Die Schädelgrundfläche ist bleich und unverletzt.

II. Brusthöhle.

17) Die Eingeweide befinden sich in ihrer natürlichen Lage; die rechte Lunge hat die gewöhnliche Farbe und ist durch einige frische Adhäsionen mit dem Rippenfell verwachsen und knistert, und enthält nur sehr wenig dunkeln Blutes; ganz dasselbe gilt von der linken Lunge. Das Blut ist gefärbt und flüssig wie Kirschsaft.

18) Im Herzbeutel befindet sich nur die gewöhnliche Menge Wasser. Das Herz ist ganz schlaff und glatt zusammengefallen; seine Kranzadern und sämmtliche Höhlen vollkommen leer und zeigen im Innern die gewöhnliche schmutzig blaurothe Verwesungsfarbe.

19) Kehlkopf und Luftröhre sind vollkommen leer, ergeben keine Spur von blutigem Schaum und dergleichen, und ist ihre Schleimhaut von der Verwesung blauroth gefärbt.

III. Bauchhöhle.

20) Die Eingeweide befinden sich in ihrer natürlichen Lage, die Leber, von gewöhnlicher Farbe und Consistenz, ist blutleer und die Gallenblase gleichfalls vollkommen leer.

21) Die etwas grosse Milz ist ziemlich stark mit dem beschriebenen Blute angefüllt.

22) Der grosse Magen ist leer, seine Schleimhaut blauröthlich und sind darin einzelne dunkelblaue Inseln sichtbar.

23) In der Bauchspeicheldrüse ist Nichts zu bemerken.

24) Netze und Gekröse sind sehr fett und blutleer.

25) Die Gedärme, von denen die dicken mit Koth gefüllt sind, zeigen die schmutzig röthliche Farbe der Verwesung.

26) Die Nieren haben dieselbe Farbe und sind mit dem schon beschriebenen Blute stark angefüllt.

27) Die Harnblase ist ganz leer. Die Gebärmutter und ihre Anhänge, welche erstere leer ist, haben gleichfalls eine schmutzig röthliche Färbung.

28) Die untere Hohlvene ist vollkommen leer.

In unserm Gutachten, sagt *Casper* (loco citato p. 656), gaben wir zunächst die Schwierigkeiten an, die die Beurtheilung eines solchen und gerade dieses Falles darbot: die Neuheit des Mittels, die Unbekanntschaft mit seiner nähern Wirkungsweise, daher auch mit seiner besten Anwendungsart, die Seltenheit der öffentlich bekannt gewordenen Todesfälle nach Chloroformirungen, welche Fälle in allen Welttheilen damals noch nicht die Zahl von 5—6 überstiegen. Dazu kam im vorliegenden Falle der hohe Verwesungsgrad der Leiche, der überall die Sektionsresultate trübt und undeutlich macht. Nichtsdestoweniger war es noch möglich, mehrere Befunde in dieser Leiche wahrzunehmen, die mit denjenigen, die man in der Mehrzahl der wenigen, bisher in England, Frankreich und Ostindien vorgekommenen Fälle gefunden, ziemlich genau übereinstimmen. Hierhin gehören: Die Beschaffenheit des Herzens, das hier ganz schlaff und zusammengefallen lag, was bei einer so feisten, jungen und gesunden Person um so mehr auffallen musste, und dessen Kranzadern und sämmtliche Höhlen vollkommen blutleer waren, so dass es auch nach unserm Falle scheint, dass plötzliche Herzlähmung die eigentliche Todesursache bei der tödtlichen Wirkung des Chloroforms ist. — Ferner das Vorhandensein von Luft in einigen grössern Gehirnvenen, das wenigstens in Einem der bekannten analogen Fälle auch gefunden worden, wobei wir jedoch den Antheil, den die Verwesung an diesem Befunde gehabt haben kann, mindestens zweifelhaft lassen müssen. — Ferner die sehr auffallende Beschaffenheit des Blutes und endlich der ziemlich hohe Grad von Blutleere im Leichnam, der auch bereits anderweitig beobachtet worden, wobei jedoch abermals in Betreff der Denata der hohe Fäulnissgrad derLeiche in Erwägung gezogen werden muss, welcher in allen Leichen, je mehr er vorgeschritten, desto mehr allgemeine Blutleere bedingt und wahrnehmen lässt. Wir wollen hierzu noch bemerken, dass auch eine nachträglich veranstaltete mikroskopische Untersuchung des Magens nichts Anderes ergeben hat, als was man bei derselben, wenn man ihr einen bereits in Fäulniss begriffenen Magen unterwirft, vorfindet, und dass ein Versuch, in dem Blute der Denata das Chloroform nachzuweisen, wenn dies überhaupt möglich, was noch nicht feststeht, gleichfalls kein Ergebniss liefern konnte, weil auch das Blut bereits durch den Verwesungsprocess alterirt und zersetzt war. Trotz allen diesen Bedenken ist nicht zu bestreiten: 1) dass die J. ein Mittel durch Einathmung hat auf sich einwirken lassen, das Thieren und Menschen auf demselben Wege den Tod geben kann und gegeben hat. 2) Dass dieselbe durchaus ganz auf dieselbe Weise, mit ganz kurz dauernden Zuckungen und plötzlichem Erlöschen der Lebenskräfte gestorben, wie alle bisher beobachteten ähnlichen Unglücksfälle bei Menschen es ganz gleich gezeigt haben. 3) Dass in ihrer Individualität Nichts lag, was anderweitig einen solchen eigenthümlichen plötzlichen Tod erklären könnte. Nach diesen Thatsachen scheint allerdings hier ein Causalzusammenhang zwischen der Chloroformirung und dem darin erfolgten Tode vorzuliegen. Mit Rücksicht auf die angedeutete Schwierigkeit aber können wir die uns vorgelegte Frage gewissenhaft nur dahin beantworten: dass die J. in Folge von am W. ausgeführter Chloroformirung höchst wahrscheinlich ihren Tod gefunden.

Auch die Diagnose der simulirten Krankheiten (*Yvonneau* p. 46), mit welchen Militärärzte nicht selten zu thun haben, hat im Chloroform ein treffliches Mittel gefunden, mittelst dessen die Schliche der Widerspenstigen bald entlarvt oder der Gültigkeit der Reclamationen rasch die gehörige Rechnung getragen werden kann. So können z. B. mittelst der durch Chloroform-Einathmungen hervorgebrachten Insensibilität, der dadurch bedingten Suspension des Willens und der Erschlaffung des Muskelsystems simulirtes Hinken, falsche bleibende Muskelverkürzungen, angebliche oder falsche Ancylosen leicht erkannt und beurtheilt werden. Das Stottern und Stammeln kann, wie *Bougarel* der jüngere bemerkt, durch die vermehrte Intensität, welche dies Gebrechen durch die Einwirkung der Chloroform-Trunkenheit erlangt, leicht richtig erkannt und beurtheilt werden. Dr. *Fix*, Oberarzt beim 34. französischen Infanterieregimente, erwähnt eine Beobachtung über die Leichtigkeit, mit welcher man mit Hülfe des Chloroforms simulirte Epilepsie entdecken kann. Der gedachte Arzt formulirt seine Erfahrungen und Beobachtungen in folgenden Sätzen:

1) Bei einem wirklich Epileptischen kann man mittelst des Chloroforms willkürlich einen Anfall der Krankheit hervorrufen.

2) Bei simulirter Epilepsie ruft das Mittel Hyposthenisirung hervor, nichts weiter.

3) Inhalation von Aether oder Chloroform, während des Anfalls angewendet, vermehren die Dauer und die Intensität desselben auf merkwürdige Weise.

4) Die gerichtlich-medizinische Anwendung dieses Mittels zur Erkennung der wirklichen Epilepsie kann die bisher gebräuchlichen, langwierigen und kostspieligen Verfahrungsweisen mit grossem Vortheile ersetzen.